高等院校小学教育专业教材

儿童生理卫生与健康

U0771997

主　编　马　军

副主编　马迎华　付连国

编写者　马　军　孙　莹　陈天娇

　　　　阳益德　董彦会　李　晶

　　　　宋　逸　张子龙　王　莉

　　　　王政和　胡翼飞　李榴柏

　　　　邹志勇　贾丽红　张慧颖

　　　　何鲜桂　付连国　王　宏

　　　　高　磊　胡佩瑾　宋然然

　　　　李秀红　董　彬　朱广荣

　　　　星　一　赵海萍　史慧静

　　　　焦　峰　马迎华　陈亚军

　　　　李红娟　黄丽娟

中国教育出版传媒集团

高等教育出版社·北京

内容提要

　　"儿童生理卫生与健康"是帮助师范生了解儿童生理发育、保护儿童、促进儿童身心健康的专业课。本书根据教育学类专业，尤其是小学教育专业的需要，将内容分为四篇——发育篇：儿童生长发育规律；健康篇：儿童健康与疾病；保障篇：学校支持性环境与突发公共卫生事件处理；教育篇：学校健康教育与体育运动。每篇内容围绕卫生学知识展开，最后落脚于教育实践。

　　体例上，各章章前设置了"内容结构图""关键术语""学习目标"，有助于学习者从整体上把握内容；文内特别设计了"认识儿童""教学一线"栏目，以便学习者了解儿童、了解教学；章末"习题"有助于学习者复习，查漏补缺。另外，全书提供了二维码数字资源，对重难点进行了讲解。

　　本书适合高等院校小学教育专业、其他教育学类专业的学生使用，也可供职后教师培训使用。

图书在版编目（CIP）数据

　　儿童生理卫生与健康 / 马军主编 . -- 北京：高等教育出版社，2025. 2. -- ISBN 978-7-04-064226-1

　　I. R179

中国国家版本馆 CIP 数据核字第 2025EB8449 号

儿童生理卫生与健康
Ertong Shengli Weisheng yu Jiankang

| 策划编辑　王雅君 | 责任编辑　王雅君 | 封面设计　姜　磊 | 版式设计　徐艳妮 |
| 责任绘图　于　博 | 责任校对　吕红颖 | 责任印制　刁　毅 | |

出版发行　高等教育出版社	网　　址	http://www.hep.edu.cn
社　　址　北京市西城区德外大街 4 号		http://www.hep.com.cn
邮政编码　100120	网上订购	http://www.hepmall.com.cn
印　　刷　河北鹏远艺兴科技有限公司		http://www.hepmall.com
开　　本　787mm×1092mm　1/16		http://www.hepmall.cn
印　　张　18.75		
字　　数　420 千字	版　　次	2025 年 2 月第 1 版
购书热线　010-58581118	印　　次	2025 年 2 月第 1 次印刷
咨询电话　400-810-0598	定　　价	42.00 元

前言

党的十八大以来，以习近平同志为核心的党中央坚持把人民健康放在优先发展的战略位置，作出"全面推进健康中国建设"的重大决策部署。党的二十大报告进一步指出，到2035年实现建成健康中国的总体目标。

少年儿童的健康成长和全面发展，一直以来都是习近平总书记心中最温柔的牵挂。习近平总书记在全国卫生与健康工作大会上强调要重视儿童健康，主持中央全面深化改革领导小组会议审议《关于加强儿童医疗卫生服务改革与发展的意见》，对做好儿童近视和肥胖防控、心理健康服务以及缓解儿童医疗服务资源短缺问题、幼儿园和中小学卫生与健康工作等多次作出重要指示。

"儿童生理卫生与健康"课程对保障学生健康成长具有奠基意义，有助于提高师范生健康素养和教育卫生技能，将与儿童健康相关的知识与教育卫生技能融入未来的教学实践中，促进儿童身心健康发展。

一、编写特色

本书在编写过程中试图使卫生学知识更契合教育学类专业学生的需要，力争做到"四个突出"：

（1）突出儿童的发育图景。本书尽可能还原儿童发育的图景，使师范生不但具有儿童发育的基本知识，还能通过图片、案例对儿童具有一定的感性认识，最终达到"脑中有理论，心中有儿童"的课程目标。为此，本书有以下设计：在内容上，专设发育篇，涉及大量儿童生长发育的基本知识和数据；在体例上，专设"认识儿童"栏目，从多视角还原生活中的儿童发育图景。

（2）突出教育学类专业的适用性。相较于过去的教材，本书不是简单地移植"学校卫生学"或"儿童少年卫生学"的内容，而是充分关注教育学类的学科适用性，更关注儿童的发育和全生命周期健康，更注重教师在教学中对学生健康影响的"可为"。为此，本书有以下设计：在内容结构上，专设健康篇、保障篇、教育篇，并且大部分内容都落脚于教育实践；在体例上，专设"教学一线"栏目，以便引导师范生更好地将所学运用于未来教学。

（3）突出学科发展的新进展。本书紧跟学科发展前沿，比如，增加认知神经科学对儿童脑发育的影响，使用近几年的儿童发展数据，引用2022年新版课标介绍生命安全与健康教育等。

（4）突出新形态。本书倡导多通道感知、多视野融合、多维度支撑，随书的二维码提供习题、视频等数字资源，以扩充学生知识。

二、内容安排与分工

绪论主要介绍"儿童生理卫生与健康"课程的基本内容，由马军（北京大学）负责。除绪论外，全书按四篇十二章编排。

第一篇"发育篇：儿童生长发育规律"，主要介绍儿童的生长发育规律。各章具体分工如下：第一章由孙莹（安徽医科大学）、陈天娇（北京大学）、阳益德（湖南师范大学）、董彦会（北京大学）、李晶（北京大学）负责，第二章由宋逸（北京大学）、张子龙（中山大学）负责。

第二篇"健康篇：儿童健康与疾病"，以学生常见健康问题为主线，介绍儿童常见疾病和健康问题，关注影响学生身心健康发展的重要因素和健康危险行为，并对视力不良、肥胖、脊柱弯曲异常、龋齿、慢性病、伤害、心理健康等备受关注的公共卫生问题进行阐释，以提高教师对儿童健康与疾病的理解，使其能够充分利用各种有利因素，减少和控制消极因素，预防疾病、增强体质，保障儿童身心健康成长。各章具体分工如下：第三章由王莉（山西医科大学）、王政和（南方医科大学）、胡翼飞（首都医科大学）负责，第四章由李榴柏（北京大学）、邹志勇（北京大学）、贾丽红（中国医科大学）负责，第五章由张慧颖（哈尔滨医科大学）、何鲜桂（上海市眼病防治中心）、付连国（蚌埠医科大学）负责，第六章由王宏（重庆医科大学）、高磊（天津医科大学）、胡翼飞、胡佩瑾（北京大学）负责，第七章由宋然然（华中科技大学）、李秀红（中山大学）负责。

第三篇"保障篇：学校支持性环境与突发公共卫生事件处理"，重点围绕儿童在接受课程、体育和劳动教育过程中可能出现的各种问题，提出具体的卫生措施，教师将这些知识、技能用于学校教育教学实际工作，对提高儿童的学习能力、促进儿童的身心健康、改善儿童对环境的适应能力大有裨益。这一篇还介绍了学校常见传染病和学校突发公共卫生事件的分类、分级，以及应急处理的具体要求。各章具体分工如下：第八章由董彬（北京大学）、朱广荣（北京大学）负责，第九章由星一（北京大学）、赵海萍（宁夏医科大学）负责。

第四篇"教育篇：学校健康教育与体育运动"，主要介绍学校健康教育、体育运动、生命安全与健康教育。各章具体分工如下：第十章由史慧静（复旦大学）、焦锋（昆明医科大学）、马迎华（北京大学）负责，第十一章由陈亚军（中山大学）、李红娟（北京体育大学）、贾丽红负责，第十二章由马迎华、黄丽娟（人民教育出版社）负责。

马军设计了本书的框架及体例，并与马迎华、付连国共同负责全书的修改、统稿工作。

感谢高等教育出版社的编辑们为本书付出辛苦的劳动，也向在本书编写过程中给予支持的相关单位表示衷心感谢！为进一步做好本书的教学服务工作，授课教师可以联系责任编辑王雅君（wangyj@hep.com.cn）获取相关课件资源。虽然我们力求认真做好本书的编撰工作，但由于知识结构和认知水平的局限，书中难免存在疏漏，若有不妥之处，敬请读者批评指正！

马军

2024 年 5 月 1 日

目录

第三篇　保障篇：学校支持性环境与
　　　　突发公共卫生事件处理

第四篇　教育篇：学校健康教育与体育运动

绪论

认识"儿童生理卫生与健康"课程

"儿童生理卫生与健康"课程拓展了"儿童少年卫生学""学校卫生学"两者的学科内涵，满足了新时代师范生对儿童身心发展、健康知识了解的需要。

一、学科发展及其变化

儿童少年卫生学（child and adolescent health）是保护和促进儿童少年身心健康的科学，是预防医学的重要组成部分。儿童少年卫生学研究不同年龄段儿童少年的身心发育规律、特点，分析影响其生长发育的遗传、环境因素，提出相应的卫生要求和适宜的卫生措施，利用有利因素，减少和控制消极因素，预防疾病，增强体质，促进个人潜能发挥，为儿童少年实现社会化、维护终身健康奠定坚实基础。

学校卫生学（school health）与儿童少年卫生学相辅相成，工作内容较为一致，并与预防医学、教育学、体育学、心理学密切相关。学校卫生学将儿童少年卫生学依据身心发育规律及影响因素特点研制的健康调查方法、防病适宜技术、健康教育策略等，改造成符合学校特点的、简便、实用、能指导基层学校卫生工作的系列工作模式、方法。

儿童少年卫生学的研究对象是处在生长发育阶段的儿童少年，注重学科的预防医学性质，侧重基础研究和技术开发；学校卫生学更强调卫生保健的服务场所（学校）和服务对象（学生），侧重应用性质。"儿童生理卫生与健康"课程涉及儿童少年卫生学、学校卫生学的内容，着重强调在大健康观的指导下，对学生健康的指导、生命安全与健康教育等内容，既有预防医学的理论基础，又突出教育学类专业的适用性和儿童的发育图景。

二、学科研究对象和任务

"儿童生理卫生与健康"课程以小学生为主要研究对象（童年期和青春期），但会不同程度地涉及婴儿期、幼儿前期、幼儿期、青年期，年龄覆盖0～24岁，这几个阶段年龄有所交叉。

婴儿期（infant period，0～1岁）：婴儿生长发育迅猛，需要充足营养，从母乳喂养过渡到独立进食，开始接受国家免疫规划疫苗儿童免疫程序。这个时期重点防治腹泻、肺炎、贫血和佝偻病等"小儿四病"，定期进行生长发育监测。

幼儿前期（toddle period，>1～3岁）：幼儿期幼儿动作、语言、认知发展快，是个体粗大动作、口头言语发育的关键期。这个时期应帮助幼儿养成合理膳食的习惯、良好的卫生生活习惯。

幼儿期（early child period），也称学前期（preschool period，>3～6岁）：幼儿生长速度平稳，精细动作、言语、智力发展迅猛；生活环境扩大，开始展现个性、情绪和行为特征；游戏是幼儿的主要学习方式，对发展动作技能、丰富思维、扩展想象和创造空间具有重要意义。这个时期要进行有计划、有重点的早期教育，开展弱视、斜视、龋齿、五官疾病和寄生虫病防治，预防伤害发生。

童年期（child period），也称学龄期（school-age period，>6～12岁）：小学阶段儿童身体发育进展平稳，有意注意、记忆逐步取代无意注意、记忆，注意力集中时间延长，思维从具体形象逐步向抽象逻辑过渡，初步出现爱憎感、美感、义务感、责任感等高级情感；课堂学习成为其主要学习方式，是健康教育的最佳时机，学校、家庭共同成为主要影响环境。这个时期要加强生长和健康监测，防治近视、肥胖、脊柱弯曲异常等常见病，开展行为指导。

青春期（adolescence，约 10～19 岁）：女孩进入青春期比男孩早 1～2 年。青春期少年身体、心理、情绪、行为、性发育等变化迅猛，发育多从小学中、高年级开始一直持续到大学阶段，青春期教育和保健覆盖小、中、大学阶段。

青年期（youth period，约 15～24 岁）：处于青年期的人在体格、心理、情绪、行为发育上已成熟，具备建立家庭、生养下一代的能力。

年龄段有多种划分方法，上述六个阶段只是分类方法之一。

三、研究内容

结合学科特点和学校一线工作，"儿童生理卫生与健康"课程的主要内容可归纳为四个方面：儿童生长发育规律（第一篇发育篇）、儿童健康与疾病（第二篇健康篇）、学校支持性环境与突发公共卫生事件处理（第三篇保障篇）、学校健康教育与体育运动（第四篇教育篇）。

四、课程价值

习近平总书记多次强调了儿童健康成长重要性，"儿童生理卫生与健康"课程的开设体现了党中央、国务院对儿童健康成长的高度重视，落实了"要树立健康第一的教育理念"，以及《"健康中国 2030"规划纲要》提出的"把健康教育作为所有教育阶段素质教育的重要内容"等要求。

儿童处于身心快速成长阶段，在这一阶段，树立健康意识、提升健康素养至关重要。在全球化、网络化、信息化的大背景下，儿童的生活方式发生剧变，其生命安全与健康正面临前所未有的挑战。

"儿童生理卫生与健康"课程有助于师范生夯实专业知识、形成重视儿童健康的态度；有助于师范生落实学科教学与实践活动相结合、课内教育与课外教育相结合、经常性宣传教育与集中式宣传教育相结合的健康教育模式，力求做到健康教育进课堂、进校内外活动、进学生头脑；有助于师范生在未来所从事的教育教学活动中真正了解儿童、认识儿童、理解儿童，保护和促进儿童健康。

第 一 篇

发育篇:儿童生长发育规律

第一章

成长看得见：身体的生长发育

生长发育是每个人生命的必经过程，也是自然规律的结果。生长发育指标是对儿童生长发育过程评价的标准，是儿童健康与否的重要反映，是教育工作者应掌握的重点。了解学生的生长发育状况是学校的基础性工作，是因材施教的前提。

● 内容结构图

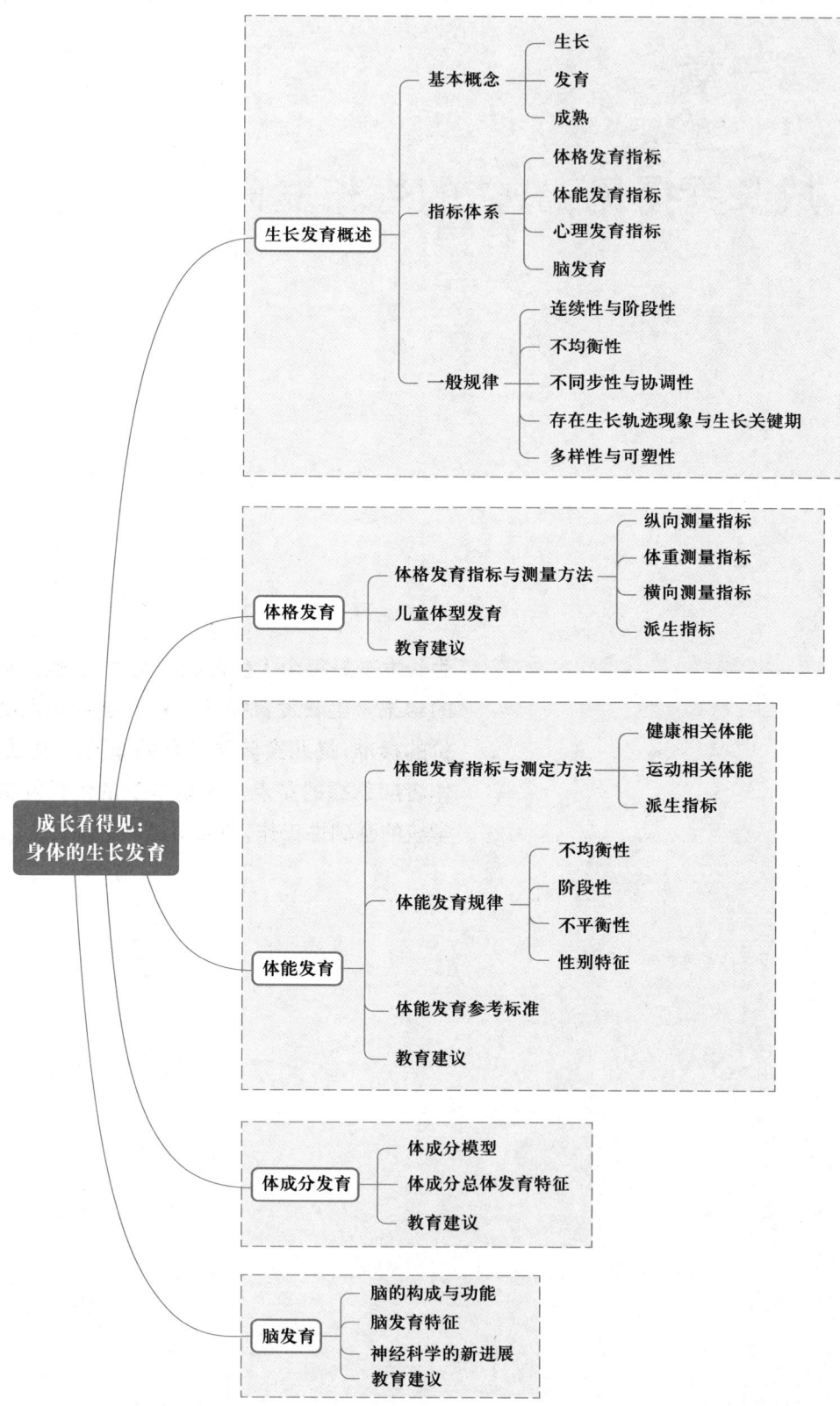

● 关键术语

　　生长、发育、成熟、体格、体能、健康相关体能、运动相关体能、生长轨迹现象、赶上生长、完全性赶上生长、不完全性赶上生长、生长关键期、体成分、体脂百分比、脑

● 学习目标

　　1. 掌握生长、发育、成熟的概念。

　　2. 熟悉生长发育的一般规律。

　　3. 了解生长发育中各组织、器官的生长模式，了解生长轨迹现象和生长关键期。

　　4. 掌握儿童体格发育指标、测量方法与体型。

　　5. 掌握儿童体能发育指标、测定方法与规律。

　　6. 掌握学龄儿童体成分的模型、总体发育特征。

　　7. 掌握脑发育的特征。

第一章
微课

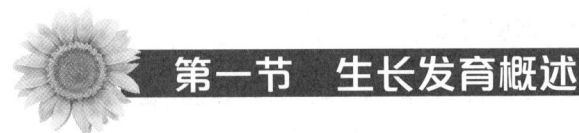

第一节　生长发育概述

要有健康的身体——身体好，我们可以在物质的环境里站个稳固……

要做一个八十岁的青年，可以担负很重的责任，别做一个十八岁的老翁。

——陶行知

一、基本概念

生长发育是一个不断变化的过程，主要涉及三个核心概念，即生长、发育和成熟。生长主要强调形态变化，发育主要强调功能增强，成熟主要强调完备状态。生长是发育的前提，发育寓于生长之中，生长发育最终走向成熟。

（一）生长

生长是指身体各部分和全身在大小、长短和重量[①]上的增加，以及身体化学成分的变化。生长包含形态生长和化学生长，形态生长主要指细胞、组织、器官在数量、大小和重量上的增加，通常使用较多的是身高生长、体重生长、骨骼生长等；化学生长主要指细胞、组织、器官、系统的化学成分变化，比如体成分的变化。

（二）发育

发育是指身体组织、器官、各系统在功能上的不断分化与完善过程，包括身体发育、心理发育两个方面。身体发育表现为体格和体力的变化，心理发育是心理过程与心理品质的完善。在儿童少年卫生、学校卫生等领域，发育通常涉及生理功能和心理行为，如心肺功能发育、语言发育、智力发育。

形态的变化必然伴随功能的分化、增强。因此，常把生长发育一起表述。通常可用"发育"来简称"生长发育"，如"身高生长"在许多情况下可用"身高发育"来替代。但一般不用"生长"代替"发育"，如"视力发育"不能被称为"视力生长"。[②]

"发育"在心理学、教育学领域多称为"发展"，旨在强调认知、情绪和行为发育；在社会领域，"发育"一词又常用作"成长"，如儿童成长。

（三）成熟

成熟是指生长发育达到一个相对完备的阶段，标志着个体在形态、生理功能、心理素质等方面都已达到成人水平，具备独立生活和生殖养育下一代的能力。它和成熟度在概念上既有联系又有区别，成熟度是指某一特定生长发育指标的水平相当于成人水平的百分比。例如，在出生时新生儿大脑的重量相当于成人脑重的25%，则

---

① 即质量。

② 陶芳标.儿童少年卫生学［M］.8版.北京：人民卫生出版社，2017：20.

成熟度为25%；6岁儿童的脑重已相当于成人的90%，此时成熟度为90%，但脑发育仍在继续旺盛地进行。即使个体的成熟度已达到100%，也并不表明他已达到上述成熟定义中所描述的成熟状态。因此，在生长发育相关研究中"成熟"并不等于"成熟度"。

总体而言，生长发育包括身体和心理两大方面的内容。身体发育包括体格发育和体能发育。如在整体水平上，可研究体格、体能等发育随年龄发生的变化；在器官、系统水平上，可研究呼吸系统、循环系统等形态和功能的变化；在组织学水平上，可研究上皮组织、神经组织等结构和功能的变化过程。心理发育包括认知、情绪、个性和社会行为的发育。从领域来看，可研究认知、情绪、意志等心理发育的过程；从时期来看，可研究婴儿期、幼儿前期、幼儿期、童年期（学龄期）和青春期等不同时期儿童青少年的心理发育过程；从差异性来看，可研究不同个体气质、能力、心理倾向和自我意识特征的差异表现及影响因素。

二、指标体系

生长发育是复杂的生物学现象，需要使用多种指标进行评价。这些用于反映生长发育的典型现象和特征的指标称为生长发育指标，主要包括体格发育指标、体能发育指标、心理发育指标、脑发育四大类，其中使用范围最广、应用性最强的是前三类指标。

（一）体格发育指标

体格是指人体外部形态、身体比例和体型等方面。体格发育水平可反映学生个体的生长状况，其测量指标主要包括纵向测量指标、体重测量指标、横向测量指标三大类。本章第二节将阐释具体内容。

（二）体能发育指标

体能又称体适能，是人体具备的能胜任日常工作和学习而不感到疲劳，同时有余力充分享受休闲娱乐生活，又可应付突发紧急状况的能力。体能主要包括健康相关体能和运动相关体能两类。健康相关体能简称健康体能，是指为了维持身体健康，提高工作、学习和生活效率所必需的基本能力，通常使用生理功能指标来衡量。运动相关体能简称运动体能，建立在健康相关体能基础上，属于较高的体能需求层次，通常使用运动素质指标来体现。本章第三节将阐释具体内容。

体成分指身体总重量中不同成分（如水、脂肪、蛋白质和矿物质等成分）的构成比例，属于化学生长范畴。体成分在研究体格发育、体质发育与健康的关联中起着重要中介作用，它和多种成年期健康结局关联密切相关。本章第四节将阐释具体内容。

（三）心理发育指标

心理发育指标大体分为认知、情绪、个性和社会适应性等方面，这些方面的发展相互影响、相互促进，同时又受不同年龄段生理发展水平和社会生活环境的影响和制约。第七章将阐释具体内容。

（四）脑发育

脑是人体结构和功能中最复杂精细的器官，人体进行日常活动、学习和创造等生命活动均依靠以脑为核心的神经系统进行调节。脑发育过程有一定的时间顺序，不同年龄的儿童脑发育特征不同，了解大脑的构成、功能和发育特点，对促进儿童身心健康发展具有重要作用。本章第五节将阐释具体内容。

三、一般规律

生长发育的一般规律，指儿童生长发育过程中普遍具有的现象。生长发育过程受遗传、环境等多因素影响，时间有早有晚，速度有快有慢，个体间差异大。每个儿童的生长发育都有自身特殊性，但又遵循一些普遍规律。了解这些规律，不仅可以评价儿童的生长发育现状，而且可以了解其既往发育史和未来的生长潜力。因此，了解生长发育的一般规律，有助于教师为儿童的健康成长提供科学指导。

（一）连续性与阶段性

生长发育有一定程序，各阶段间按顺序衔接，不能跳跃。前一阶段为后一阶段奠定基础，而后一阶段是前一阶段发展的必然趋势；任何阶段发育出现障碍，必然对后一阶段产生不良影响。

（1）头尾发展律。从生长速度看，胎儿期头颅生长最快，婴儿期躯干增长最快，2～6岁期间下肢增幅超过头颅和躯干，使儿童的身体比例不断变化。小儿的头颅发育早于躯干，躯干早于四肢，以保证神经系统优先发展、言语和运动加速发育。从动作发育看，婴幼儿粗大运动也遵循该规律，按抬头、翻身、坐、爬、站、走、跑、跳的顺序发展。

（2）近侧发展律。近躯干的肩部肌肉先发育，进而发展到上臂、前臂、手腕和手指远端的细小肌肉。新生儿只会上肢无意识地乱动。4个月婴儿见到妈妈，会高兴地挥动整个上肢，但取物时不会用手指，而是采取一把抓的方式。8个月婴儿能用拇指、食指抓物，但握住后不会松手。12个月婴儿会用拇指和其余指的指尖捏住细小物体，握放自如。2岁后幼儿手部动作更精确，会用勺子吃饭，但要在手、腕的协调配合下进行；画图、写字等精细动作则要到5～6岁才能完善。

（3）青春期发育遵循"向心律"。青春期身体各部分形态发育的顺序是：下肢先于上肢，四肢早于躯干，呈现自下而上，自肢体远端向中心躯干的规律性变化。青春期，足的生长突增最早开始，也最早停止；足突增后小腿开始突增，随后是大腿、骨盆宽、胸宽、肩宽、躯干高的增长，最后是胸壁厚度的增长。上肢突增的顺序依次为手、前臂和上臂；手的骨骺愈合也由远及近地发展，即从指骨到掌骨、腕骨、桡骨和尺骨。

（二）不均衡性

整个生长期内，个体的生长速度是不均衡的，时快时慢。身高、体重生长速度曲线出现生长突增（图1-1-1和图1-1-2），第一次生长突增期在婴儿期，第二次生长突增期在青春期。

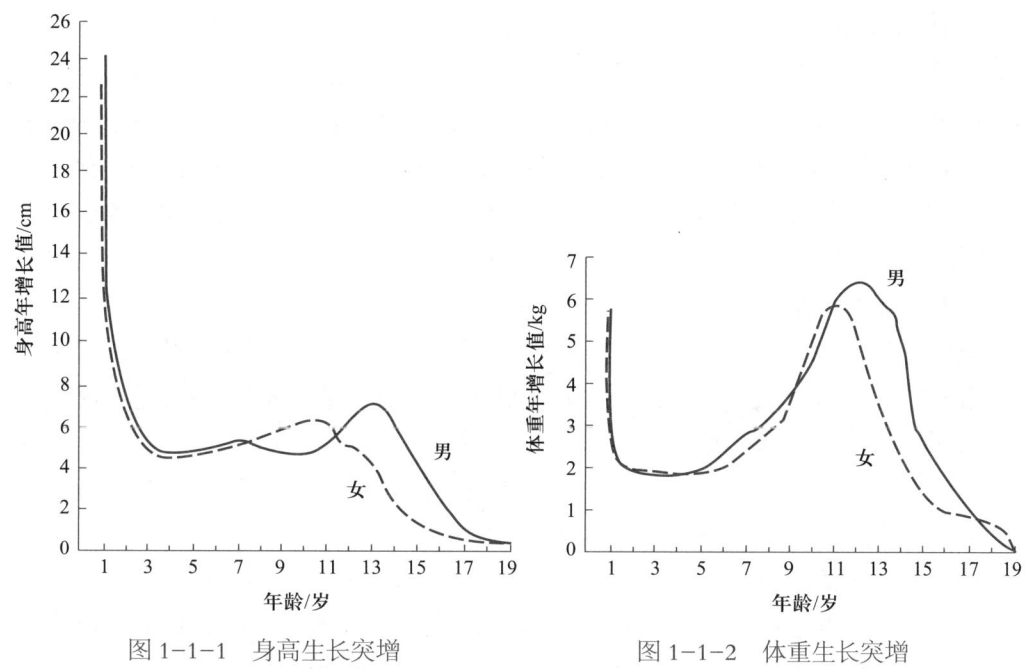

图 1-1-1　身高生长突增　　　　　图 1-1-2　体重生长突增

（三）不同步性与协调性

生长发育中各组织、器官的生长模式在时间进程上各有不同,可大致归为四类（图 1-1-3）。

1. 一般型

全身的肌肉、骨骼、主要脏器和血流量等的生长发育和身高、体重基本相同,即先后出现婴儿期和青春期两个生长突增期,其余时间稳步增长。青春发育中后期增长幅度逐渐减慢,直到成熟。

2. 神经系统型

脑、脊髓、视觉器官和反映头颅大小的头围、头径等,只有一个生长突增期,其快速增长阶段主要出现在胎儿期至 6 岁前。由于神经系统优先发育,出生时新生儿脑重已达成人脑重的 25%,而此时体重仅为成人的 5% 左右；6 岁时脑重约为 1 200 g,达成人脑重的 90%。这种"优先发育"的模式对提高儿童的生存能力,保障其他器官、系统有序、全面地发育有特殊重大意义。头围测量在评价学前儿童（尤其 3 岁前）

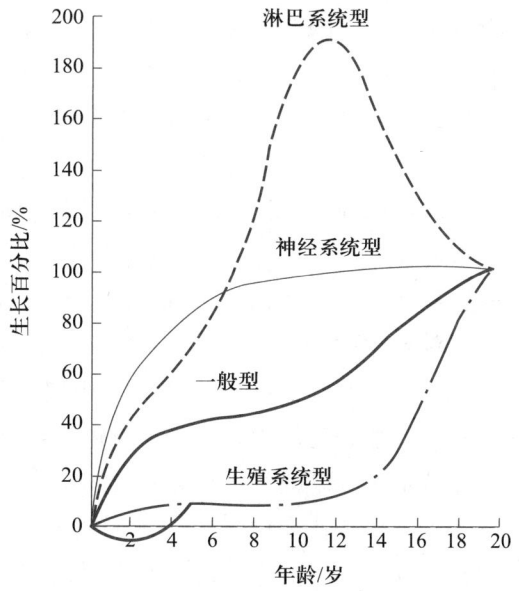

图 1-1-3　身体组织器官的四种生长模式

神经系统发育方面具有重要意义。

3. 淋巴系统型

胸腺、淋巴结和间质性淋巴组织等，在出生后的头 10 年生长非常迅速，12 岁左右约达成人的 200%。其后伴随其他系统功能的成熟及免疫系统的完善，淋巴系统逐渐萎缩，淋巴器官在体积、重量上有所下降，老年时更加衰退，但它们在发展、健全机体的细胞、体液免疫系统中的积极作用不可低估。体检时，对儿童淋巴系统的评价不能以成人的为参照。

4. 生殖系统型

出生后第一个 10 年内，除子宫以外的生殖器官几乎没有发展，到了青春期才开始迅速生长，短短几年内生殖器官的外观、形状即达到成人水平，并通过分泌性激素，促进身体全面发育与成熟。

后来人们发现子宫、肾上腺等器官不同于上述生长模式，其在出生时较大，之后迅速变小，青春期开始前恢复到出生时的大小，其后迅速增大。

综上所述，机体各系统的生长发育既不平衡，又相互协调、相互影响和适应，这是人类在长期生存和发展中对环境的一种适应性表现。任何一个系统的发育都不是孤立的，而且任何一种作用于机体的因素都会对多个系统产生影响。例如，体育锻炼不仅促进肌肉、骨骼的发育，也促进呼吸、心血管、神经系统功能水平的提高。

（四）存在生长轨迹现象与生长关键期

1. 生长轨迹现象

由于人体的生长发育潜力及各系统发育的顺序受到遗传基因的控制，在外环境无特殊变化的条件下，个体的发育过程通常是稳定的，呈现出鲜明的轨迹性，这种现象称为生长轨迹现象。该轨迹有动态、复杂的调控系统。它尽力使生长中的个体在群体中保持有限的上下波动幅度。如果出现疾病、内分泌障碍、营养不良等消极影响，会出现明显的生长发育迟滞；一旦这些阻碍因素被克服，儿童会立即表现出向原有生长轨迹靠近和发展的强烈倾向，这种表现出加速生长并恢复到正常轨迹的现象，称为赶上生长。

当阻碍儿童生长的问题因素被克服后，儿童能完全回到原来的生长轨迹时称作完全性赶上生长，否则称为不完全性赶上生长。患儿能否出现赶上生长，能否使生长恢复到原有的正常轨迹，取决于致病的原因、疾病的持续时间和严重程度。如果病变涉及中枢神经系统和重要的内分泌腺，或病变较严重，抑或是体液的内环境和代谢平衡长期得不到恢复，就无法出现完全性赶上生长。

赶上生长对促进儿童生长发育具有重要的现实意义。认识赶上生长的特点，有利于我们主动采取各种积极有效的措施消除阻碍儿童生长发育中的各种不良因素，而不是消极等待，对由营养不良或各种疾病所造成的影响更是如此。鉴于不利因素作用于儿童的年龄越小，其作用时间越长，所造成的影响越大，因而对各年龄组儿童尤其是婴幼儿实施定期的生长监测，可及早发现不良影响因素，早纠正或早治疗可以使儿童获得完全性的赶上生长,最大限度地发挥自身的生长潜力,将会极大改善儿童的生长发育状况。

2. 生长关键期

许多重要的器官和组织都有生长关键期,此时若生长发育过程受到干扰,常导致永久性的缺陷或功能障碍。换言之,一旦错过治疗时机,这些器官、组织即便出现赶上生长,也往往是不完全的。一般组织器官的生长分为增生(细胞数目增多)、增生同时增大(细胞数目增多,且细胞体积增大)、增大、成熟四个阶段。其中,增生是生长的关键阶段,各组织细胞迅速分裂的时间为该组织或器官的生长关键期。由于各组织细胞的迅速分裂时间不同,各器官和系统易受损害的时间也不同。例如,脑细胞生长的第一、二期是在胎儿中后期至出生后 6 个月,这个时期是脑组织生长关键期。此时若发生严重的蛋白质－能量营养不良、缺氧、产伤等,细胞的分裂、增殖速度将急剧减慢,即便以后采取积极干预措施,也不能实现完全性赶上生长。患儿脑细胞数量不能恢复到应有水平,智力将受到严重影响。再如,青春早期是长骨的生长关键期,若该阶段出现各种阻碍生长的因素,则会使骨细胞数量减少,骨发育受阻;若不能及时发现并采取积极的干预措施,随着骨干和骨骺的愈合,长骨将失去继续生长的机会,儿童的体格无法达到其遗传潜力所赋予的水平。各种能力发展也有各自的生长关键期,如 2～3 岁是口头语言发展的关键期,4～5 岁是识字的关键期,0～4 岁是视觉发展的关键期等。

（五）多样性与可塑性

儿童生长发育虽具有普遍的发展规律,并在一定范围内受遗传、环境等因素的影响,但个体间存在显著差异。在同性别、同年龄的群体中,每个儿童的发育水平、发育速度、体型特点、达到成熟的时间等方面,各不相同。特别是个体在生长突增期间变异幅度会更大。而这种生长发育的变异通常符合生物学上的正态分布。

生长发育的多样性还表现在个体在体格、体能和认知方面的差异,如身材的高矮、体型的胖瘦、生长速度的快慢、肌肉力量的大小、智商的高低等方面。生长发育的多样性是人类群体稳定的要素,应该尽量避免以单一的、片面的标准去评价儿童。这种评价儿童的方式,就如同教师只认可学习成绩好的儿童一样是不全面的。

生长发育的可塑性是机体为适应积极或消极的生活经历而发生改变的能力。生长发育是一个持续累积的过程,过去的事件对将来有重要影响。比如,神经系统发育就展现出可塑性:丰富有序的环境能够促进那些经历过环境剥夺的人的大脑发育,并有助于脑损伤的修复。群体生长发育在不同的历史时期也存在差异。随着时间推移和生活水平的提高,儿童群体中出现了生长速度加快、发育水平提高,性发育提前等一系列变化,即"生长长期趋势"。

自改革开放以来,我国经济持续快速增长,我国儿童的身体形态在此期间也出现了明显的"加速"现象。1985 年的数据显示,我国儿童身高低于日本,而到了2005 年,我国儿童身高已经基本与日本持平。2014 年的数据显示,中国 7～18 岁男女童身高明显高于日本儿童（表1-1-1）。随着经济的发展，我国儿童的营养摄入得到巨大改善，生长发育水平进一步提高，生长长期趋势正呈现出与日本快速增长期（1950～1985年）相类似的迅猛发展的态势。[①]

表1-1-1　中国、日本7～18岁男女童身高发育比较

年龄/岁	男/cm		女/cm	
	中国	日本	中国	日本
7	127.3	121.3	126.1	120.1
8	134.2	126.2	132.3	127.1
9	138.7	133.2	138.2	131.8
10	145.8	137.8	145.9	140.2
11	149.9	143.9	151.1	145.4
12	156.6	152.6	154.7	150.9
13	165.4	157.9	159.6	153.9
14	169.9	163.8	160.7	155.7
15	172.3	164.0	161.8	156.6
16	173.3	167.8	162.0	156.7
17	174.3	170.6	161.8	158.1
18	173.2	170.3	161.5	159.2

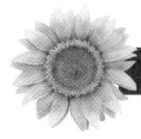

第二节　体格发育

体格发育是指人体外部形态、身体比例和体型等方面随年龄增长而发生的变化。体格发育指标可反映学生个体的生长状况，其中身高、体重分别是反映身体线性生长和重量的代表性指标，两者的生长发育状况代表全身（包括多数器官）的体格发育水平。

一、体格发育指标与测量方法

体格发育指标主要包括纵向测量指标、体重测量指标、横向测量指标，以及由这三种指标派生的指标。

（一）纵向测量指标

纵向测量指标，包括身高（3岁前为身长），坐高，上、下肢长，手长，足长等。其中，身高和坐高最具代表性。

l.身高

身高是站立时头、颈、躯干和下肢的总高度，是反映身体线性生长的最重要指

① 袁翔，尹小俭，张婷，等.中国日本儿童青少年身高体重发育状况比较[J].中国学校卫生，2019，40（11）：1611-1615.

标,在生长过程中起"标杆"作用。身高受遗传因素的影响较大,但外界环境如营养状况等也可对身高造成影响。

（1）身高的测量方法

测量身高时受测者脱去鞋帽,仅穿单衣裤,背向立柱,以立正姿势站立在身高计的底板上,躯干自然挺直,两眼平视前方（眼眶下缘与耳屏上缘最低点呈水平位）,胸部稍挺起,腹部微收,两臂自然下垂,手指并拢,足跟靠拢,足尖分开约45°,足跟、骶骨和内肩胛间3个部位同时与身高计标尺杆接触,形成"三点一线"站立姿势（图1-2-1）。测量者站在受测者右侧,移动水平压板,使之轻抵颅顶点;测量者平视水平压板（双眼与水平压板平面等高）,读取数值。

（2）身高发育情况

处于发育阶段的学龄儿童,不同年龄段身高达到多少才算符合标准呢? 不同年龄阶段的男女童身高发育水平,可与国家卫生健康委员会（以下简称"国家卫健委"）发布的《7岁～18岁儿童青少年身高发育等级评价》（表1-2-1和表1-2-2）进行比照。

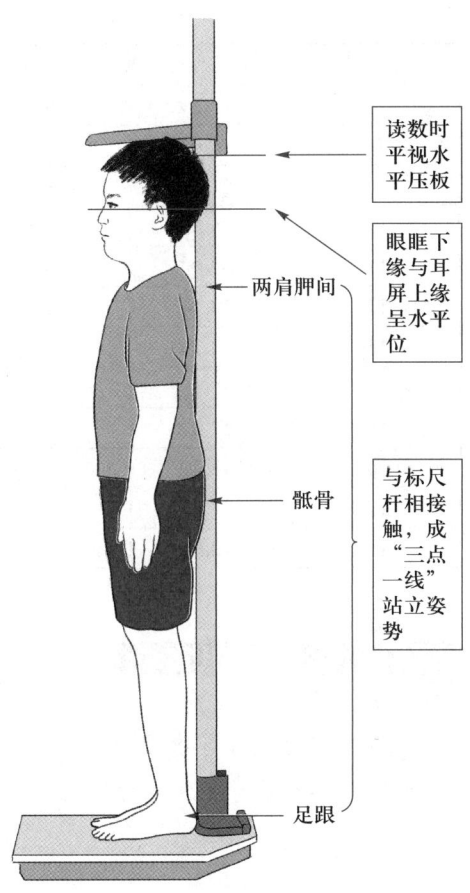

图1-2-1 身高测量要求

表 1-2-1 7 岁～18 岁男童身高发育

年龄 / 岁	矮小 /cm	偏矮 /cm	正常 /cm	偏高 /cm	超高 /cm
7	113.51	119.49	125.48	131.47	137.46
8	118.35	124.53	130.72	136.90	143.08
9	122.74	129.27	135.81	142.35	148.88
10	126.79	133.77	140.76	147.75	154.74
11	130.39	138.20	146.01	153.82	161.64
12	134.48	143.33	152.18	161.03	169.89
13	143.01	151.60	160.19	168.78	177.38
14	150.22	157.93	165.63	173.34	181.05
15	155.25	162.14	169.02	175.91	182.79
16	157.72	164.15	170.58	177.01	183.44
17	158.76	165.07	171.39	177.70	184.01
18	158.81	165.12	171.42	177.73	184.03

表 1-2-2　7 岁～18 岁女童身高发育

年龄 / 岁	矮小 /cm	偏矮 /cm	正常 /cm	偏高 /cm	超高 /cm
7	112.29	118.21	124.13	130.05	135.97
8	116.83	123.09	129.34	135.59	141.84
9	121.31	128.11	134.91	141.71	148.51
10	126.38	133.78	141.18	148.57	155.97
11	132.09	139.72	147.36	154.99	162.63
12	138.11	145.26	152.41	159.56	166.71
13	143.75	149.91	156.07	162.23	168.39
14	146.18	151.98	157.78	163.58	169.38
15	147.02	152.74	158.47	164.19	169.91
16	147.59	153.26	158.93	164.60	170.27
17	147.82	153.50	159.18	164.86	170.54
18	148.54	154.28	160.01	165.74	171.48

认识儿童

图 1-2-2 展示了 5 岁男童（左）与 10 岁男童（右）的身高差距，可以帮我们直观地了解儿童身高发育的变化。

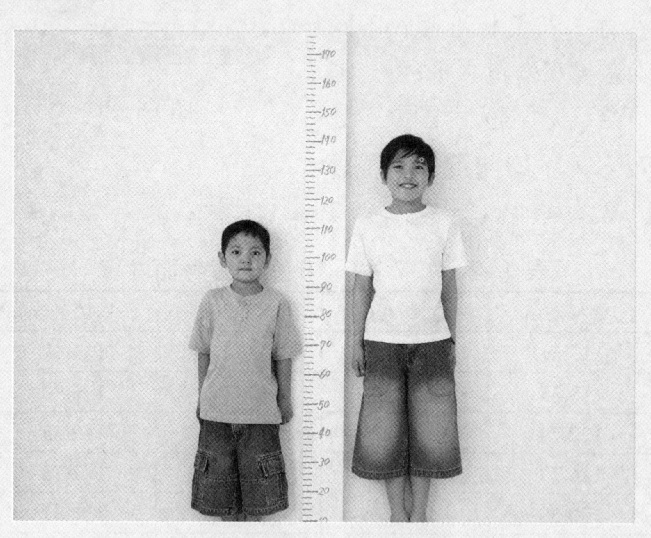

图 1-2-2　两名不同年龄男童身高的比较

（3）身高的发育特点

第一，身高的变化。2 岁至青春期前身高增长平稳，每年增高 4～5 cm。青春期之前，同年龄的男女童身高相差无几。进入青春期后，女童一般在 9～11 岁，男童一般在 11～13 岁时，身高增长出现第二个高峰，增长速率约为学龄期的2倍,持续2～3年。青春期女童身高每年可增长5～7 cm,最多可达9～10 cm,整个青春期约增长25 cm;青春期男童身高每年可增长7～9 cm,最多可达10～12 cm,整个青春期约增长28 cm。由于女童青春期开始发育的年龄较男童提前约2年,因此,11～13岁女童平均身高常会超过同龄男童,月经初潮后,女童身高的增长速度明显减慢。14～16岁男童身高的增长速度明显加快,超过同龄女童,男童身高突增幅度大,持续时间长,故到成年时男性的平均身高一般比女性高10 cm左右。

研究显示,中国19岁男性、女性的平均身高(男性175.7 cm,女性163.5 cm)位列东亚第一。相较于1985年,2019年中国19岁男性平均身高增加了8 cm,增幅在200个国家和地区中位列第1,平均身高的排名从第150名提升到第65名。中国19岁女性平均身高增加了6 cm,增幅在200个国家和地区中位列第3,平均身高的排名从第129名上升到第54名。

第二,身体比例的变化。儿童在2岁时,头部的长度约占其身高的1/4,但到6岁,这一比例约为1/6。如图1-2-3所示,出生至1岁以躯干生长为主,1岁至青春期启动以下肢生长为主,青春期至成年期身体主要生长区域为躯干部。

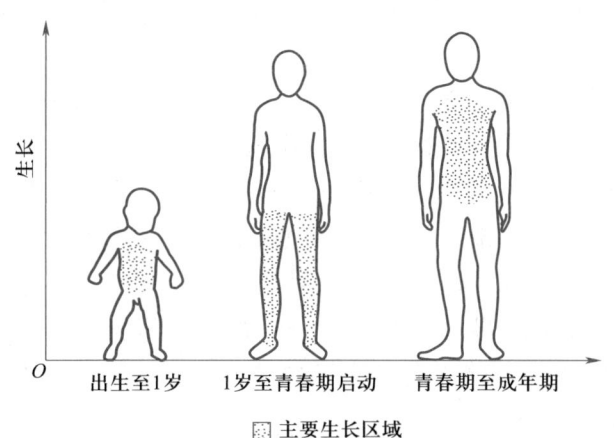

图1-2-3　不同发育阶段身体比例的主要生长区域

2岁和6岁儿童的腿长与上半身相比较短,因此他们显得"头重脚轻",比成年人更容易摔倒。随着年龄的增长,身高的生长,身体重心的相对高度逐渐降低,因此更加稳定和平衡。在12岁之前,男孩和女孩的腿长(站高)和躯干长(坐高)的比例相似。

2. 坐高

坐高主要反映身体上半部即头部和脊椎骨的生长情况,可为学校桌椅高矮的设置和公共设施的建造等提供参考依据。

（1）坐高的测量方法

儿童坐于身高坐高计的座板上，测量自头顶点至坐骨结节的高度，即坐高。坐高是坐位时头顶至椅面的垂直距离，表示头、颈、躯干的总高度，反映躯干发育状况，与身高结合可说明下肢与躯干的比例关系。如图1-2-4所示，测量时将身高坐高计的活动座板放平，受测者平坐于身高坐高计的座板上，两眼平视前方，保持眼眶下缘和耳屏上缘呈水平位，胸部稍挺起，腹部微收，两臂自然下垂，足底平放于地面，大腿与地面保持平行，小腿与大腿呈直角（如果不能保证此姿势时，需在儿童足下放置适当高度的足踏

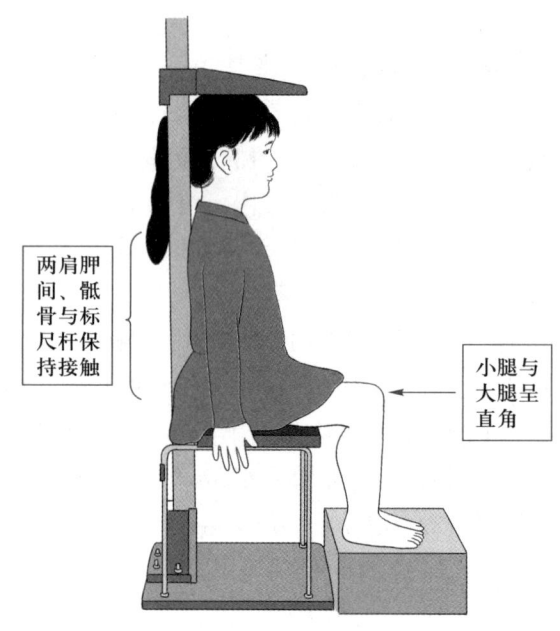

两肩胛间、骶骨与标尺杆保持接触

小腿与大腿呈直角

图1-2-4　坐高测量要求

板），骶骨、两肩胛间与标尺杆保持接触。测量者平视水平压板，读取数值。

（2）坐高的发育特点

儿童青少年身体比例主要与遗传有关。中国儿童青少年身体比例与欧美国家儿童青少年身体比例相比呈长躯干体型。中国儿童青少年的身高有了明显提高，但身体比例除青春期外未出现明显变化，即中国儿童身高的快速增长与下肢长、坐高的增长均有关。社会经济条件的改善虽可使身高的生长潜能得到充分发挥、生长发育提前，但却难以改变人群固有的身体比例关系。

儿童身高的增长以下肢增长为主，尤其是3岁以下的儿童。坐高占身高的百分比随年龄增长逐渐降低，成年后保持平稳，2岁时为60.6%，6岁时为55.7%，10岁时为53.6%，14岁时为52.9%。

进入青春期后下肢的增长速度逐渐减缓，上半身生长速度开始加快，并逐渐超过下肢，青春期后期的身高增长以上半身增长为主。中国男女儿童的身体比例在青春期前几乎无差别，青春期后男性较女性略低。

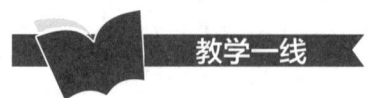
教学一线

课桌椅对号入座有讲究

升入二年级，班主任王老师发现班上很多孩子出现了坐姿不良，特别是很多女生读写时整个身体仿佛要趴在桌上了（图1-2-5）。如何保证每个学生都能对

"号"入座,选择适合自己的课桌椅高度呢?

学校要根据不同年龄段学生的身高比例状况,按照《学校课桌椅功能尺寸及技术要求》标准配置符合要求的课桌椅。课桌椅是学生在学校学习的必需品。课桌椅不仅要满足学生看书写字和听课的需要,还要根据人类工效学,适合儿童身体比例,减少疲劳,利于生长发育。《学校课桌椅功能尺寸及技术要求》规定了11种课桌椅大小型号和各型号的尺寸。课桌椅型号主要根据学生的身高选择,但同时也要考虑为学生的身高生长留有余地。椅高应与儿童小腿高相适应,椅面可稍低于小腿高,桌面高与椅面高之差约等于或稍高于坐高的1/3,桌下净空可自由放置下肢。桌椅高差应为学龄儿童坐高的1/3,青少年应在此基础上增高1~2.5 cm。

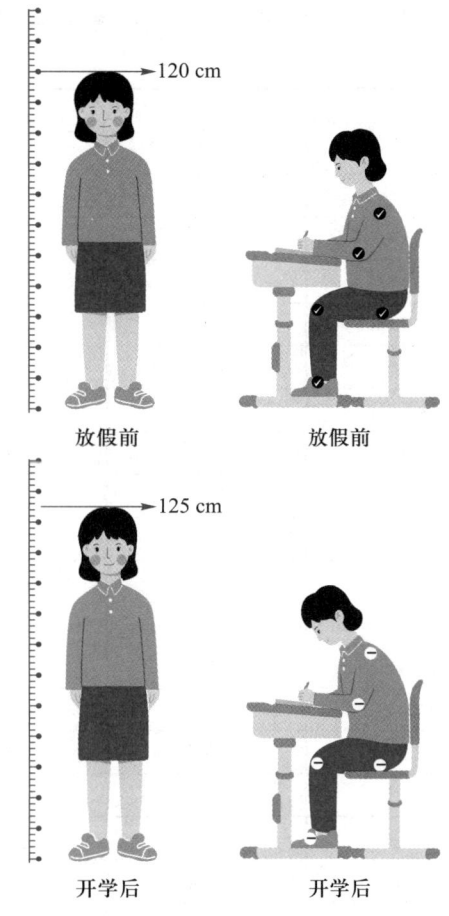

图1-2-5 身高、坐姿变化对比示意图

(二)体重测量指标

体重是全身各部分、各种组织重量的总和,其中骨骼、肌肉、内脏、体脂和水分占主要成分。体重下降过快或过低,反映营养不良,预示存在阻碍生长的问题因素;体重上升过快或过重,提示有肥胖风险。

1. 体重的测量方法

可用标准杠杆秤或便携式电子体重计进行测量。

2. 体重的发育特点

从6岁到青春期发育前,儿童体重增长相对较少,每年增长2~3 kg。青春期生长突增,是青春期的首要表现之一,体重每年增加4~7 kg,体重突增高峰年增长可达8~10 kg。经历青春期突增后,约自青春中后期(女孩一般在18岁左右,男孩在20岁左右)开始,身高生长逐渐停止,体重也一般没有明显增长。在儿童生长发育期间,成人要关注儿童的体重指数[1](BMI)变化,注意是否存在偏瘦和超重问题(表1-2-3)。

---

[1] 体质量指数。

表 1-2-3　不同年龄与性别儿童青少年筛查偏瘦和超重的 BMI 界值

单位：kg/m^2

年龄／岁	男生		女生	
	偏瘦	超重	偏瘦	超重
6.0～	13.4	16.4	13.1	16.2
6.5～	13.8	16.7	13.3	16.5
7.0～	13.9	17.0	13.4	16.8
7.5～	13.9	17.4	13.5	17.2
8.0～	14.0	17.8	13.6	17.6
8.5～	14.0	18.1	13.7	18.1
9.0～	14.1	18.5	13.8	18.5
9.5～	14.2	18.9	13.9	19.0
10.0～	14.4	19.2	14.0	19.5
10.5～	14.6	19.6	14.1	20.0
11.0～	14.9	19.9	14.3	20.5
11.5～	15.1	20.3	14.5	21.1
12.0～	15.4	20.7	14.7	21.5
12.5～	15.6	21.0	14.9	21.9
13.0～	15.9	21.4	15.3	22.2
13.5～	16.1	21.9	15.6	22.6
14.0～	16.4	22.3	16.0	22.8
14.5～	16.7	22.6	16.3	23.0
15.0～	16.9	22.9	16.6	23.2
15.5～	17.0	23.1	16.8	23.4
16.0～	17.3	23.3	17.0	23.6
16.5～	17.5	23.5	17.1	23.7
17.0～	17.7	23.7	17.2	23.8
17.5～	17.9	23.8	17.3	23.9
18.0～	17.9	24.0	17.3	24.0

（三）横向测量指标

横向测量指标包括围度和径长。前者主要包括头围、胸围、腹围、腰围、上臂围、大腿围和小腿围等；后者主要包括肩宽、骨盆宽、胸廓前后径、胸廓左右径、头前后径、头左右径等。

l. 测量方法

下面主要介绍四类横向测量指标的测量方法。

（1）胸围

胸围测量的是背部肩胛骨下角下缘至胸前的水平周长。胸围是表示胸腔容积、胸部肌肉、背部肌肉的发育和皮脂蓄积状况的重要指标之一,能反映体育锻炼的效果,可以用来评价儿童营养状况。测量胸围使用长度为 1.5 m,宽度为 1 cm,最小刻度为 0.1 cm 的尼龙带尺。受测者自然站立,双肩放松,两臂自然下垂,两足分开与肩同宽,保持平静呼吸。测量者面对受测者,带尺上缘经背部肩胛下角下缘至胸前沿乳头上缘(图 1-2-6);乳房已发育的女生,带尺在乳头上方与第四肋骨平齐(图 1-2-7)。带尺围绕胸部的松紧度应适宜。带尺上与"0"点相交的数值即为测量值。测量者在受测者呼气末时读取数值,记录以 cm 为单位,精确到小数点后 1 位。

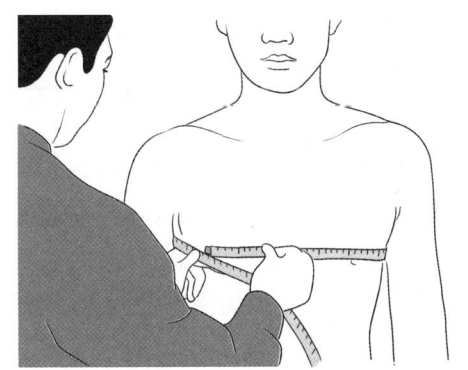

男生或乳房未发育的女生

图 1-2-6　胸围测量

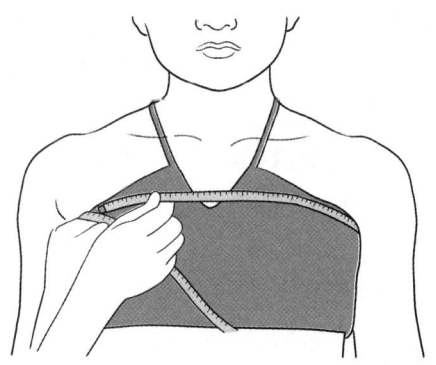

乳房已发育的女生

图 1-2-7　胸围测量

（2）腰围

腰围测量的是肋骨与髂嵴之间最细处的水平围长。腰围可反映儿童的体格、形态及生长发育,反映腹腔内脂肪堆积程度。测量时受测者安静自然站立,两肩放松,双臂适当张开,自然下垂,双脚分开 25～30 cm,露出腹部皮肤。测量时平静呼吸,不收腹或屏气。测量者面对受测者,将带尺刻度下缘距肚脐上缘 0.5～1.0 cm 处(图 1-2-8),水平环绕一周,带尺贴着皮肤,松紧适度,带尺上与 0 点相交的值即为测量值;也可选择腰际线的第 12 肋骨下缘与髂嵴上缘之间的中点处测量腰围。

（3）肩宽

肩宽测量的是左右肩峰点间的直线距离,常作为人体体型和青春期发育的评价指标之一。肩宽使用测径规(即弯脚规)进行测量,使用前校正 0 点,即当两弯规触角相接触时刻度读数应为 0。测量误差不得超过 0.1 cm。测量时,受测者取站立位,两足分开与肩同宽,两肩放松。测量者在受测者正后方,用两手示指沿肩胛冈向外触摸到肩峰外

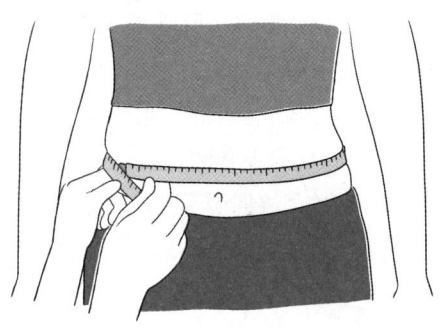

图 1-2-8　腰围测量

侧缘向外最突出点（即肩峰点）的外侧缘中点，再用测径规测量，读数即为肩宽。记录以 cm 为单位，精确到 0.1 cm，每两次测量误差不得超过 0.5 cm。

（4）骨盆宽

骨盆宽测量的是左右髂嵴点间（骨盆最宽处）的直线距离。骨盆宽可作为人体的体型和青春期发育的评价指标之一。骨盆宽使用测径规进行测量，使用前校正 0 点，即当两弯规触角相接触时刻度读数应为 0，误差不得超过 0.1 cm。测量时，受测者取站立位，两肩放松，两臂自然下垂，平静呼吸。测量者立于受试者的前方进行测量，用两手示指找出左右髂嵴点，按照测量要求，摸准测量参照点，将仪器两脚圆端轻靠在测量点，测量两点之间的直线距离，测径规测量读数为骨盆宽。记录以 cm 为单位，精确到 0.1 cm，每两次测量误差不得超过 0.5 cm。

2. 横向测量指标的发育特点

横向测量指标在学龄期和青春期有着各自的突增阶段，并存在明显的性别差异：男童肩宽的突增幅度大，女童骨盆宽的突增较男童明显；胸围的变化与肩宽类似，男童臂围和腿围的突增较女童幅度大，而且青春期后这些差别随着年龄增长越来越显著，最终形成了男性肩部宽、骨盆窄、胸围大、肌肉发达的男性体态，女性则形成了骨盆较宽、肩部较窄、胸围较大、体脂丰满的女性体态。表 1-2-4 展示了不同年龄段人群肩宽平均值。

表 1-2-4　不同年龄段人群肩宽平均值

年龄组 / 岁	男 /cm	女 /cm
儿童（6～12）	31.5	31.5
青少年（>12～18）	35.0	35.0
青年（>18～30）	41.0	38.0
中年（>30～60）	41.9	39.5

（四）派生指标

派生指标通过数学公式计算两项或几项体格发育指标得来，是用以反映体形和营养状况的指标形式。反映体形特征的派生指标包括身高胸围指数、身高坐高指数、肩盆宽指数等；反映营养状况的派生指标包括身高体重指数、腰围身高比、腰臀比、体重指数等。

1. 反映体形特征的派生指标

（1）身高胸围指数，反映胸廓发育状况。其均值在突增高峰前随年龄增长而下降，突增高峰时达最低点，突增高峰后随年龄增长而上升，成年时趋于稳定。计算公式：

$$身高胸围指数 = \frac{胸围 /cm}{身高 /cm} \times 100$$

（2）身高坐高指数，反映人体躯干及下肢的比例，可根据数值大小将个体分为长躯型、中躯型、短躯型。其均值随年龄增长呈 V 字形，出生后至青春前期随年龄增长而下降，突增高峰时达最低点，突增高峰后随年龄增长而上升，成年后趋于稳定，且有明显的种族差异性。计算公式：

$$身高坐高指数 = \frac{坐高/cm}{身高/cm} \times 100$$

（3）肩盆宽指数，主要用于反映青春期体形发育。其均值随年龄变化具有明显的性别差异。男生：7 岁后随年龄生长而下降，并提示肩宽增长相对快，青春期发育开始后下降尤为明显，逐渐体现出男性肩阔魁梧的体形。女生：随年龄增长而上升，提示骨盆宽增长相对快，青春期发育后臀部逐渐体现出女性的体形。计算公式：

$$肩盆宽指数 = \frac{骨盆宽/cm}{肩宽/cm} \times 100$$

2. 反映营养状况的派生指标

（1）身高体重指数，表示单位身高的体重，体现人体的充实程度，反映个体营养状况。其均值随年龄增长而上升，女性 19 岁、男性 21 岁后趋于稳定。计算公式：

$$身高体重指数 = \frac{体重/kg}{身高/cm} \times 100$$

（2）腰围身高比，用于反映腹型肥胖。腰围身高比 ≥ 0.5 时，可认为个体属腹型肥胖，也有学者认为腰围身高比 ≥ 0.47 为腹型肥胖。计算公式：

$$腰围身高比 = \frac{腰围/cm}{身高/cm}$$

（3）腰臀比，通常与腰围结合使用，用于反映腹型肥胖，尤其是用于青春期开始后腹型肥胖的评价。腰臀比偏高，提示脂肪主要分布在腹部，属上半身肥胖，多见于男性；腰臀比偏低，提示脂肪主要分布在臀部、大腿和股部，属下半身肥胖，多见于女性。计算公式：

$$腰臀比 = \frac{腰围/cm}{臀围/cm}$$

（4）体重指数，英文为 body mass index，简称 BMI，反映身体的充实度和体形胖瘦，广泛用于消瘦、超重、肥胖等筛查。其均值在儿童期和青春期早、中期随年龄增长而升高，青春期后期和成年期趋向于稳定。计算公式：

$$BMI = \frac{体重/kg}{身高^2/m^2}$$

二、儿童体型发育

体型是人体的类型，是身体各部分之间的比例。体型受遗传因素的影响较大，也受人体对环境的适应能力和诸多环境因素的综合影响。体型和人体运动能力、生理功能相关，同时也与对疾病的易感性、对治疗的反应性等有关，因此体型在人类生物学、体质人类学、医学和运动科学等领域受到广泛关注。

儿童的体型会影响运动性能的质量。美国心理学家威廉·H.谢尔登，在1930—1940年以胚胎起源学和气质类型为基础，将体型划分了三种类型（图1-2-9）：

内胚层体型表现为宽臀、窄肩的"梨形"，体脂较多，主要分布于上肢和大腿处，手腕和脚踝较细等。

中胚层体型，表现为宽肩和窄臀的"楔形"，体脂较少、前臂和大腿处骨骼肌肉发达，内胚层与中胚层均与肌肉力量呈正相关，与心肺耐力和运动能力呈负相关。

外胚层体型表现为窄肩和窄臀，身体瘦长，体脂和肌肉均较少，外胚层体型与肌肉力量呈负相关，与心肺耐力和运动能力呈正相关。

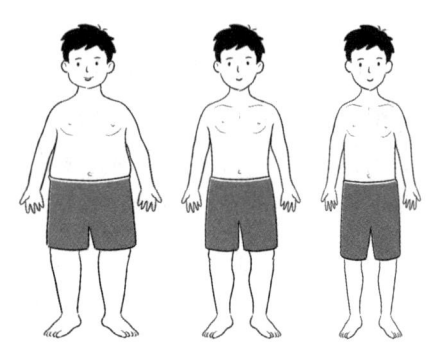

图1-2-9　谢尔登体型分类

中胚层体型儿童在需要力量、速度和敏捷性的活动中表现最好；外胚层体型，在有氧耐力活动中表现良好，如慢跑、越野跑和田径；内胚型儿童的腹部过于突出，可能在许多活动中表现不佳，如有氧和无氧技能导向的活动。超重儿童通常在生长发育各阶段都处于劣势。有研究发现，不仅仅是偏胖学生的成绩可能较差，偏瘦学生的成绩也可能不如拥有健康体魄的学生；偏胖对女生造成的学业影响比男生更加明显。这种与身体形态有关的学业差异甚至在幼儿园阶段就开始出现，教师和家长有必要从学龄前就开始关注孩子的体型发展。体型分类说明了儿童在体格上的差异，有针对性的体育教学必须了解如何适应这些个体差异。

三、教学建议

尽管儿童的体型具有差异性，但体型在生长发育过程中呈现的规律性变化，对于进行外部干预，特别是为学生营养和体育运动干预提供了依据，对提高我国学生健康水平具有重要的现实意义。不同体型学生适合的体育项目也有所不同。内胚层体型学生可选择远足、自行车、球类、慢跑、游泳、跳绳、踢毽子等活动，有利于减少体内脂肪的堆积，促进肌肉发育、骨骼发育，使体型向中胚层类型发展。而对于身体瘦长的外胚层体型学生来说，他们宜选择增强肌肉力量和促进消化功能的休闲体育项目，如健美操、跑步、游泳、太极拳、骑自行车等。

第三节　体能发育

体能又称体适能,是人体在身心健康、身体形态、身体机能、运动素质及动作技能等不同维度所表现出来的综合运动能力,是人体基本活动能力的具体表现,是人体具备的能胜任日常工作和学习而不感到疲劳,同时有余力充分享受休闲娱乐生活,又可应对突发紧急状况的能力。儿童体能发育有明显的年龄和性别特征,受到环境特别是体育锻炼及营养状况的影响。

一、体能发育指标与测定方法

在体育科学界得到广泛认可和应用的分类方式是,将体能分为健康相关体能和运动相关体能两类(图 1-3-1)。

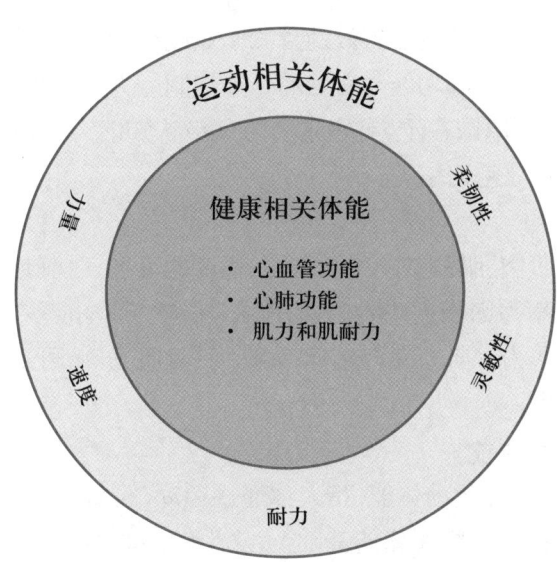

图 1-3-1　体能的类型与主要指标

(一)健康相关体能

健康相关体能,简称健康体能,是指为维持身体健康,提高工作、学习和生活效率所必需的基本能力,通常使用生理功能指标进行反映。

健康相关体能指标从整体上反映身体各器官、系统的生命活动水平,常用测量指标有心血管功能、心肺功能、肌力和肌耐力。

I. 心血管功能

心血管功能反映一定负荷下人体心率、脉搏、动脉血压的变化,它代表了一个人的心血管健康和功能状态。通常,人们可通过心电图、脉搏测量仪、血压计等进行测定。日常生活中手环、手机的相关 APP 可为我们获得心血管功能指标提供参考。

2. 心肺功能

心肺功能指心、肺及其所代表的循环系统、呼吸系统为身体活动提供足够氧气和养分的能力。心肺功能的强弱直接影响全身器官和肌肉运动的效能和效率。肺功能指标有呼吸频率、肺活量、最大通气量、最大吸（摄）氧量等，可通过肺活量计测仪进行检测。从结构上讲，肺的变化经过了两次"飞跃"，第一次在出生后第 3 个月，第二次在 12 岁前后，12 岁时肺的大小是出生时的 9 倍。肺活量的大小是肺功能的一个重要指标，小学生的肺活量随年龄的增长而增大。教育部等有关部门于 2013 年开展新一轮的学生体质测试标准修订工作，并印发《国家学生体质健康标准（2014 年修订）》，首次将肺活量设为小学一年级至大学四年级学生的必测项目。随着发达国家体质研究的深入开展，学界开始关注心肺功能等健康体适能与学业表现的关系。

心肺功能是健康体适能的核心指标。研究表明，心肺功能与考试结果呈显著正相关。这项指标比体重指数更能有效地预测学业成绩，而且对数学、阅读、科学等科目的效应都相当明显。心肺功能与良好的认知控制能力密切相关，可能是影响学业的关键体质指标，主要原因在于，有氧素质与高级认知能力、有效激活神经元、较大体积的海马体和基底核密切相关。

3. 肌力和肌耐力

肌力指人体各肌肉、肌群都能得到均衡、适度的发展，以满足身体正常生活和工作需要的能力。肌耐力则指这些肌肉、肌群在一定时间内能多次重复收缩，或维持一定用力状态的持久力。肌力发育指标，如握力、背肌力等，可通过握力器和电子肌力测定仪等进行测量。

（二）运动相关体能

运动相关体能，简称运动体能，指人体通过运动，可有效完成专门动作的能力。运动相关体能建立在健康相关体能基础上，属于较高的体能需求层次，通常使用运动素质指标进行反映。

1. 力量

力量指标是影响儿童运动相关体能的重要因素，力量测试是体能测试、身体素质测试、体质测试的重要组成部分，可通过俯卧撑、引体向上、屈臂悬垂、立定跳远、仰卧起坐、掷铅球、手球掷远、投垒球等测量。

2. 速度

速度指标指人体快速运动的能力，反映了机体运动的加速度和最大速度的能力，可通过短跑、游泳、滑雪、击剑等测量。

3. 耐力

耐力指标指机体在一定时间内保持特定强度负荷或动作质量的能力。耐力水平的提高表现为能更长时间保持特定强度或动作的质量。耐力指标可通过耐力跑、游泳、骑自行车等测量。

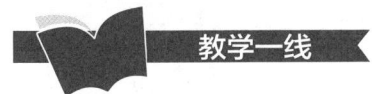

学校常见的运动相关技能的测试（耐力运动测试）包括以下项目：
① 反映心肺耐力的测试：20 m 折返跑、50 m×8 往返跑；
② 反映肌耐力的定量负荷运动，如台阶运动试验；
③ 反映全身耐力（尤其是心肺功能）的最大氧耗量测试；
④ 其他运动，如游泳、蹬自行车、摔跤、篮球、排球、足球等。

4. 灵敏性

灵敏性指人体在各种突然变化的条件下，能够迅速、准确、协调、灵活地完成动作的能力，是人各种运动技能和身体素质在运动中的综合表现，可通过篮球、足球等运动形式进行训练。

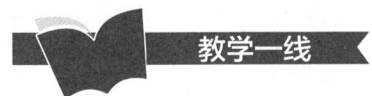

学校常见的灵敏性测试项目有 10 m×4 往返跑、反复横跳、蛇形运球等。

5. 柔韧性

柔韧性指人体关节活动能达到的范围和幅度。人体活动不仅需要各相关关节的参与，还需要关节韧带、肌腱、肌肉的有力支持，以及皮肤和其他组织的弹性与伸展能力，可通过立位体前屈、坐位体前屈、俯卧位上体上抬等进行测量。

（三）派生指标

1. 肺活量体重指数和肺活量身高指数

肺活量体重指数和肺活量身高指数分别是单位体重和单位身高的肺活量，用来反映肺通气量的大小。肺活量与体重、身高密切相关，使用肺活量体重和身高指数较好地校正了体重和身高对体能的影响，更具可比性。其均值在青春期前随年龄增长而上升，青春期后男性随年龄增长继续上升，女性随年龄增长而下降。计算公式：

$$肺活量体重指数 = \frac{肺活量 /mL}{体重 /kg}$$

$$肺活量身高指数 = \frac{肺活量 /mL}{身高 /cm}$$

2. 布兰奇心功指数

布兰奇心功指数综合考虑心率和血压因素，能较全面地反映心脏和血管的功能。计算公式：

$$布兰奇心功指数 = \frac{心率 \times（收缩压 + 舒张压）}{100}$$

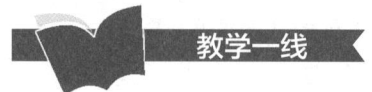

根据《国家学生体质健康标准（2014 年修订）》，学校可对学生的身体素质进行等级评价，以便对学生及时进行反馈、调整和引导，提高学生身体素质水平。

二、体能发育规律

儿童的体能发育，突出表现在身体素质方面。身体素质不仅表现在体育锻炼上，在日常生活、学习、劳动中也会自然地表现出来。儿童体能发育规律有下列特点，了解这些有助于我们科学地引导儿童通过锻炼提高体能。

（一）不均衡性

这种不均衡性突出表现在体能发展的年龄特征上，即不同的体能指标在不同年龄的发育速度有快有慢，例如，心肺功能伴随年龄增长而提升，有明显的突增表现。心率随年龄增长而逐渐下降，新生儿心率达 130 次／分，0～1 岁为 120 次／分，经历第一次生长突增后，2～3 岁下降至 110 次／分，4～5 岁约为 100 次／分。又如综合反映心肺耐力的最大吸氧量，是个体循环系统氧转运能力的标志，与心脏排血量、肺通气量等也直线相关，其绝对值随年龄增长而逐渐上升，到青春期后期达到最高峰。

（二）阶段性

大多数体能指标有以下阶段性表现：（1）男童 6～14 岁、女童 6～12 岁是快速增长阶段。（2）男童 15～18 岁、女童 12～15 岁是慢速增长阶段。约 85% 的女童在该阶段体能发育有暂时停滞下降趋势，但若在该阶段坚持锻炼，该现象将得到显著抑制。（3）恢复性增长，仅女童在 16～18 岁有该表现。（4）稳定阶段，男性为19～25 岁，女性为 19～22 岁。

（三）不平衡性

不平衡性是在机体整体协调状况下，由身体不同部分发育的暂时性差异造成的。在青春期生长突增阶段，肌力发育的不平衡性尤其明显。身高突增时，肌纤维只是长度增长，突增高峰后肌纤维才逐渐增粗。在青春期，四肢肌肉的发育早于躯干，躯干大肌群早于小肌群发育；相较于身高，大肌群的肌力发育落后 8～10 个月，小肌肉群的肌力发育落后 12～16 个月；全身肌肉的充分协调通常到青春期后期才逐步完善。

（四）性别特征

多数健康体能指标呈现出明显的性别特征,即随着年龄的增长,肌力相关体能表现的性别差异增大。8 岁后男性儿童在握力、立定跳远、50 米短跑测试上显著优于同龄女性;13~14 岁期间差异最显著,以握力发育为例,男童 9 岁时的握力水平超出女童的 6.6%,18 岁时超出 61.7%;而女性在坐位体前屈测试上优于男性,10 岁时差异最大。因此,教师应在体力活动和运动训练时有正确的应对措施。

（五）与 BMI 呈倒 U 形关系

对包括肺活量、立定跳远、坐位体前屈、肌力、短跑和耐力跑等六项儿童体能测试指标进行整合后的综合体能评分预测值与年龄、性别校正后的 BMI 呈倒 U 形的关系(图 1-3-2),即营养不良和肥胖的儿童体能发育均较差,而体重正常的儿童体能发育最优,由此可见,儿童肥胖对儿童综合体能具有重要影响。

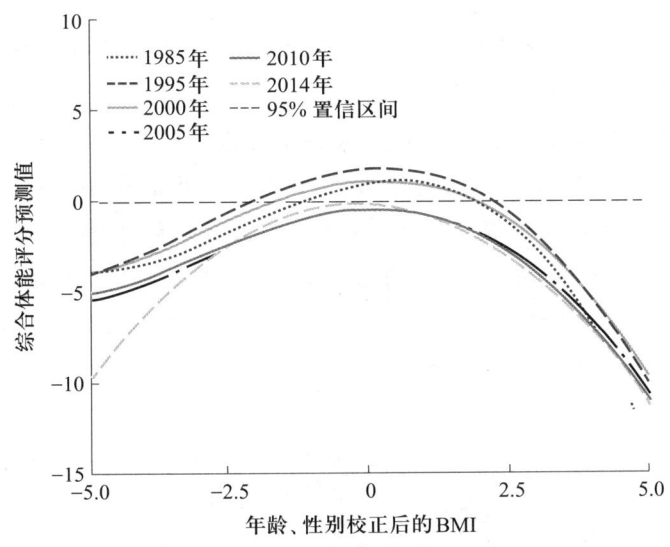

图 1-3-2　综合体能评分预测值与年龄、性别校正后的 BMI 呈倒 U 形关系

三、体能发育参考标准

儿童体能水平体现在日常体力活动或运动成绩中,与多种健康结果呈正相关。体能较差是成年后心血管疾病、糖尿病及心理健康问题的重要危险因素,因此儿童时期体能可预测终身健康状况。体能指标的正常参考值,有助于评价个体或群体体能水平所处等级,也有助于早期诊断和预防疾病,并有利于识别具有天赋的个体。当前美国、欧洲、西班牙、加拿大和澳大利亚均已制定了本国儿童青少年体能发育正常参考值。2010 年,华东师范大学尹小俭教授团队选取了我国华东、华北、华中、华南、西北、西南、东北 6 个地区 85 535 名 7~18 岁城乡儿童青少年,制定了 7 种体能指标(握力、立定跳远、30 秒仰卧起坐、坐位体前屈、50 米短跑、20 秒反复横跨、20 米往返跑)发育参考标准。

四、教育建议

学校在体育课堂中应更加重视学生体能训练，通过一系列的措施提高学生的身体素质。体能训练常包括深蹲、平板支撑、仰卧起坐、俯卧撑、高抬腿及开合跳等。

（一）以兴趣为主，加强引导

体能训练项目应多样，学生可选择自己感兴趣的项目，以兴趣为基础开展训练，让学生在体能训练中体验到快乐，这样才能达到最佳体能训练效果。

（二）营造良好的体能训练氛围

体能训练更讲究技巧，相比体育活动更枯燥，因此很多学生对体能训练不感兴趣。建立轻松愉悦的体能训练氛围，让学生在不知不觉中完成体能训练至关重要。

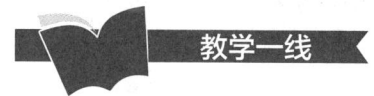

教学一线

目前，提高我国儿童的身体活动水平，增强其体质健康，是一个事关国家和民族发展的重大问题。针对学校体育课"无运动量""不出汗"等现实情况，"中国健康体育课程模式"倡导每节体育课都要有 10 分钟左右的体能训练。

研究结果表明，在体育课中进行 10 分钟中等强度的体能训练能够有效改善学生的体成分，同时有利于提高学生心肺功能、肌耐力和柔韧性。因此，体能训练具有不容忽视的重要性，将体能训练纳入体育教学势在必行。根据动作技能发展的不同时期和每一时期的不同发展阶段，教师可参考动作技能发展的金字塔模型（图 1-3-3）为学生选择体能练习项目。

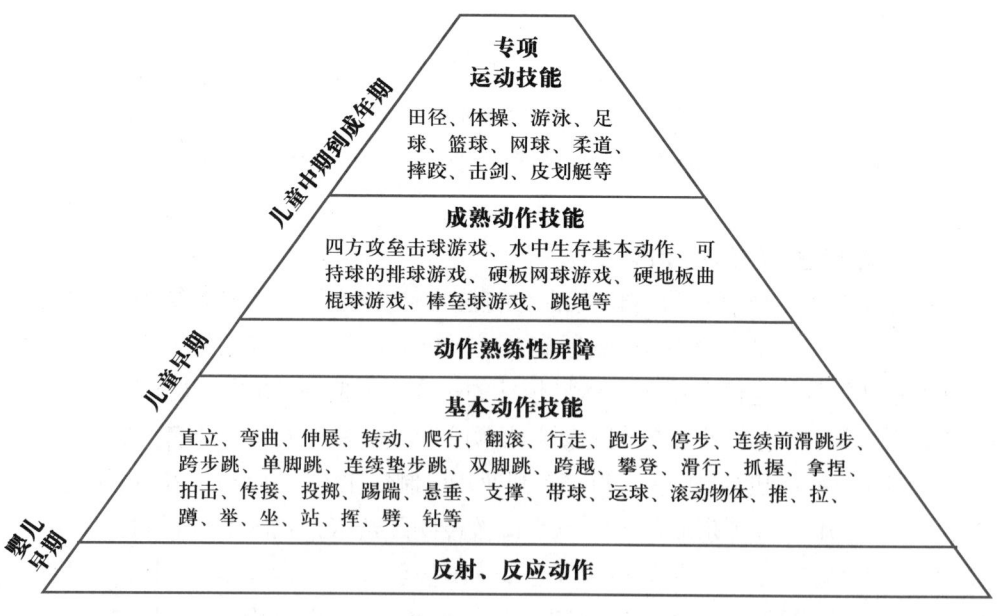

图 1-3-3　动作技能发展的金字塔模型

（三）构建游戏性课堂

在进行体能训练时，教师一定要注意方法，利用小学生爱玩的特点将体能训练变成一堂游戏课，让学生在游戏过程中学习相应的体能知识。

对于部分体弱的学生，教师要给予更多的指导，单独找出适合这些学生的游戏，并告诉学生在课下应如何提高自身的体能。

第四节 体成分发育

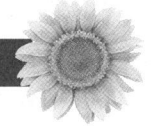

体成分指身体总重量中不同成分（如水、脂肪、蛋白质和矿物质等成分）的构成比例，属于化学生长范畴。大量研究证明儿童青少年期特定体成分类型和成年后多种不良健康结局密切相关。体脂率过高与心血管疾病和 2 型糖尿病等风险增加相关；体脂积聚部位也会影响心血管代谢健康。童年期膳食、运动或生长模式的显著不良改变可引起去脂体重的大幅波动，容易诱发胰岛素抵抗，进而增加心血管疾病风险；童年期去脂体重与骨沉积相关，从而影响成年期骨质疏松风险。

一、体成分模型

人体诸多成分遵循一定的规律，以保持人体的正常功能。体成分最早为两成分模型，该模型以脂肪组织为核心，将机体分为体脂重（fat mass, FM）与去脂体重（fat free mass, FFM）两个部分，如图 1-4-1 所示。体脂重占总体重的百分比，称为体脂百分比，体脂重与去脂体重占总体重百分比之和等于 100%。儿童体脂百分比越大越倾向于肥胖。去脂体重又称瘦体重，包括全身总体水含量、蛋白质、糖原和无机物等，属于代谢活跃组织。

基于两成分模型，后续发展出三成分、四成分模型等，使体成分测量更加精细化，在临床或航天领域应用日臻广泛（图 1-4-1）。由于体成分的精细化测量花费高、对专业背景要求高，不适宜在学校现场操作。

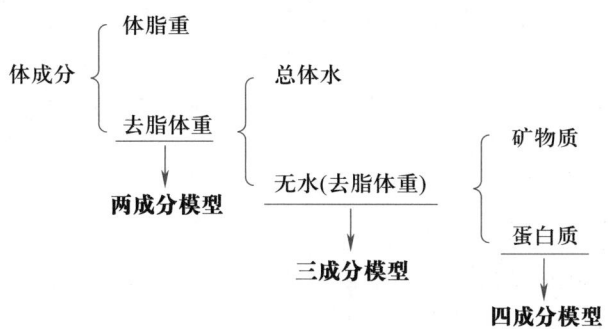

图 1-4-1 体成分各模型示意图

二、体成分总体发育特征

学龄期。学龄期相比婴幼儿期，学龄期儿童身体生长速度放缓，同样，不同体成分的生长与变化也相对放慢。在学龄期，体脂率性别的差异开始体现，一般在青春期性发育前后女童的体脂率明显超过男童。大部分儿童在6～8岁学龄中期的生长突增期会出现身高、体重、肩宽增长速度的小幅增加；BMI值在儿童5～6岁达到最低点，随后不断增加，延续至成年期。

青春期。青春期发动后，体成分有明显改变，首先，青春期性激素会对脂肪、肌肉、骨骼和器官发育产生影响，从而带来体成分的变化。其次，青春期因第二次生长突增带来了体重的迅速增加，从而影响体成分结构。心脏、脑等重要器官在该时期快速增大。脂肪组织与去脂体重绝对含量、相对含量也发生显著变化。虽然体成分性别的差异在婴儿期和童年期已出现，但在青春期性别的差异更为明显。从童年期至青春期，女生的脂肪含量、去脂体重，以及与青春期密切相关的体脂率快速增加。乳腺组织的生长是全身体脂与体脂率增加的重要组分，同时青春期女生也逐渐发育出成年女性特有的体脂分布模式——臀部和大腿的脂肪积聚增加。很多男生在青春期启动前就发生体脂突增，进入青春期生长突增期去脂体重明显增加、四肢脂肪积聚较少（比如肱三头肌皮褶厚度降低）、躯干部脂肪积聚增加（比如肩胛下角皮褶厚度增加）。

8～19岁不同性别儿童青少年体脂百分比随年龄变化的曲线（图1-4-2）表明，女性体脂百分比持续高于男性；进入青春期后，男性体脂百分比在青春早期会出现下降（约11岁）；女性下降则不甚明显，与体脂含量不同的是，其体脂百分比仅略有升高。

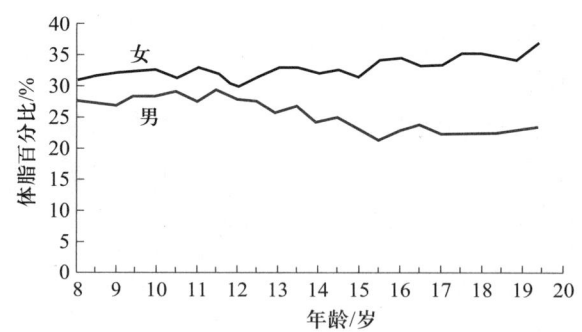

图1-4-2   不同性别儿童体脂百分比随年龄变化的曲线

三、教育建议

为促进骨骼健康发育、改善体脂含量和分布，教师在教学过程中应该注意以下方面：

第一，世界卫生组织建议儿童每天需要积累至少1个小时的中等到高等强度的运动,最好每次运动持续时间不短于 10 分钟;为保证肌肉和骨骼健康,每周至少保证 3 天有加强肌肉力量的运动(拔河、仰卧撑、爬坡等)和加强骨骼健康的运动(跳房子、跳绳、跑步、体操、篮球等)。

第二,选择适宜运动强度的活动。运动强度简易区分法:运动时可连续说话但是唱不出歌来的运动属于中等强度运动,比如快走、平坦路面骑车、网球(双打)、交际舞等;而运动时喘气喘得不能连续说完一整句话,需要停一下说几个词才能说完的运动属于高等强度运动,比如竞走、慢跑、游泳、网球(单打)、有氧舞蹈、山间骑车、跳绳等。

第三,不将体育锻炼作为惩罚措施。比如,学生表现不好时要求其跑圈或做仰卧起坐等。如果将体育锻炼作为惩罚措施可能会引起学生对运动的反感。

第五节　脑发育

脑是人体结构和功能中最复杂、最精细的器官。人体各种器官和系统能成为统一的整体进行各种生命活动,主要是依靠以脑为核心的神经系统完成的。端脑、小脑、脑干和间脑都有特定的功能,以确保日常活动、学习和创造。脑发育过程有一定的时间顺序,不同年龄的儿童脑发育特征不同。脑发育影响着儿童神经、心理和行为特征,了解大脑的构成、功能和发育特点,对促进儿童身心健康发展具有重要作用。

一、脑的构成与功能

脑位于颅内,由端脑、小脑、脑干和间脑构成。

(一)端脑

端脑指左、右大脑半球,是中枢神经系统的最高级部分。两个半球之间有一纵向裂隙,称大脑纵裂,两者由神经纤维连接。大脑半球表面有许多凹陷和隆起,其中凹陷的部分称大脑沟,隆起的部分称大脑回。大脑半球表面为灰质,也叫大脑皮质,厚度 2～3 mm,神经元细胞聚集于此。大脑半球表面有许多沟纹、回,大大增加了大脑总表面积,成年人大脑皮质的表面积展开约为 2 200 cm²。大脑皮质内是髓质(白质),它由神经纤维组成,其中一些神经纤维连接左、右半脑,另一些连接大脑皮质与间脑、脑干、小脑、脊髓。大脑皮质通过这些神经纤维调节人体器官和组织的活动。

(二)小脑

小脑位于颅后窝内,延髓和脑桥的背侧、小脑两侧膨大部分称小脑半球。小脑通过一些神经纤维束跟脑干相连,并进一步与大脑、脊髓联系。小脑是调节躯体运动的重要中枢,主要功能是维持身体平衡,协调肌肉活动。

（三）脑干

脑干由中脑、脑桥和延髓组成,上连间脑,下连脊髓,后连小脑。脑干的功能包括:(1)传导功能。连接间脑、小脑和脊髓的纤维束都经过脑干,神经冲动通过这一途径传递。(2)反射功能。脑干参与身体运动的调节,主要是调节肌肉张力和姿势反射。脑干还参与内脏活动的调节,脑桥和延髓是调节心血管活动、呼吸、吞咽等生理活动的反射中心。(3)维持大脑觉醒状态。脑干的网状结构有利于其将身体内、外刺激产生的冲动不断地传递到大脑皮质,使大脑维持觉醒状态,人类学习等有意识活动借助这一功能实现。

（四）间脑

间脑位于两个大脑半球之间,脑干的上方,大部分被端脑覆盖,主要由丘脑和下丘脑组成。丘脑是皮层下的感觉中枢,下丘脑是内脏调节中心,它通过将内脏活动与其他活动联系起来实现体温调节、营养摄取与平衡、情绪反应等重要生理过程。下丘脑还能控制脑垂体的内分泌活动。

二、脑发育特征

不同年龄的儿童脑发育特征不同,本节将脑发育特征分为生命早期、学前期、学龄期、青春期等不同阶段进行介绍。

（一）生命早期

在生命早期,脑以惊人的速度生长。胎儿期最后三个月和生命的前两年被称为"大脑发育加速期",脑在这段时间增加的重量可达到成人脑重量的一半以上。但脑的各部分生长速度并不相同,出生时,控制着觉醒、新生儿反射和生活必备功能(消化、呼吸和排泄等)的低级中枢(皮质下中枢)已发育得相对较好。

（二）学前期

学前儿童的脑仍然快速发育,脑细胞快速分裂和增殖,大脑重量不断增加。3岁以后儿童的脑发育主要表现为脑细胞体积增大、突触连接增多和神经纤维髓鞘化。6岁儿童大脑皮质的各区域发展已接近成人的水平,左、右大脑半球所有神经通路几乎完整,髓鞘化使反射能力增强,儿童对外界刺激的反应也更为敏感、准确,且已经能够形成稳定的条件反射。因此,这一时期是儿童智力发展的重要阶段。需要注意的是,由于神经纤维的髓鞘化尚未完成,学前儿童神经活动以兴奋过程为主,但兴奋持续时间短,容易泛化,主要表现为易激动、自制力差,注意力不集中且难以持久,容易被新刺激转移。

认识儿童

由于婴儿出生时，脑细胞的数量就已经确定，而且以后不会增加，所以人脑的发育主要包括三个方面：脑细胞体积的增长，突触数量的增加和功能的加强。这三个方面的发育可以通过脑重量直观地表示（表1-5-1）：新生儿出生时脑的重量约为350 g，是成年人的25%。此时大脑皮质大脑回较少，大脑沟也较浅；2岁时达到成人的75%；6岁时达到成人的90%以上；12岁的脑重量在1 400 g左右，与成人的脑重量（约1 450 g）已非常接近。

表1-5-1　不同年龄脑重量占成人脑重量的比例

年龄	新生儿	2岁	6岁	12岁
占成人脑重量的比例	25%	75%	90%	97%

（三）学龄期

7～8岁的儿童，脑神经细胞的分化基本完成，体积基本不再增长，神经突触变得更加密集。研究表明，学龄期脑细胞的突触密度远高于成人，青春期后突触开始减少，突触减少促进神经通路的进一步发展，大脑皮质的控制力和分析综合能力得以加强，能够针对语言形成有效的条件反射。学龄期是大脑广泛储存信息、发展智力的重要阶段。9～12岁儿童的脑重量已不会有太大的变化，但是大脑皮质的内部结构和功能进一步复杂化，联络神经元和大脑皮质细胞的结构和功能都在快速发展，该阶段儿童联想、推理、概括、归纳等思维活动逐渐增多。

（四）青春期

在青春期前，儿童的额叶等部位未发育完全，其主观的认知控制功能较成人有所差距；但该阶段儿童的大脑皮质下中枢功能活跃，大脑皮质下中枢与青春期少年的冲动、奖赏反应等息息相关。两者作用相反，发育失衡则可能导致青少年出现危险行为。

进入青春期后，儿童大脑灰质容积减少，白质容积增大，特定区域大脑皮质，如额叶、顶叶和颞叶等部位灰质含量逐渐下降。另外，青春期大脑发育体现出一定的性别差异：女童灰质厚度达峰值的年龄较男童早1年，这可能与女童较男童更早进入青春期有关；海马体的体积增大只见于女童，杏仁核体积增大只见于男童。这种差异可能导致不同个体的不同发育轨迹、不同的心理、行为问题。脑神经解剖学发现青春期发生的变化还包括神经元细胞连接的进一步复杂化，这与青少年认知和情绪控制能力的提高密切相关。

青春期（尤其早期）大脑多巴胺系统逐渐发育成熟，青少年的社会信息处理能力开始加强,表现为更愿意寻求刺激和对奖赏的敏感性增加。这种成熟性转变从青春早期开始出现并快速发展,于青春期中期达到发育高峰。青春期会分泌性激素,影响脑垂体功能,容易出现身体过度疲劳、情绪过分强烈,从而引起神经功能紊乱(易兴奋、易失眠、易疲劳等)和内分泌异常(如甲状腺功能亢进症)。

部分青少年在青春期罹患严重心理障碍的风险增加。青春期前有高度情绪化倾向的个体,在青春早期或生长突增高峰阶段,罹患心理障碍的风险显著增加,原因就是这些儿童的脑发育与青春期发动产生交互作用。大脑皮质成熟的时间顺序与心理行为发育不一致,即个体较早进入青春期,但社会认知及应对能力的准备还不充分,易造成身心发育的不匹配状况。青春期发动提前者有较高的抑郁发生率,这可能与其纹状体反应性较低、内侧前额叶皮质反应性较高有关。研究表明,大脑奖赏环路与抑郁症状有一定关联,如纹状体的反应性与抑郁症状呈负相关,而内侧前额叶皮质反应性与抑郁症状呈正相关。

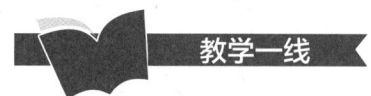

教学一线

从大脑发育的特点可以看出,青春期是危险行为和心理问题发生的关键期。教师应特别关注青春期学生的心理健康状况,尤其要特别关注青春期启动提前学生的心理健康,预防其抑郁等心理疾病的出现。

三、神经科学的新进展

在 20 世纪 90 年代之前,神经科学领域的观点是生命最初 3 年是脑发育的关键期。这一观点使得早期脑发育研究多强调生命早期经验的重要性、基因－环境的重要性、早期亲子关系的关键作用。

随着脑成像技术的使用以及研究工作的深入,越来越多的神经科学家意识到脑的建构、适应和变化持续整个生命周期,如图 1-5-1 所示,颜色变深,说明该部分脑区发育逐渐成熟。脑成熟遵循“由后向前”的模式,先发展接收各种感觉信息(视觉、听觉、触觉)的后脑区,然后发展与空间定向和语言发育相关的脑区,最后发展具有更高级功能、可整合多部位感觉信息的“联合区”,如前额叶皮质、顶叶内侧、颞上回,是最晚成熟的脑区。这些脑区参与高级认知功能,如注意力集中、理解他人、冲动控制、计划、目标设定等。目前多数神经科学家认为这些联合区在成年期(25 岁以后)逐渐成熟。

除了在大脑快速发育的生命早期,青春期是第二个重要时期。脑发育受儿童生活方式、成功与失败的经验、创伤与应激环境等多重因素的塑造。有研究者提出良好的生活习惯,包括健康进食行为、适度锻炼、规律作息、积极乐观、应对压力、自主

健康个体
5～20 岁期间
的脑发育

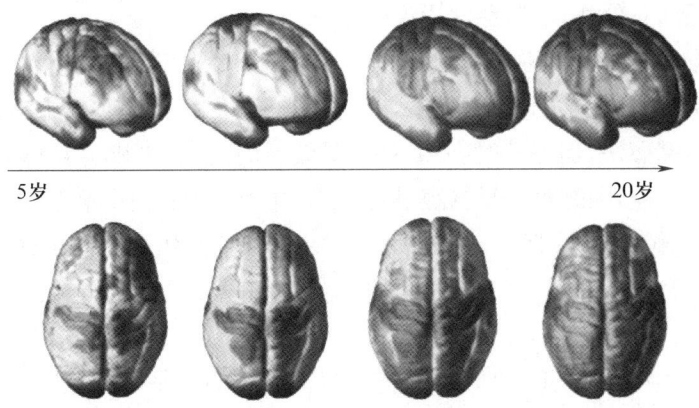

图 1-5-1 健康个体 5 岁至 20 岁期间的脑发育

决策、良好社会交往、学习新事物和勤于练习等,是塑造最优大脑的"认知疫苗",在大脑经历过健康危害环境后可提升大脑复原力。

目前认为,体力活动和运动可通过促进青春期自控力相关脑环路结构与功能发育,从而产生促进脑可塑性的弹性效应。情绪与行为自控相关的关键脑区在出生时尚未完全发育,在童年期与青春期持续成熟。基于磁共振扫描成像技术开展的体力活动与运动的研究发现,体力活动与运动可促进前额叶脑区结构与功能发育,同时也可提升不同脑区之间的联结,从而更好地发挥调控作用,主要表现为心理弹性的提升、行为与情绪控制力的增强,由此降低心理健康问题风险。

四、教育建议

儿童期是脑发育极为迅速的时期,具有极高的可塑性,同时也具有脆弱性。改善营养、环境等因素,对儿童脑发育有重要影响。根据儿童脑发育特点开展教学,有助于提升教学质量,促进儿童身心健康发展。

(1)保障膳食优质、合理,空气清新。儿童脑组织代谢活跃,耗氧量比较大,对缺氧的耐受性差,因此,儿童对各种营养素、能量和氧气的需求量相对高于成年人。因此,为儿童提供优质、合理的膳食和空气清新的环境,是儿童脑发育的保障,也是帮助其提升学习效率的途径。教师要注意教室的开窗通风,使室内空气新鲜,特别是在冬季,要避免教室缺氧。

(2)教学内容生动有趣。学龄早期儿童大脑皮质的抑制过程不够完善,兴奋占优势且易于扩散,对事物的注意时间较短。在教学中,教师应注意选择生动有趣的教学内容和方法,做到动静交替,持续时间不宜过长。

(3)科学用脑,劳逸结合。儿童神经细胞的能量储备较少,容易因过度兴奋而疲劳,但其新陈代谢旺盛,容易快速缓解疲劳。教师在教学中及时组织休息,有利于防止学生过度疲劳。教师还应该引导学生科学用脑,提高学习效率。例如,教师应鼓励学生在课间充分休息，避免利用课间学习。

（4）兴趣引导，注意巩固。儿童的神经系统正处于发育阶段，大脑的兴奋和抑制过程不平衡，一开始学习活动时的兴奋程度很高，但维持的时间不够长。同时，儿童对所学内容掌握快，但保持时间短，往往需要及时复习，否则容易忘记。教师应激发学生的学习兴趣，同时对教学内容进行巩固，才能取得良好的教学效果。

（5）因材施教，差异指导。研究表明，脑发育速度和智力在个体之间有差异。教师有必要因材施教，根据学生的不同学习能力提供差异化的指导，如分层作业、进阶课程等。

（6）特别关注青春期心理。脑发育与身体发育的不平衡性，是儿童心理问题出现的诱因。青春期脑发育、激素水平的变化可能导致儿童心理问题尤为突出。教学中，教师需要特别关注处于青春期学生的心理健康问题。

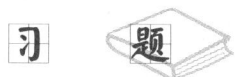

习　　题

一、填空题

1. 儿童生长发育指标体系中使用范围最广、应用性最强的三个指标是_____、_____和_____。

2. 婴幼儿粗大运动按抬头、翻身、坐、爬、站、走、跑、跳的顺序进行，遵循_____发展律。

3. 青春期之前，同年龄男女童身材高矮相差无几。进入青春期后，女童一般在_____岁、男童在_____岁时，身高增长出现第二个高峰，其增长速率约为学龄期儿童的____倍，持续2～3年。

4. 体能主要包括健康相关体能和_____两类。

5. 体成分模型中的两成分模型将机体分为_____和_____两个部分。

6. 体成分模型中四成分模型将机体的去脂体重细分为_____、_____和_____三个部分。

二、选择题

1. 青春期前儿童身体比例变化特点表现为（　　　）。

A. 下肢的生长速度快于躯干　　　　B. 下肢的生长速度慢于躯干

C. 上肢的生长速度快于躯干　　　　D. 上肢的生长速度慢于躯干

2. 宽臀、窄肩的"梨形"身材，体脂较多，主要分布于上肢和大腿处，手腕和脚踝较细，这种体型属于（　　　）。

A. 外胚层体型　　　　　　　B. 内胚层体型　　　　　C. 中胚层体型

3. 以下运动哪项不属于耐力运动？（　　　）

A. 50 m×8 往返跑　　　　　　　B. 台阶运动试验

C. 篮球　　　　　　　　　　　　D. 10 m×4 往返跑

4. 男童、女童体脂百分比的年龄变化特点下列哪项是正确的？（　　　）

A. 男童体脂百分比在青春期生长突增之前上升，突增后下降，青春晚期上升

B. 男童体脂百分比在青春期生长突增之前保持稳定，突增后持续下降

C. 女童体脂百分比在青春期生长突增之前上升，突增后下降，青春晚期上升

D. 女童体脂百分比在青春期生长突增之前保持稳定，突增后持续下降

5. 7～8 岁学龄早期儿童脑发育主要表现为（　　　）。

A. 脑重量迅速增加　　　　　　　B. 脑神经细胞加速分化

C. 神经突触变得更加密集　　　　D. 神经纤维髓鞘化完成

三、简答题

1. 儿童生长和发育的区别与联系是什么？

2. 试结合生长发育的过程说明为何成年男性的平均身高高于女性。

3. 运动相关体能包括哪些指标？

4. 从脑发育角度阐述青春期罹患严重心理障碍可能性更大的原因。

四、案例分析题

某研究报告了 43 名未足月低体重儿，其出生体重大多仅 1.5 kg 左右，发现多数患儿在 6～7 岁时身高、体重均能达到或接近正常儿童，但头围的表现不同。其中两名在出生后 3～4 月内头围与正常儿童差距逐步缩小，12 个月时头围正常；另有 21 名的头围 6 岁时均值仍低于标准均值的 2 个标准差以下，智商也显著较低。

试分析：以上案例可用哪些生长规律进行解释？为何身高体重与头围的表现不同？说明研究该现象的意义。

第一章
习题答案

第二章

特殊的成长阶段：青春期

青春期是个体从童年向成年的生长发育过程中极其重要的阶段，其年龄区间一般为 10～19 岁。青春期个体会出现生长突增、内分泌水平变化，同时可能产生性心理的变化等明显的特征。小学生多处在青春期发育早期，具有生理、心理、认知等多重敏感性。

- 内容结构图

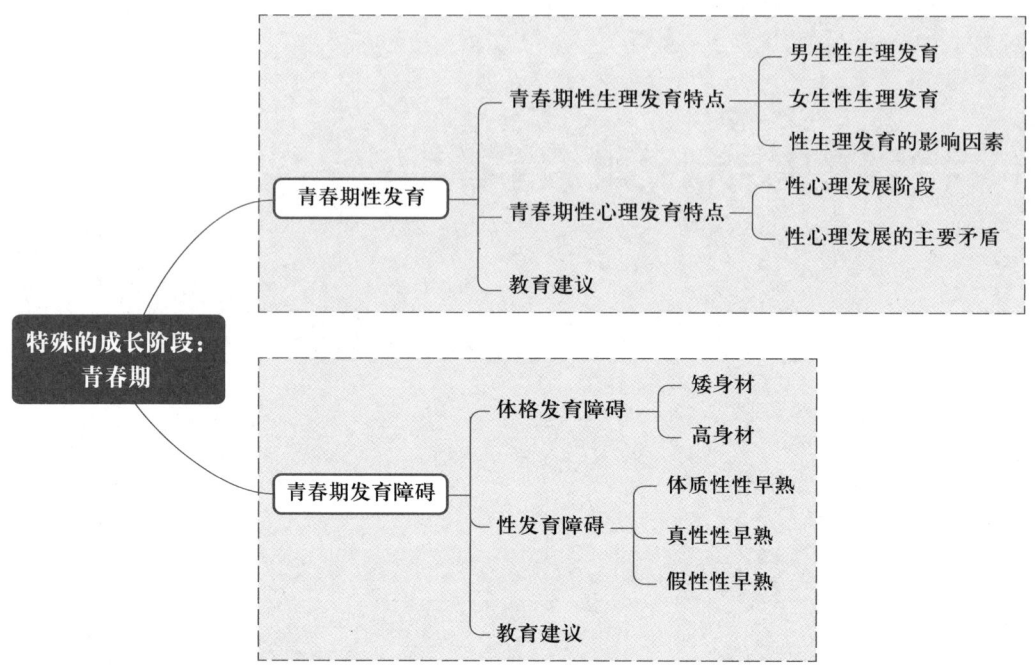

- 关键术语

    青春期、性生理、性心理、矮身材、高身材、性早熟

- 学习目标

    1. 了解青春期生殖器官、第二性征的发育特点，了解青春期性生理发育的影响因素。

    2. 理解青春期性心理发展的阶段与主要矛盾。

    3. 了解矮身材和高身材的特点及应对策略。

    4. 了解不同类型性早熟的特点及应对策略。

第一节　青春期性发育

教师引导学生顺利度过青春期,及时发现生长发育过程中的障碍,了解学生生殖健康问题和需求,不仅有助于学生生理、心理、社会适应能力和道德水平的发展,还能充分利用青春期这个关键的时间窗口,给青少年第二次机会修复他们生命早期的生长发育问题,塑造正确的生命观、健康观和价值观。

青春期是儿童生长发育到成年的过渡时期,一般为10～19岁左右,是以性成熟为主的一系列生理、心理及内分泌的突变阶段。

一、青春期性生理发育特点

性生理发育是青春期发育最重要的特征之一。在青春发育过程中,儿童体内与生长发育、性生理发育有关的激素分泌明显增加,生殖系统发育迅速加快并逐步成熟,男女外生殖器和第二性征发育,使男女两性的外部形态特征差别逐渐明显。

微课:青春期
性生理发育

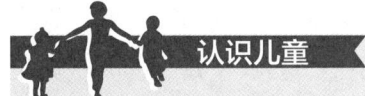

　　青春期发育最为显著的特点就是性生理的发育。在我国,2019年汉族城市男生首次遗精平均年龄为13.89岁,汉族乡村男生首次遗精平均年龄为13.81岁,分别比1995年提前了0.54岁、0.96岁;2019年汉族城市女生月经初潮平均年龄为12.10岁,汉族乡村女生月经初潮平均年龄为12.00岁,分别比1995年提前了0.72、1.26岁。[①]在小学六年级,有一半的女生已经发生月经初潮,并出现明显的青春期发育征象。

(一)男生性生理发育

男生生殖器官分为内、外两部分,内生殖器包括睾丸、附睾、输精管、前列腺、精囊等,外生殖器包括阴囊和阴茎等(图2-1-1)。尽管存在个体差异,但各指征出现顺序相似。男生性生理发育开始后,首先睾丸开始增大,这是男生性生理发育的第一信号。睾丸开始增大的平均年龄是11.5岁(一般在9.5～13.5岁),稍晚于女生乳房发育的年龄,其单侧容积从青春期开始前的1～2 mL,发展为15岁时的13.5 mL;到了18～20岁,睾丸容积可达15～25 mL。睾丸发育一年后,阴茎开始增大,平均12.5岁开始突增,两三年内从青春期前的5 cm左右增至后期的13 cm左右。

① 中国学生体质与健康研究组.2019年中国学生体质与健康调研报告[M].北京:高等教育出版社,2022:159-160.

伴随着睾丸的发育,生殖系统的功能也开始逐渐成熟。首次遗精是男性生殖功能发育成熟的重要标志,一般发生于 12～18 岁。首次遗精多发生在夏季,初期精液的主要成分是前列腺液,成熟精子不多。首次遗精发生后,身高发育速度逐步减慢,而睾丸、附睾、阴茎等迅速发育,逐步接近成人水平。

第二性征的出现也是青春期发育的重要标志,男生的第二性征主要包括毛发的改变(阴毛、腋毛、胡须等)、变声、喉结增大等特征。阴毛一般在 11～12 岁出现,腋毛一般在 12～14 岁出现,胡须在此之后出现,面部男性化程度也逐渐增加。随着雄激素水平不断升高,男生会出现喉结增大和声带变化,一般 13 岁左右出现变声。值得注意的是,约半数男生会有乳房一过性发育,单侧或双侧乳晕下方出现小硬块,乳房轻度隆起,有触痛感,半年左右这些现象会自行消退。

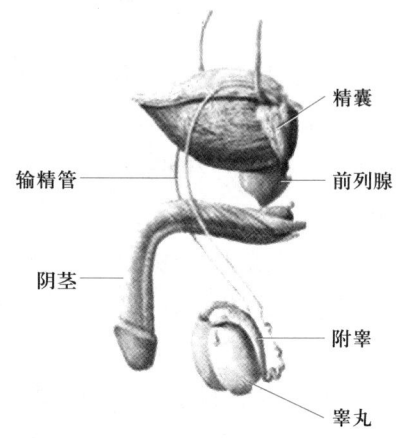

图 2-1-1　男生部分内、外生殖器官示意图

（二）女生性生理发育

女生生殖器官分为内、外两部分,内生殖器包括阴道、宫颈、子宫、输卵管、卵巢等(图 2-1-2),外生殖器包括阴阜、大小阴唇、阴蒂、阴道前庭和会阴等。进入青春期后,在促卵泡生成素、促黄体生成素等性激素的作用下,女生的生殖器官迅速发育。卵巢在 8～10 岁迅速发育,重量从 6～10 岁的 1.9 g 左右增加到 11～15 岁时的 4.0 g 左右。月经初潮时,卵巢重量约为成人时的 30%。子宫的重量、长度也在青春期有明显的增长。同时,女生的外生殖器也出现明显变化:阴阜因脂肪堆积而隆起;大阴唇变厚,小阴唇变大,有色素沉着。另外,阴道出现分泌物,分泌物由碱性变为酸性。

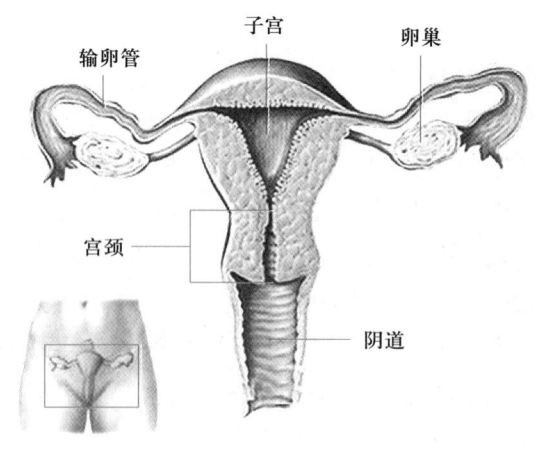

图 2-1-2　女性内生殖器示意图

伴随着卵巢的发育,女生生殖系统的功能也逐渐开始成熟。月经初潮是女生生殖功能发育最重要的指标,被称为青春期发育的"里程碑"事件。从月经初潮开始,子宫内膜受性激素影响而发生周期性坏死脱落及出血,即为月经。月经初潮年龄的早晚受到遗传因素、经济水平、营养状况等的影响。

女生的第二性征主要包括乳房、阴毛、腋毛的发育。乳房发育是女生性生理发育第一信号,平均开始于 9 岁,历时约 4 年。乳房开始发育后 6 个月至 1 年,女生出现阴毛,其后 6 个月至 1 年出现腋毛。身高生长突增与乳房发育几乎同时或稍早开始,身高突增高峰通常在乳房发育后 1 年左右。

(三)性生理发育的影响因素

就个体而言,青春期性生理发育开始的年龄不同,发育速度、发育水平及成熟年龄等也存在显著的个体差异。性生理发育主要受遗传因素、环境因素、家庭因素等的影响。

青春期性生理发育受到一系列复杂的神经内分泌产物的影响,下丘脑－垂体－性腺轴在控制青春期启动和发展中起着重要作用。女性月经初潮年龄与其亲属的月经初潮年龄存在关联。全基因组关联研究也发现了 400 多个和月经初潮有关的单核苷酸变异,因此有学者推测可能存在"青春期基因"。"青春期基因"通过影响性激素水平,决定一系列青春期发育事件的进程,这是青春期发育存在的遗传学基础。

儿童对环境中内分泌干扰物的敏感性远高于成人。洗涤剂、农药及塑料等制造业向环境排放、分解产生的化合物,具有生物活性强、半衰期长的特点,广泛分布于被污染的大气、食物和水中,在结构和功能上与内源性雌激素相似,可直接或间接作用于下丘脑－垂体－性腺轴,进而对青春期发育产生一定影响。

家庭因素也是影响青春期性生理发育的因素之一。家庭经济水平、父母文化程度、家庭矛盾和父母教养方式等都会对儿童青春期发育进程产生影响,这可能与家庭和社会压力影响儿童体内激素水平有关。家庭还会对个体的健康行为产生影响,不同饮食模式中膳食纤维、植物雌激素、膳食异黄酮等的摄入水平都会对青春期启动时间产生一定的影响。此外,肥胖、吸烟饮酒、浏览色情信息等不良健康状态和行为都可能导致儿童青春期启动的提前。

教学一线

小学中高年级性教育课程内容的参考:(1)生命的诞生与性生理知识,包括认识两性生殖器官、了解青春期发育过程和常见困惑等。(2)性心理相关知识,包括性别角色和性意识的发展、青春期常见性心理表现与调适等。(3)良好的生活习惯与性病防治,包括知道如何保证自己的性卫生,了解性传播疾病的危害及预防等。

（4）自我保护意识的培养，包括防范性骚扰、受到性侵犯时怎么办、性犯罪的预防等。（5）爱的权利与责任，包括学生健全人格的培养，对恋爱、婚姻的正确理解等。

教师应了解学生青春期发育的生理变化，对适龄学生开展生理卫生教育，传授有关青春期的知识，引导学生正确认识生长发育的过程，正视、尊重、悦纳自己或他人性器官的发育。同时引导学生正确认识月经初潮或首次遗精，培养学生良好的性卫生习惯和性安全意识，排解学生成长的困惑和烦恼。

二、青春期性心理发育特点

青春期是个体内分泌系统剧烈变化的时期，在这一时期，青少年除了经历体格的迅速增长和生殖系统的逐渐发育和成熟之外，心理尤其是性心理也发生着急剧变化，性意识的萌发与觉醒是青少年心理发展的重要特征之一。

（一）性心理发展阶段

1. 异性疏远期

这一时期在 10～12 岁，儿童处于小学高年级和初中低年级时期，一般持续一年左右。

认识儿童

放学的铃声响了，几个女生有说有笑，对走过身边的男同学不理不睬，对偶尔碰撞她们的"毛小子"，真心实意地扔过一句"真讨厌"；男生们则热衷于体育活动，三个男生跟一个手抱足球的同伴勾肩搭背，很是亲热，也不和同路女生搭话，更不用说一起玩耍了。在这一时期，男女生之间开始拉开距离，他们表现出对异性的回避、冷淡和疏远，甚至是反感。这是因为青少年在性生理发育早期体态发生剧烈变化，如女生乳房开始发育，男生长出喉结和胡须等，他们出于害羞、恐惧或自卑等，会有意识地回避异性，产生对异性疏远和排斥的现象。例如男生爱挖苦女生，女生爱挑男生毛病，出现"课桌三八线"（图 2-1-3）等。

2. 异性爱慕期

如图 2-1-4 所示，伴随着青春期性心理的逐步发展，青少年开始渴望了解异性、接触异性。他们希望和异性交往，并会在各种场合想办法表现自己，吸引异性对自己的注意，博得异性的好感。例如男生用出风头、冒险行为等获得女生的关注；女生则注重打扮，向男生展现完美的形象。异性爱慕期是每个人一生中性心理活动最活跃、最难以忘怀的阶段，但这种感情的外在表现常常比较含蓄。

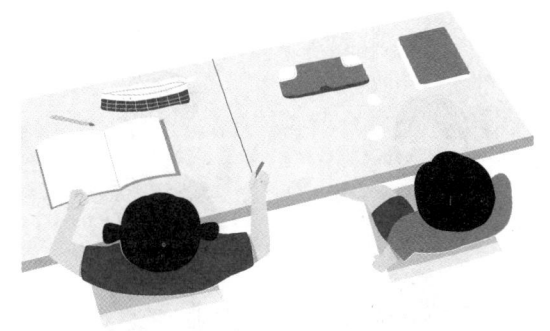

图 2-1-3　青春期性心理发展阶段示意图——异性疏远期

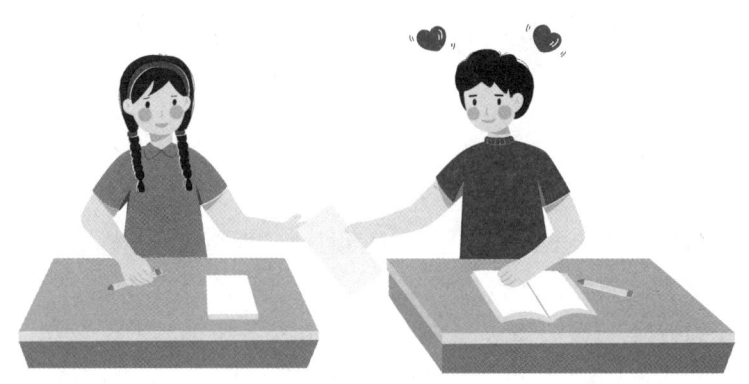

图 2-1-4　青春期性心理发展阶段示意图——异性爱慕期

3. 两性初恋期

如图 2-1-5 所示,随着青少年性意识发展逐渐成熟,对异性的爱慕也逐渐趋于稳定。在这个阶段,理想的异性形象在青少年的心中形成,他们开始按照自己的标准寻觅"意中人"。此时男女生不喜欢集体活动,有鲜明的"离群"色彩。然而,在两性初恋期,男女生情感都不稳定,并且有明确的占有心理,常因小事争吵,不喜欢自己的"意中人"与其他异性朋友接触,且不掩饰自己的嫉妒心理。

（二）性心理发展的主要矛盾

青春期性意识的急剧发展有力地激荡和改变着青少年心理的内容和结构,而社会环境和生活条件又制约和影响着他们的心理水平和行为方式。青春期生理发育与社会心理发展不同步,青少年心理发展过程中常出现各种矛盾现象。

1. 性生理迅速成熟与性心理相对幼稚的矛盾

青少年性器官和性机能迅速发育成熟,必然带来性心理的发展变化,但由于心理发育过程的漫长和个性发展的限制,尤其是在教育、引导不够的情况下,常常表现出明显的幼稚性。例如,性生理的发育客观上要求异性间相互交往,但青少年却往往表

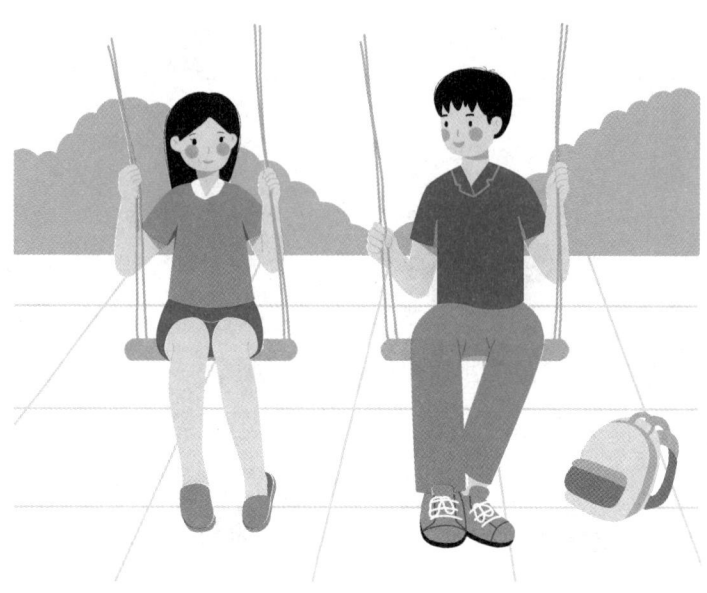

图 2-1-5　青春期性心理发展阶段示意图——两性初恋期

现出异性间的故意疏远和排斥，这正是青春期性生理发育成熟与性心理相对幼稚这一矛盾的特征性表现。尽管许多青少年认为自己对"爱情"是认真和严肃的，但他们对于什么是真正的爱情，以及爱情包含的社会责任和义务却知之甚少，甚至一无所知。因此，针对青春期早期的冲动式异性交往和盲目式恋爱，成人应当加以正确引导。

2. 自我意识迅猛增长与社会成熟相对迟缓的矛盾

青春期是自我意识迅猛增长的一个时期，青少年的成人感和独立性越来越强烈，他们感到自己是"大人"，并希望别人把自己当作成人来看待，不愿再受到特殊照顾；他们渴望自主，希望能够独立解决自己的问题，期待自己提出的观点和建议能够得到承认和尊重，并试图在平等的基础上重新建立与父母和其他成人的关系。然而，与这种自我意识迅猛增长的情况形成对比，青少年的社会成熟度的发展相对迟缓。青少年对社会的认识比较肤浅，尤其缺乏对复杂社会生活的直接体验，社会实践的锻炼才刚刚起步，人生观、世界观尚在初步形成中。他们不想依赖成人，但自己又不具备独立自主的经济基础和物质条件；他们想切中时弊，提出对社会变革有重大价值的见解，但自己的思维发展和认识水平还有限；他们敢想敢干，试图一往无前，但行为上摆脱不了冲动、偏激、摇摆和脆弱的局限。

3. 内心情感的激荡与外部表露趋向内隐的矛盾

青少年由于认识能力的发展和控制能力的增强，其内心情感常被压抑。他们内心激动、高兴或苦恼，但表面上却显得十分平静；他们有话想找人倾诉，但碰到教师和长辈却又迟迟不肯开口，表现出"闭锁性"的特点。这种情感激荡与表露内隐的矛盾，如果成年人不能理解并通过适当的方式加以引导，有可能会误解青少年，产生情感上的隔阂,进而影响青少年的心理发展和社会适应。

三、教育建议

在社会环境、营养、环境内分泌干扰物等多重作用影响下,我国学生青春期启动逐渐提前,小学高年级学生中进入青春期早中期的儿童比例也逐渐增加,尤其小学女生约有一半会出现青春期性生理的发育表现,此时,关注学生青春期发育,帮助家长和学生了解青春期发育和性发育相关知识,增强家长和学生对青春期发育的认同感,有助于帮助学生形成健全人格,树立健康正确的生殖健康价值观,同时有利于性传播疾病的预防,减少性犯罪的潜在可能。

青少年的性心理发展通常滞后于性生理发育,教师应重视课堂教学与非课堂教学的结合,通过适宜的教学方式(启发式、参与式、示范式、游戏式等),培养学生对性心理发展的正确态度和阳光健康的心态。在日常教学中,教师要引导学生发展以友谊而非恋爱为目标的异性交往,并以平等、关爱、理解的态度对待学生的早恋现象,鼓励他们多参加集体活动,将精力用于努力学习、互相帮助和进步。

青春期体态的变化必然导致青少年对自己身体、容貌、风度等各方面的关注,同时,伴随着青春期性心理的逐步发展,青少年希望吸引异性的注意,因此爱美之心日益增强。教师应该引导学生正确认识美,并就他们常见的一些困扰给出建议。例如对"青春痘""肥胖"等问题,给出有关生活方式的指导:首先,科学饮食,保证充足、全面和均衡的营养,同时培养健康的饮食行为,如坚持吃早餐、减少在外就餐、不偏食、不挑食、不暴饮暴食、合理选择零食等。对于受"青春痘"困扰的学生,成人还可建议他们限制食用辛辣甜腻食物,而对于那些对自己身材不满意的学生,则应该着重提醒他们不要为追求苗条身材而盲目节食。其次,积极参与体育锻炼,保证每天进行至少 1 小时的体育锻炼。加强体育锻炼有利于青少年身体素质的提高,有利于内分泌系统的调节,还可以促进他们身体形态的发展,促进肌肉与骨骼、循环系统和呼吸系统的发展,并有利于全面提高他们的心理素质。最后,青少年还应该保证充足的睡眠和适度的休息,并培养定时就寝、定时晨起的规律睡眠习惯。

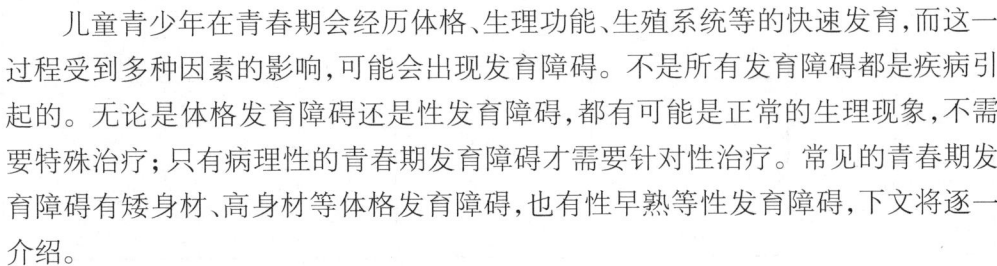

第二节　青春期发育障碍

儿童青少年在青春期会经历体格、生理功能、生殖系统等的快速发育,而这一过程受到多种因素的影响,可能会出现发育障碍。不是所有发育障碍都是疾病引起的。无论是体格发育障碍还是性发育障碍,都有可能是正常的生理现象,不需要特殊治疗;只有病理性的青春期发育障碍才需要针对性治疗。常见的青春期发育障碍有矮身材、高身材等体格发育障碍,也有性早熟等性发育障碍,下文将逐一介绍。

一、体格发育障碍

（一）矮身材

矮身材是一种常见的体格发育障碍，以身高水平低下、生长速度缓慢等为主要特征，包括生理性矮身材和病理性生长障碍两大类，二者的致病原因和临床表现不同，应对措施也不一样。

1. 矮身材的基本概念

矮身材（short stature）是儿童因受到内、外因素的影响而出现的一类生长发育异常和障碍，表现为现时身高水平低下、生长速度缓慢。矮身材的判定主要以我国各年龄男女健康儿童的身高范围为参考，如果儿童身高低于其所在年龄和性别组正常身高的第 3 百分位数（P_3），则该儿童属于"矮身材"。表 2-2-1 是根据 2019 年全国学生体质与健康调研数据得到的我国 6～22 岁男女学生矮身材判定的"界值点"。在判定矮身材时要注意：（1）儿童处于旺盛生长期，不同个体之间差异很大，不能简单地将低于界值点者一律定为病态，只有成年身高低于 158 cm（男）和 148 cm（女）才能最终确定为矮身材。（2）除了身高水平以外，还要考虑生长速度。青春期是人体身高增长的第二个高峰期，青春期身高突增速度缓慢与成年后矮身材密切相关。（3）造成矮身材的因素众多，可能是"正常的"生理变异，也可能是身体

表 2-2-1　中国 6～22 岁男女学生矮身材和高身材临界范围

年龄 / 岁	矮身材临界值 /cm		高身材临界值 /cm	
	男	女	男	女
6	112.0	111.0	132.0	130.3
7	116.5	115.0	138.0	136.5
8	121.5	120.0	143.7	143.0
9	126.0	125.0	150.3	150.7
10	130.5	130.4	156.4	158.0
11	135.4	137.0	165.7	164.0
12	140.0	142.0	173.2	166.8
13	146.4	146.8	177.8	169.6
14	154.3	149.0	181.5	170.4
15	158.7	149.4	183.4	171.5
16	161.0	150.0	184.5	172.1
17	161.0	150.0	185.0	172.0
18	161.0	149.5	184.7	171.1
19	161.8	150.0	185.5	172.4
20	161.4	150.1	185.0	172.0
21	161.0	150.0	185.0	172.3
22	161.3	149.5	185.0	171.5

疾病和异常引起的病理性生长障碍。因此,在判定矮身材时,除了测量身高外,还应综合考虑儿童的体重、坐高、上下肢长等指标,结合家族史、疾病史和临床表现,必要时寻求医学工作者的帮助,明确矮身材的种类和病因,以便及早采取干预措施,促进儿童生长,最终达到较满意的成人身高。

2. 矮身材的种类及特点

不同种类的矮身材病因和表现各异,诊断和应对措施也不一样。

（1）生理性矮身材

生理性矮身材主要包括家族性矮身材和体质性生长延迟。家族性矮身材指有矮身材家族史、身材矮小但生长速度正常的健康儿童,主要表现为:① 有矮身材家族史;② 自出生开始,身高就处在较低的百分位数水平;③ 生长速度正常,骨龄和年龄一致,外貌正常,身材匀称,青春期如期启动,进程正常。体质性生长延迟则是指儿童现时身材矮小,生长速度慢,青春期突增和性成熟晚,但最终身高却和正常儿童一致,主要表现为:① 有家族史;② 新生儿身长正常,6 个月至 2 岁增长速度减慢,但 3～4 岁后生长速度可恢复正常;③ 生长曲线和常模生长曲线平行,骨龄比实足年龄晚,但与身高年龄相符;④ 青春期前生长慢,但生长突增开始后,生长速度加快;突增幅度一般,但生长时间比其他儿童长,所以最终能达到预期的成年身高。

家族性矮身材和体质性生长延迟均属于正常生理现象,不需要药物治疗。但是,生理性矮身材的确诊有助于鉴别和诊断是否存在病理性生长障碍,可避免因漏诊而贻误治疗时机。值得注意的是,儿童容易因为个子矮、发育慢而产生较大的心理负担,成人应当做好健康宣传教育,解除其心理压力,例如:① 反复说明这是一种特殊但正常的生长类型;② 定期随访、复查身高,帮助儿童预测成年身高,给儿童和家长以安全感;③ 通过心理咨询和行为指导,消除其因担心生长异常而产生的情绪和行为问题等。

（2）病理性生长障碍

病理性生长障碍发病原因复杂,以内分泌系统疾病较常见。其中,由腺垂体生长激素分泌不足引发的垂体性侏儒症是矮身材的常见内分泌病因,包括原发性和继发性两种,各占约一半。原发性垂体性侏儒症属常染色体隐性遗传,多见于男童,主要表现为:① 出生时身长、体重正常;② 1 岁后生长速度减慢,随年龄增长与正常儿童差距越来越大,成年身高通常不足 130 cm,但身体各部比例匀称;③ 骨骼发育缓慢,骨龄严重落后;④ 约一半患儿除生长激素不足以外还伴有其他垂体促激素分泌不足,出现性发育不全、甲状腺功能减退、肾上腺功能偏低等症状。继发性垂体性侏儒症则是由垂体及周围组织病变引起腺垂体功能受损所致,常见的病变包括颅内肿瘤、脑炎、外伤等。与原发性垂体性侏儒症相比,继发性垂体性侏儒症患儿的发育障碍可开始于任何年龄,没有性别差异。无论是原发性还是继发性垂体性侏儒症,患儿智力发育大多正常。

呆小症，又称甲状腺功能低下症（即甲低），是另一种常见的病理性发育障碍，是由患儿体内甲状腺素合成不足或甲状腺素不能发挥正常效应而引发的生长障碍，表现为身材矮小和智力发育迟滞。呆小症有散发性和地方性两种，前者主要由母亲孕期接触有害物质或患病等因素导致，后者则主要发生于碘缺乏性甲状腺肿流行区，由母亲妊娠期碘缺乏导致。

病理性生长障碍的早期诊断十分重要，以便医生尽早开展有针对性的治疗。垂体性侏儒症患儿，确诊后应立即使用生长激素治疗，促进其生长，继发性患儿则还要积极治疗原发疾病。呆小症，尤其是地方性呆小症，损害多自胎儿开始，故关键在预防，如推广加碘食盐，孕妇多吃富含碘的食物，开展新生儿甲状腺素测定等。学校教师应当积极督促并协助家长开展病理性生长障碍的诊断和治疗。

（二）高身材

高身材是另一类常见的体格发育障碍，以身高显著高于同性别－年龄正常儿童的身高水平为主要表现。导致高身材的原因可能是生理性的，也可能是病理性的，因此临床表现和应对措施也不一样。

1. 高身材的基本概念

高身材是一类身高显著高于同性别－年龄正常值者的现象的总称。与矮身材的判定类似，高身材的判定同样是以各年龄男女健康儿童的身高范围为参考。以2019年全国学生体质与健康调研中我国6～22岁男女学生身高范围为参考，如果儿童身高超过相应性别年龄组正常身高的第97百分位数（P_{97}），则属于"高身材"（表2-2-1）。需要注意的是，改革开放以来，我国儿童青少年平均身高呈现出不断上升的长期趋势。全国学生体质与健康调研数据显示，1985～2019年，我国城市和乡村地区儿童青少年的平均身高均不断上升。因此，在判定高身材时，要避免选用老旧的参考标准。

2. 高身材的种类及特点

根据高身材的原因和特点，可以将其分为生理性高身材和病理性高身材。

（1）生理性高身材

生理性高身材包括家族性高身材、体质性高身材、体质性生长加速等。这类儿童出现高身材并未受到疾病影响，而是在良好环境的促进下，生长潜力得到充分发挥，各年龄身高显著高于同龄者。其中，家族性高身材和体质性高身材均以成年后高身材为标志，且具有相似的生长模式，主要表现为：① 自婴幼儿开始身长就比同龄儿高，尤其家族性高身材者明显；② 儿童期生长速度快而稳定，身体健康，认知、动作、语言等发育遵循正常规律；③ 骨龄和年龄接近；④ 青春期突增开始年龄有早有晚，但突增时身高基数高，突增幅度大，生长时间长；⑤ 性发育开始年龄及发育进程与常模一致。家族性高身材和体质性高身材的主要差别是前者有明显的家族聚集性，而后者则散发于人群中。

体质性生长加速是另一种生理性高身材，但判断标准不是成年身高，而是生长过程中各年龄段的身高,其主要表现为:① 儿童期、青春早期身高生长快,水平高;② 骨龄提前,但不超过 1～2 岁,身高水平和骨龄相符;③ 生长突增、性征发育出现早,完成也早;④ 身高突增幅度中等,或身高生长提前结束。因此,体质性生长加速的高身材只表现在发育早期,至青春期发育结束后,成年身高并不像预期的那样高,通常处于正常值的第 60～85 百分位数,低于家族性高身材或体质性高身材儿童的成年身高。

尽管生理性高身材是一种正常的现象,且高身材的儿童通常在许多生理功能指标(如肺活量、握力)和运动素质(如短跑、立定跳远)上有较大优势,但高大的身材并不必然伴随良好的体质健康状况。例如,国内外研究均发现,高身材儿童患近视、贫血等疾病的风险会升高。此外,和同龄儿童相比,高身材儿童在柔韧性、耐力跑、静止性肌耐力等运动素质上往往存在一定缺陷。因此,针对生理性高身材,仍需要采取一定措施,例如:① 全面加强体育锻炼。在发挥身高优势的同时,针对儿童弱点进行干预,如加强柔韧性训练、力量训练和耐力训练,全面提高身体素质。同时,学校应当加强保健工作力度,加强营养检查、防治贫血;② 加强高身材儿童心理辅导和青春期教育。体质性生长加速男孩在早期身材高、力气大、体育成绩好,常充当同龄儿童的"领袖";然而,其后容易因其他伙伴的身高逐步赶上,转而产生气馁、自卑等不良情绪。此外,此类女孩发育和性成熟早,但心理发育水平仍然较低,应当加强心理辅导和行为指导。③ 针对家长和社会开展宣传教育活动,促进大众对儿童生长发育的正确认识。纠正"身高越高越好""长得高比健康更重要"等社会上常见的错误观念,在此类错误观念的主导下,有些身高明明正常的儿童及其家长,仍四处求医问药,甚至通过吃"补药""增高剂"来促进身高。这些做法不但对长高无益,更会有害健康,应及时纠正。

(2)病理性高身材

病理性高身材是由疾病引起的,以成年后高身材为标志,其病因复杂,包括神经－内分泌调节障碍、遗传缺陷等。其中,因垂体生长激素分泌过多所致的垂体性巨人症是最常见的病理性高身材,男性多于女性,主要表现为:① 自幼生长加速,四肢手足长度增长明显;② 儿童期及青春期早期生长速度很快,身高很快超过同年龄组正常身高的第 97 百分位数;③ 生长在成年后仍然持续,可至 20～30 岁,但此时身高不再增长,主要表现为肢端肥大症(可出现头颅及面容宽大、颧骨高、手脚粗大、皮肤粗糙、毛发增多、色素沉着、鼻唇和舌肥大、声带肥厚和音调低粗等症状);④ 尽管体格发育很快,但性发育水平低。除了垂体性巨人症外,其他一些疾病也可引发病理性高身材,如脑性巨人症、遗传性疾病(如马方综合征)、甲状腺功能亢进等。

垂体性巨人症预后较差,通常会伴有糖尿病、高血压等疾病,患心血管疾病和内分泌腺瘤等肿瘤的风险也较高,患者的平均寿命较短。识别垂体性巨人症及具体病因,并尽早开展有针对性的治疗具有重要意义。儿童期不易发现垂体性巨人症,主要靠测定生长激素进行诊断。教师在观察到生长速度过快等符合垂体性巨人症特征的学生时,应当加强关注,必要时督促家长带孩子到医院开展相关检查和诊断。

二、性发育障碍

除了身高等体格发育障碍外,性发育方面也可能会出现障碍,其中以性早熟最为常见。性早熟是男女儿童的性器官、体格和第二性征过早发育的现象,包括体质性性早熟、真性性早熟、假性性早熟等,不同类型的性早熟发病原因和临床表现各有特点,应对措施也不一样。

(一)体质性性早熟

体质性性早熟,又称特发性性早熟,是由下丘脑对性激素的负反馈的敏感性下降,使促性腺激素过早分泌导致的。女孩 8~8.5 岁前出现乳房、阴毛、腋毛三项(第二性征)指标中的 1 项以上,或月经初潮发生在 10 岁前,男孩 9~9.5 岁前出现睾丸增大或阴毛生长,均可称为体质性性早熟。全国学生体质调研数据显示,1985~2019 年,女孩出现月经初潮、男孩出现首次遗精的平均年龄明显降低,提示我国儿童进入青春期性发育的年龄有提早的趋势,体质性性早熟发生率上升。

体质性性早熟以女性更为多见,其主要表现包括:① 伴随性发育,身高、体重增长和骨发育均会加速,但是心理发育并不提前。② 多数情况下性发育依循正常顺序,女孩按照"乳房—阴毛—女性体态—外生殖器—出现白带"的顺序发育,男孩则按照"睾丸增大—阴毛出现—阴茎增大"的顺序发育。不过,儿童的性发育存在较大的个体差异,有些性早熟女孩会先出现月经初潮。③ 个体通常在 2~8 岁生长显著快于同龄者,在 8~11 岁开始放慢,12 岁后进一步减慢,身高相对同龄儿越来越落后,因而成年身高较矮。

体质性性早熟不是由病理性原因引起的,因而不需特殊治疗,但应当做好健康教育工作,并配合心理咨询和保健指导,例如:① 向儿童及家长提供相关知识,让其确信这是一种正常现象,不需特殊处理,但应当说明成年后可能身材偏矮,避免儿童和家长对成年后的身高有太高的期望。② 体质性性早熟儿童在早期生长较快,因而比同龄儿童长得高大,但其心理、智力、行为发育水平并不同步加速,和正常儿童处于同样水平。因此,不要过早把他们当成人对待,期望值过高会增加他们的心理压力。③ 尽管体格早熟,但他们往往缺乏性知识,性态度也幼稚。因此,应当提前对这些儿童进行性教育,并注意加强对他们的保护。

(二)真性性早熟

真性性早熟,又称中枢性性早熟,是指儿童性发育年龄明显早于正常阈值(如女孩 8 岁前初潮或 6 岁前开始乳房发育,男孩 8 岁前出现第二性征)而导致的性器官、第二性征等一系列青春期性生理发育提前的现象。真性性早熟有原发性、继发性两大类,其中原发性性早熟是最常见的性早熟现象,男、女发病率之比约1:7,女孩明显多见。原发性性早熟的病因不明确,可能与促性腺激素等多种性激素过早分泌有关。原发性性早熟患儿的主要表现为:① 多数存在原发性脑功能异常,可通过脑电图检查发现;② 血清性激素水平明显高于同龄正常儿童,年龄越小越明显;③ 除第二性征外,卵巢或睾丸也开始发育。继发性性早熟相对少见,患儿的症状表现、病程经过和原发性者相似,但有明确的病因基础,如颅内肿瘤、颅内器质性病变等。

对于原发性性早熟患儿,如果症状和体质性性早熟相似,可以不用药物治疗,以加强性教育和身心保健为主要措施。同时,要注意排除继发性性早熟的可能,必要时可以寻求专业医生的帮助,医生结合病史询问、体检、实验室检查等展开鉴别。此外,如果原发性性早熟发病时间过早,家长通常会有药物治疗要求。对于继发性性早熟,治疗的关键是消除原发病变,而明确诊断和病因是开展针对性治疗的前提,教师要注意观察患儿平时是否有中枢神经系统受影响症状(如头痛、呕吐、视力变化等),并督促家长带其到专业医疗机构接受检查。

(三)假性性早熟

假性性早熟,又称外周性性早熟,是指患儿一部分第二性征发育提前,但性功能(如女性排卵、男性精子生成)未成熟的性早熟现象。和真性性早熟相比,假性性早熟具有一些特征,主要表现为:① 没有性腺的发育,不出现规律性月经或遗精;② 可能出现同性或异性的第二性征发育,即男性可能出现乳房发育等女性第二性征,而女性则出现胡须、变声等男性第二性征;③ 假性性早熟通常不是独立存在的,而是某些原发性疾病的表现,例如性腺肿瘤、肾上腺肿瘤或增生等。假性性早熟的表现因原发病因的不同而有较大差异,往往需要结合多种检查确定。

需要注意的是,来自环境的雌激素污染或日常生活中无意使用含性激素的"补品"、化妆品等,都可导致假性性早熟。因此,针对假性性早熟,预防远比治疗重要,可以采取的措施包括:① 不进食用含雌激素饲料喂养的动物生产的肉、蛋、奶产品;② 开展宣传教育,减少使用或不使用雌激素含量超标的化妆品;③ 不滥用蜂王浆(含雄激素前体)等补品。

三、教育建议

矮身材和高身材是常见的体格发育障碍,但是并非所有的身材发育异常都是由疾病引起的,而有可能是正常的生理现象。然而,即便是生理性的身材发育障碍(尤其是矮身材),仍有可能对儿童造成心理压力,教师应该加强宣传教育和做好心理疏导工作,例如向儿童及家长强调生理性的矮身材或高身材是一种特殊但正常的生长类型,不需要药物治疗。此外,如果怀疑矮身材或高身材可能是由疾病导致的,教师应该督促和协助家长带孩子到医疗机构接受检查,及早明确诊断和开展治疗。

　　性早熟是青春期性发育障碍的常见现象,其中体质性性早熟和原发性性早熟通常不需要治疗,但是教师要注意做好健康教育工作,尤其是性知识教育。对于性早熟的学生,教师和家长应当注意观察除了性发育特征外,是否有一些其他的特殊疾病表现,必要时到医疗机构开展相关的检查和治疗。同时,教师要注意做好保密工作,避免学生受到不必要的干扰,例如邀请学生到校医室等私密性较好的地方谈话,而不要在教室或其他公共场合进行讨论,避免向无关人员透露学生信息等。

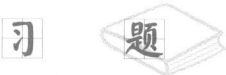

习　题

一、填空题

1. 青春期性心理发展阶段包括＿＿＿＿＿＿、＿＿＿＿＿＿、＿＿＿＿＿＿。

2. 侏儒症和呆小症患儿都会表现为身材矮小,但是＿＿＿＿患儿智力发育正常,而另一种患儿则伴有智力发育迟滞。

二、选择题

1. 青春期的年龄范围是(　　　)。

A. 8～18 岁　　　　　　　　　　B. 9～19 岁

C. 10～16 岁　　　　　　　　　　D. 10～19 岁

2. 在男孩青春期发育的各指征中,男生性生理发育的第一信号是(　　　)。

A. 身高突增　　　　　　　　　　B. 阴茎发育

C. 第二性征　　　　　　　　　　D. 睾丸开始增大

3. 在女孩青春期发育的各指征中,女生性生理发育的第一信号是(　　　)。

A. 身高突增　　　　　　　　　　B. 乳房发育

C. 阴毛发育　　　　　　　　　　D. 月经初潮

4. 下面有关身高发育的描述正确的是(　　　)。

A. 矮身材都不正常,需要药物治疗

B. 身材矮的儿童成年后都矮

C. 身高越高越好

D. 健康比长得高更重要

5. 下面所列几种高身材中,属于正常生理现象的是(　　　)。

A. 垂体性巨人症　　　　　　　　B. 体质性生长加速

C. 脑性巨人症　　　　　　　　　D. 马方综合征

6. 最常见的性早熟现象是（　　　）。

A. 体质性性早熟　　　　　　B. 原发性性早熟

C. 继发性性早熟　　　　　　D. 假性性早熟

三、简答题

1. 简述青春期性心理发展的阶段和主要矛盾。

2. 简述体质性性早熟的应对措施。

第二章
习题答案

第 二 篇
健康篇:儿童健康与疾病

第三章

什么是健康：儿童健康概述

健康是一切的基础，儿童健康是成年健康的基石。对小学教育工作者而言，正确理解儿童健康的含义，了解评价儿童健康的维度和指标体系对于客观评价儿童的健康状况，掌握促进健康的全生命周期保健策略、健康生活方式、三级预防体系等内容，对促进儿童健康，进行有针对性的干预与健康教育具有重要意义。

- 内容结构图

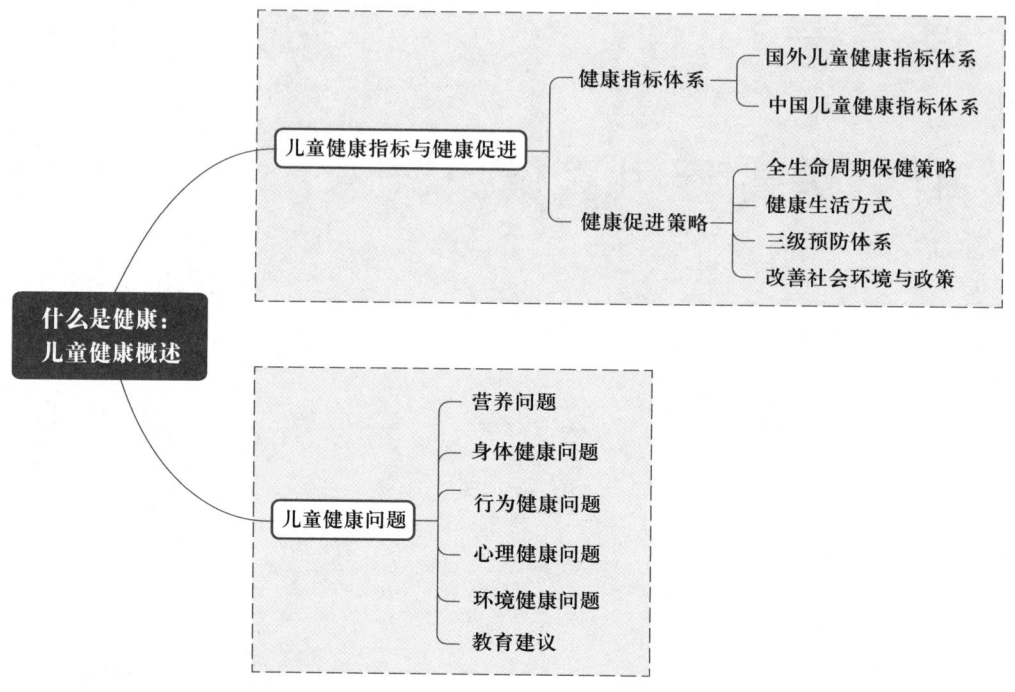

- 关键术语

健康指标体系、全生命周期保健策略、健康生活方式、三级预防体系

- 学习目标

1. 理解世界卫生组织关于"健康"的定义。

2. 在了解儿童主要健康问题的基础上，掌握中国儿童青少年健康指标体系的核心指标、潜在的核心指标。

3. 了解儿童健康促进策略的内容。

4. 能够将儿童健康促进策略运用于日常教学中。

第一节　儿童健康指标与健康促进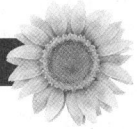

　　儿童的健康状况是全天下父母无时无刻不牵挂的问题。健康是一切的基础，而儿童健康则是基础之基础。以往人们简单地认为健康就是身体没有疾病或不虚弱，现在世界卫生组织将健康定义为："健康不仅是身体没有疾病或不虚弱，还包括生理、心理和社会适应处于完好状态。"因此，健康不仅是没有身体问题，而且要没有心理和社会适应问题。儿童处于身体、心理和社会适应的快速发育期，不仅容易出现身体发育不良，而且容易出现心理健康问题和社会适应不良等问题。

一、健康指标体系

　　要促进健康，就需要评价健康，不评价健康就不知道健康状况的变化。现阶段我国儿童健康形势严峻，对儿童进行健康评价成为迫切需求。健康是一个复杂的概念，仅依据少数几个指标显然不能全面地评价儿童的健康状况，我们需要建立一套衡量儿童健康的指标体系。

（一）国外儿童健康指标体系

　　考虑到儿童期是身体、心理和社会适应急剧变化的时期，与成年人相比，儿童面临的主要健康问题具有很大的特殊性，衡量成人健康的维度和指标体系并不适用于儿童。因此，过去几十年中，一些发达国家或地区相继建立了衡量本国或本地区儿童健康的指标体系（表 3-1-1）。从覆盖的年龄范围来看，除了澳大利亚

表 3-1-1　儿童健康指标体系

国家或地区	年龄范围	体系框架
日本	0～20 岁	人口指标、健康指标、安全指标、教育、劳动就业、不良行为、生活和意识指标
美国	0～17 岁	家庭和社会环境、经济环境、健康照料、物理环境与安全、行为、教育、健康状态
欧盟	0～18 岁	人口与社会经济、健康状况、健康决定因素、健康系统与政策
澳大利亚	12～24 岁	健康状况、健康决定因素、卫生系统表现、其他潜在指标
加拿大	0～18 岁	身体健康、精神和心理健康、社会关系、经济和物质福祉、认知发展

的健康指标体系关注的是 12～24 岁的儿童青少年及早期成年人群,其他关注的对象都在 0～20 岁范围内。2014 年,世界卫生组织发布的《全球 100 项核心健康指标参考列表》,按照从投入到产出的因果链条(图 3-1-1)整理了 100 个健康核心指标。该指标体系适用于所有人群,仅部分指标适用于儿童青少年,但其制定过程和概念框架具有重要参考价值,具体指标也能反映国际社会普遍关注的问题。之后,《妇女、儿童和青少年健康全球战略(2016—2030 年)》行动框架还专门针对10～19 岁儿童青少年提出了一系列健康促进的措施,并提供了多个指标以监测这些指标的实施效果。

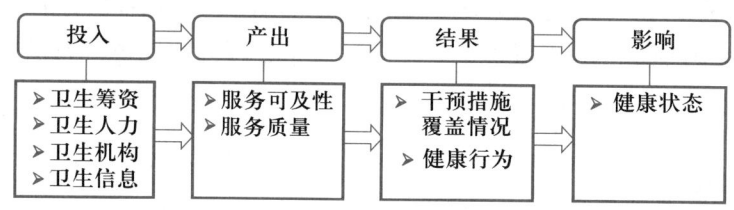

图 3-1-1   基于因果链条的健康指标的概念框架

儿童健康指标体系不仅要充分涵盖儿童健康的各个维度,而且要突出重点、有所取舍,这对儿童健康促进工作至关重要,也可以大大减轻数据收集的工作负担,将有限的资源投入到改善数据的质量、收集效率和可得性上。

（二）中国儿童健康指标体系

2017 年,在参考发达国家和世界卫生组织等建立的健康指标体系基础上,研究者从中国儿童青少年面临的主要健康问题、相关政策与规划出发,建立了衡量中国儿童青少年健康的指标体系。该体系从健康结局,健康知识、技能与行为,人口与社会经济状况,卫生系统与卫生服务,物理与社会环境 5 个维度,共筛选了 100 个指标,其中包括 24 个核心指标和 33 个潜在的核心指标(表 3-1-2)。

该健康指标体系主要用于政府部门、卫生机构、社会公众、学校和家长评价儿童健康和健康相关因素的现状,进而指导儿童青少年健康促进工作的开展。在学校中,负责学生健康教育的教师可基于 24 个核心指标编制调查问卷,组织学生填写问卷,通过统计分析,了解学生的健康状况及健康相关因素的情况,进而找准接下来重点工作的方向。需要注意的是,如果个别指标不适用于特定儿童青少年群体,该指标可不纳入。

二、健康促进策略

"少成若天性,习惯如自然。"儿童青少年的健康离不开正确的观念、个人的健康生活方式和社会的支持系统。

表 3-1-2　中国儿童青少年健康指标体系

健康结局	健康知识、技能与行为	人口与社会经济状况	卫生系统与卫生服务	物理与社会环境
1. 死亡率及死因构成 2. 国家学生体质健康标准得分 3. 营养不良 4. 超重/肥胖 5. 焦虑症状 6. 抑郁症状 7. 品行障碍 8. 自杀意念、自杀计划、自杀未遂 9. 社会适应 10. 近视与视力不良 11. 贫血 12. 龋齿 13. 血压 14. 空腹血糖 15. 肾小球滤过率 16. 慢性肌肉骨骼损伤 17. 皮肤和皮下疾病 18. 脑血管疾病 19. 缺血性心脏病 20. 偏头痛 21. 白血病 22. 脑和神经系统等肿瘤 23. 先天畸形 24. 脊柱弯曲异常 25. 艾滋病 26. 结核病 27. 梅毒 28. 乙型肝炎 29. 疟疾	30. 营养或健康膳食知识知晓情况 31. 性与生殖健康知识知晓情况 32. 掌握的体育运动技能项目数 33. 是否会正确的洗手 34. 现在吸烟与尝试吸烟 35. 饮酒行为 36. 吸毒与曾经吸毒 37. 体力活动强度和频率 38. 每日睡眠时间 39. 青少年生育 40. 不安全性行为 41. 妊娠及妊娠结局 42. 每日食盐摄入量 43. 每日蔬菜水果摄入量 44. 每日肉类摄入量 45. 每日含糖饮料消费 46. 每日饮水量 47. 日常洗手习惯及是否用肥皂或洗手液洗手 48. 每日屏幕时间 49. 课外阅读时间和阅读量 50. 网络成瘾 51. 智能手机成瘾 52. 私自使用减肥药 53. 打架行为 54. 非安全场所游泳行为 55. 道路交通违规	56. 平均每日消费 57. 家庭年人均纯收入 58. 就业青少年平均每小时收入 59. 住房状况 60. 青少年受教育或工作情况 61. 父母受教育程度 62. 就业青少年工作环境 63. 父母职业 64. 是否为独生子女 65. 是否为流动人口 66. 是否为留守青少年 67. 教养方式 68. 家庭结构 69. 亲子关系 70. 青少年结婚或同居	71. 拥有的医疗保险类型 72. 妇幼保健机构中青春期保健门诊开展情况 73. 性与生殖健康咨询需求实现情况 74. 性与生殖健康治疗需求实现情况 75. 青春期保健门诊达到世界卫生组织"青少年友好服务"标准 76. 学校是否开设健康教育课程及课程内容 77. 学校心理辅导室符合国家规定 78. 学校是否有专职的心理健康教育老师 79. 学校卫生室情况 80. 学校校医情况	81. 能否得到安全管理的饮用水服务 82. 能否得到安全管理的环境卫生设施(包括提供肥皂、水、洗手设施) 83. 血铅水平 84. 所在地区$PM_{2.5}$浓度年平均值 85. 家庭使用的燃料类型 86. 二手烟暴露情况 87. 学校和家中的噪声水平 88. 过去12月内遭受严重伤害的次数及类型 89. 网络欺凌 90. 受到欺侮的类别和频次 91. 亲密伴侣暴力 92. 受虐待经历 93. 学校食堂是否符合国家规定 94. 学校体育场地设施及器材配置达标情况 95. 学校附近能否买到烟酒 96. 买烟酒时是否因为未满18岁而被拒绝 97. 校园氛围 98. 教室采光照明 99. 课桌椅达标情况 100. 教室内微小气候

注：彩色字为核心指标，有下划线的为潜在的核心指标。

（一）全生命周期保健策略

人的整个生命历程中发生的事件并不是离散的，而是连续的整合过程。基于健康的生命历程观，世界卫生组织于2000年提出了著名的全生命周期保健策略。全生命周期把生命体看作是一个由出生、生长发育、成熟走向衰老的渐变的周期过程。全生命周期保健策略把人生划分为胎儿期、婴幼儿期、儿童和青春期、成年期4个明确的阶段（图3-1-2），并针对这些不同年龄组的人群及其所处的不同场所（家庭、托幼机构/学校、社区、工作场所）实施连续性预防服务措施，从而保证人在一生的不同阶段能有效地获得有针对性的预防服务，达到有效促进人群健康的目的。

全生命周期保健策略是保证整个人群健康，促进健康老龄化的最佳途径。全生命周期保健策略特别强调以下两点：

（1）生命周期的连续性：从生命形成之前即孕前至整个生命的各个阶段，生长与发育的每一阶段，都是前一阶段的延续、后一阶段的开始，受前一阶段的影响，同时又影响着下一阶段。如果某一阶段的健康发生了问题，产生的不良影响不仅仅体现在当前，亦有可能在下一阶段甚至将来显现。前一阶段的经历会对后面的阶段产生影响。比如，成年期慢性病的发生以及机体的病理性改变均是危险因素长期累积的结果。虽然慢性病的累积危险度在成年后快速增高，但这是生命早期逐渐累积的结果。

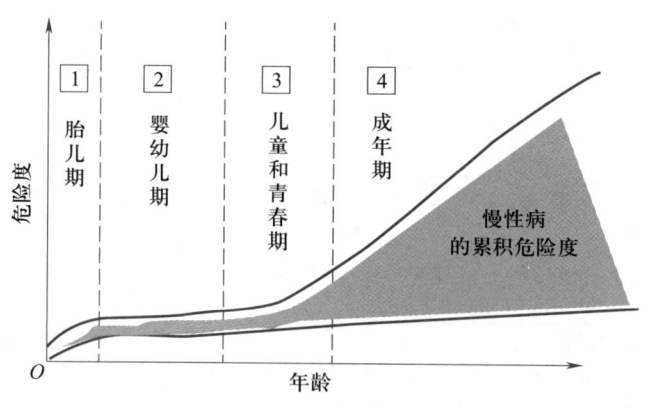

图3-1-2   整个生命历程中的慢性病累积危险度

（2）生命早期健康的重要性：该策略特别强调胎儿期和婴幼儿期的健康。虽然一些不良事件或危险因素在生命历程的任何时间点都可能会对个体产生消极影响，但在特定的关键期如胎儿期、婴幼儿期，会对个体产生更强烈的影响。一个人如果能在生命早期储备足够的健康功能，即使健康水平在成年期与他人保持同样的速度下降，也会在同龄人中相对具有较高的健康功能水平。因此，在生命早期，照料者应当做好健康促进工作，使个体的生理和心理功能水平尽可能地到达高位，为生命全程健康奠定良好的基础。

全生命周期保健的意义也在于提醒人们,在生命全程的各个关键期,明确或强化通过哪些保健和健康促进措施来改善整体健康。例如,在青春期要着重避免和减少不健康的饮食、体力活动缺乏、肥胖、吸烟和饮酒等不健康行为的形成,为青少年提供适宜的健康保健服务。

（二）健康生活方式

健康生活方式是一种能够降低患重病或早死风险的生活方式。健康生活方式包括合理的膳食营养、充分的锻炼、恰当的压力管理、及时为自己的思想和身体充电、保持良好的情绪、精神健康,以及平衡包括学习、锻炼、社交等各方面的生活。以下三类行为影响小学生健康生活方式的形成:

第一,饮食行为。饮食行为是指受有关食物和健康观念支配的人们所进行的摄食活动,包括摄入食物的种类、数量、频率、方式,以及购买、食用的地点等。儿童时期是体格和智力发育的重要时期,也是饮食行为培养和形成的关键时期。健康饮食行为不仅为儿童生长发育提供充足的物质基础,也对促进儿童健康、预防疾病有重要的作用。本书第四章将专章详细论述。

第二,身体活动。身体活动,即体力活动,包括运动、家务劳动等,是人们有目的、有意识地利用各种手段和方法,为满足某种活动(体育)需要而进行的活动。体力活动能加快人体血液流动,增加脑血流量,进而增加脑的葡萄糖供给,血液的供氧能力也显著提高,为儿童时期脑发育提供充足的物质保证。本书第十一章将专章详细论述。

第三,睡眠。睡眠是生命中的重要生理过程,人的一生中大概有三分之一的时间在睡眠中度过。睡眠时长、质量不同会对个体产生不同的影响:(1)充足的睡眠有助于生长发育。生长激素是调控儿童生长发育最重要的激素之一,通常在入睡后1~2小时开始分泌,夜间进入深度睡眠时分泌量突增,且与睡眠深度呈正相关。研究报道,睡眠时间与身高呈正相关,与体重呈负相关,睡眠时间不足的儿童超重肥胖发生风险升高。睡眠时间少除了影响生长激素分泌量外,还可能影响青春期发育,导致青春期启动延迟。(2)充足的睡眠对于脑功能和认知能力发展都有重要作用。睡眠是清除脑内代谢废物的重要方式,也是记忆形成和巩固的重要时期。因此,儿童睡眠时长与记忆、注意力和智力等认知能力密切相关。长期睡眠时长不足和睡眠质量差会引起大脑生物钟节律紊乱,导致注意力不集中、学业成绩下降,影响认知功能。有研究报道,夜间睡眠时长和总睡眠时长与儿童注意力持续性及学习记忆广度呈正相关。(3)睡眠障碍会增加儿童心理行为问题的发生风险。睡眠时长、睡眠质量与儿童的情绪和行为症状呈负相关。有研究报道,睡眠时长不足是诱发儿童易怒、不良进食习惯等问题的危险因素。睡眠时长与儿童心理健康得分显著相关,睡眠时长较长的儿童在心理健康方面总体要比睡眠时长较短的儿童好,而且儿童出现抑郁、焦虑、注意力缺陷等心理问题的风险也明显降低。另外,睡眠不足和睡眠质量差可导致机体内分泌代谢紊乱,增加儿童时期肥胖、高血压、心血管疾病发生的风险。良好的睡眠质量可提高机体免疫力,增加儿童的抗病能力。

2020年教育部印发《关于进一步加强中小学生睡眠管理工作的通知》,对睡眠时间提出明确要求。根据不同年龄段学生身心发展特点,小学生每天睡眠时长应达到10小时,初中生应达到9小时,高中生应达到8小时。同时对学生的就寝时间也做出了相应指导:小学生就寝时间一般不晚于21:20;初中生一般不晚于22:00;高中生一般不晚于23:00。保证学生有充足的睡眠时长,需要学校、家长、政府、社会共同努力,其中学校在保证学生充足睡眠方面应发挥重要作用。

(三)三级预防体系

微课:三级预
防体系

儿童在成长过程中会受到诸多不良因素的影响,出现各种类型的健康问题。为预防疾病、促进儿童健康,应建构三级预防体系。

三级预防是促进儿童健康的首要和有效手段,是预防医学为人们提供的健康保障。它以人群为对象,以健康为目标,以消除影响健康的危险因素为主要内容,以促进健康、保护健康、恢复健康为目的。

I. 一级预防

一级预防,又称病因预防,是在疾病尚未发生时针对致病因素(或危险因素)采取措施,也是预防疾病和消灭疾病的根本措施,还是最积极、最有效的预防措施。一级预防主要包括两个方面的预防措施。第一,针对机体的预防措施。1978年全国推行计划免疫,1982年制定《全国计划免疫工作条例》,将普及儿童免疫纳入国家卫生计划。2007年国家扩大了免费提供的疫苗种类,在原有的"五苗防七病"基础上新增了甲型肝炎疫苗、乙脑疫苗、流脑多糖疫苗、风疹疫苗、腮腺炎疫苗、钩端螺旋体病疫苗、流行性出血热疫苗和炭疽疫苗。"十三五"时期,中国适龄儿童国家免疫规划疫苗接种率维持在90%以上,在防控疾病致残方面取得显著成绩。第二,针对环境的预防措施,如对生物危险因素、物理危险因素、化学危险因素做好预防工作。以青春期发育提前为例,环境内分泌干扰物暴露增加了发育提前的风险。因此开展针对环境的预防,对儿童健康有着十分积极的意义。另外,还应对心理致病因素做好预防工作。

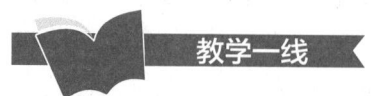

善于观察,早期发现健康问题

1. 学校通过入学时检查儿童《计划免疫接种手册》,了解学生计划免疫疫苗接种情况(表3–1–3)。

表3-1-3　国家免疫规划疫苗儿童免疫程序表（2021年版）

可预防疾病	疫苗种类	接种途径	剂量	英文缩写	出生时	1月	2月	3月	4月	5月	6月	8月	9月	18月	2岁	3岁	4岁	5岁	6岁
乙型病毒性肝炎	乙肝疫苗	肌内注射	10或20μg	HepB	1	2					3								
结核病[1]	卡介苗	皮内注射	0.1 mL	BCG	1														
脊髓灰质炎	脊灰灭活疫苗	肌内注射	0.5 mL	IPV			1	2											
脊髓灰质炎	脊灰减毒活疫苗	口服	1粒或2滴	bOPV					3								4		
百日咳、白喉、破伤风	百白破疫苗	肌内注射	0.5 mL	DTaP				1	2	3				4					
百日咳、白喉、破伤风	白破疫苗	肌内注射	0.5 mL	DT															5
麻疹、风疹、流行性腮腺炎	麻腮风疫苗	皮下注射	0.5 mL	MMR								1		2					

接种年龄

续表

可预防疾病	疫苗种类	接种途径	剂量	英文缩写	接种年龄														
					出生时	1月	2月	3月	4月	5月	6月	8月	9月	18月	2岁	3岁	4岁	5岁	6岁
流行性乙型脑炎[1]	乙脑减毒活疫苗	皮下注射	0.5 mL	JE-L								1			2				
	乙脑灭活疫苗	肌内注射	0.5 mL	JE-I								1,2			3				4
流行性脑脊髓膜炎	A群流脑多糖疫苗	皮下注射	0.5 mL	MPSV-A							1		2						
	A群C群流脑多糖疫苗	皮下注射	0.5 mL	MPSV-AC												3			4
甲型病毒性肝炎[2]	甲肝减毒活疫苗	皮下注射	0.5或1.0 mL	HepA-L										1					
	甲肝灭活疫苗	肌内注射	0.5 mL	HepA-I										1	2				

注:1. 主要指结核性脑膜炎、粟粒性肺结核等。

2. 选择乙脑减毒活疫苗接种时,采用两剂次接种程序。选择乙脑灭活疫苗接种时,采用四剂次接种程序;乙脑灭活疫苗第1,2剂间隔7~10天。

3. 选择甲肝减毒活疫苗接种时,采用一剂次接种程序。选择甲肝灭活疫苗接种时,采用两剂次接种程序。

2. 采用恰当的、成熟的、适合中国儿童的心理学量表,了解儿童心理健康状况。

3. 采用普查、筛检、定期健康检查等手段,掌握儿童生理健康状况,以及生长发育水平。

4. 做好家校联合,对于出现健康问题的儿童及时联系家长,为儿童提供良好的社会支持。

5. 通过专业机构监测、检查消除环境中会影响儿童健康的生物、物理、化学等危险因素。

2. 二级预防

二级预防,也称"三早"预防,即早发现、早诊断、早治疗,是防止疾病或减缓疾病发展而采取的措施。儿童的一些慢性病病因尚不清楚,要完全做到一级预防是不可能的,因此可采用普查、筛检、定期健康检查等手段来实现二级预防。如,为青春期抑郁症患者建立心理保健档案,提供心理咨询与访谈,缓解情绪困扰,提高调适技能;医院精神科开通绿色通道,学校、家庭及时转诊亟需治疗的高危者。

3. 三级预防

三级预防,亦称临床预防。三级预防可以防治伤残和促进功能恢复,提高生存质量,延长寿命,降低病死率。三级预防主要由专业的医疗机构进行对症治疗和提供康复治疗措施。

(四) 改善社会环境与政策

对于儿童青少年而言,社会环境因素可以通过日常生活环境、社会结构性因素影响其健康。第一,改善日常生活环境:改善人们出生、成长、学习、工作及老年生活环境,避免和减少暴露于危险环境。第二,改善社会结构性因素:在全球范围内,改变那些能够导致不健康的环境因素和影响卫生保健服务利用效果的社会结构性因素,解决资源分配不公平等问题。第三,提高公众认知:提高公众对健康的社会决定因素的认识,帮助他们理解各种政策和措施的必要性和意义。

随着人们对健康影响因素的深入了解,越来越多的国家认识到单靠卫生部门的健康政策是不理想的,因此健康政策应由多部门合作落实。儿童青少年经历了从胎儿期到婴幼儿期再到儿童和青春期的身心快速发展过程,生活在不同的家庭、学校、社区、国家的复杂社会环境中,所以为了促进儿童青少年的健康,多部门协作、多学科知识融合是必然的。世界卫生组织在第八届全球健康促进大会上指出"将健康融入所有政策"是一种旨在改善人群健康和健康公平的公共政策制定方法,它系统地考虑了公共政策可能带来的健康影响,寻求部门之间的合作,避免政策对公众健康造成不良影响。在 2016 年 8 月召开的全国卫生与健康大会上,"将健康融入所有政策"被确定为我国新时期卫生与健康工作的重要方针之一。

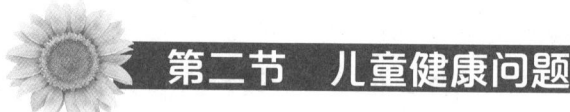

第二节 儿童健康问题

随着全社会对儿童健康、安全和发展的日益重视,儿童健康状况有了较大改善,如儿童死亡率有所下降、学生体质健康总体改善、营养不良状况持续改善等,但当前儿童慢性病及健康危险形势仍比较严峻。

儿童的健康问题众多,下面主要从营养问题、身体健康问题、行为健康问题、心理健康问题、环境健康相关问题概述儿童主要的健康问题。

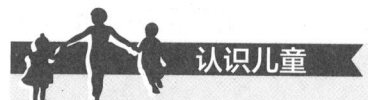

根据《中国儿童发展纲要(2021—2030年)》提供的统计监测数据,截至2022年末,我国共有妇幼保健机构 3 031 家,儿童医院 158 家,妇幼保健机构人员增加到 62.7 万人,儿科医师数达到 22.6 万人,儿科床位数达到 56.8 万张。2022 年,全国新生儿死亡率为 3.1‰,与 2021 年持平;婴儿死亡率、5 岁以下儿童死亡率分别为 4.9‰和 6.8‰,分别比 2021 年下降 0.1 个和 0.3 个千分点。2022 年,3 岁以下儿童系统管理率为 93.3%,比 2021 年提高 0.5 个百分点;7 岁以下儿童健康管理率为 94.9%,提高 0.3 个百分点;0—6 岁儿童眼保健和视力检查覆盖率为 93.6%,提高 0.6 个百分点。

一、营养问题

本书将在第四章专章阐述营养有关问题。在此,简要阐述营养有关的问题。

(1)营养不良主要指蛋白质 – 能量营养不良,是主要由饥饿、膳食摄入不足或过多导致的生存和健康重大问题。营养不良主要有三种表现:长期性营养不良,以身高不足为主要表现,称为"生长迟缓";现时性营养不良,以 BMI 值低于标准值为主要表现,称为"消瘦";超重或肥胖。

(2)缺铁性贫血是由体内不同程度铁缺乏引起的以小细胞、低血红蛋白为主要特征的贫血症状,是因血液携氧能力下降而对体能、学习能力和疾病抵抗能力等造成不利影响的一种营养相关性疾病。我国历来高度重视缺铁性贫血的防治,并将其列为需要重点防治的六大常见病之一。

二、身体健康问题

儿童处于器官和组织快速发育期和功能完善期,容易出现各种身体健康问题。本书将在第五章具体阐述,在此将主要的身体健康问题列举如下:

（1）视力问题，主要包括近视和弱视。近视是以视近物清楚，视远物模糊为主要表现的眼病，主要分为屈光性近视和轴性近视。而视力低下是指采用对数视力表筛查单眼裸眼视力低于 5.0。

（2）肥胖。肥胖是在遗传和环境因素的交互作用下，因长期能量摄入超过能量消耗，导致体内脂肪聚集过多，体脂百分比明显超出正常范围，从而危害身体健康的一种慢性代谢性疾病。肥胖常用 BMI 来判断，诊断标准为 2018 年发布的《学龄儿童青少年超重与肥胖筛查》。

（3）脊柱弯曲异常。脊柱弯曲异常是指脊柱弯曲超出了正常生理范围的异常。中小学生的脊柱弯曲异常绝大多数属姿势性脊柱弯曲异常，以两侧神经肌肉不协调、不平衡为主要特征。它是学生常见病之一，不仅影响儿童的姿势和体态，妨碍内脏器官的功能和发育，而且会影响脊柱弹性，易感觉疲劳、体力下降。

（4）龋齿。龋齿是牙齿在身体内外因素的作用下，硬组织脱矿、软组织溶解、牙组织进行性破坏导致的牙齿缺损的儿童常见病。龋齿被世界卫生组织列为世界范围内重点防治的三大口腔疾病。

（5）儿童慢性病。

① 哮喘：哮喘是一种以慢性气道炎症为特征的异质性疾病，表现为喘息、气促、胸闷、咳嗽等呼吸道症状。多数可治疗或缓解，少数因持续性炎症病变，出现气道重塑，导致伤残或死亡。

② 糖尿病：糖尿病是一组由遗传、环境因素交互作用导致的慢性并以血糖升高为主要特征的代谢性疾病，由胰岛素分泌和（或）作用缺陷引起。典型症状为多饮、多食、多尿和消瘦等"三多一少"症状。儿童时期的糖尿病主要是指在 15 岁以内发生的糖尿病，可见于各年龄段，学龄期和青春期多见，无性别差异。

③ 高血压：高血压是以体循环动脉血压（收缩压和／或舒张压）升高为主要表现的一类疾病。值得注意的是，儿童高血压的判定标准不同于成人标准。

④ 肿瘤：机体在各种致癌因素的作用下，局部组织细胞在基因水平上对其生长进行正常调控，导致细胞异常增生所形成的新生物，统称肿瘤。肿瘤有良性和恶性之分，良性肿瘤进展缓慢，不易远端转移，治愈率高；而恶性肿瘤进展快，易远端转移，治愈率低。目前，恶性肿瘤已成为严重威胁儿童生命的主要疾病之一。

三、行为健康问题

在影响健康的众多生物和环境因素中，行为（尤其是生活方式）对疾病（尤其是慢性疾病）的发生发展发挥重要作用。行为中凡与健康状况、疾病相关的行为统称为"健康相关行为"，根据对人体健康产生的不同影响，可分为"健康促进行为"和"健康危险行为"。2008 年，由北京大学儿童青少年卫生研究所季成叶教授牵头的研究组，在全国范围内首次开展了全国监测，建立了中国儿童青少年健康危险行为的

重要基线数据,之后每两年开展一次监测。根据这些全国性调查,中国儿童青少年主要的行为健康问题总结如下:

（1）非故意伤害行为,主要有:道路交通伤害、溺水、烧烫伤、跌坠伤、砸伤、穿刺伤、爆裂伤等。

（2）故意伤害行为,主要有:打架、校园暴力、自杀、自伤、自残、虐待、忽视、网络暴力等。

（3）物质成瘾行为,主要有:吸烟、过度饮酒、滥用药物、滥用吸入剂（如汽油、胶水、涂改液等）。

（4）精神成瘾行为,主要有:网络成瘾、电子游戏成瘾、手机成瘾、言情小说成瘾等。

（5）不安全性行为,包括各种易导致性传播疾病和非意愿妊娠的不安全性行为等。

（6）不良饮食行为,主要有:致肥胖相关饮食行为（过多摄入高脂、高糖食物）、致营养缺乏相关饮食行为（偏食、不吃蔬菜和水果、不喝牛奶和豆浆等）、各种盲目或不健康的减重行为。

（7）缺乏体力活动行为,包括不喜欢上体育课、不爱体育锻炼、静态生活方式时间过长（如长时间看电视、玩手机、上网、课外作业）等。

以上问题在第四、六、十一章涉及。

四、心理健康问题

随着社会的进步和医学科学的发展,许多威胁儿童身体健康的疾病或问题已得到有效控制,如传染病、营养不良等;但伴随社会现代化进程的持续加快,新旧观念冲突和生活方式转变等多种因素,给儿童的心理发展造成一定的不利影响,导致儿童这一脆弱人群心理健康问题日益突出。儿童主要的心理健康问题列举如下,具体内容将在第七章阐述。

（1）学业相关问题,与学习密切相关,包括学习困难、注意力障碍、活动过度、学校恐怖症与拒绝上学等问题。这些问题多发生在小学阶段,少数问题属于从学龄前期向学龄期过渡阶段出现的短暂性适应不良。

（2）情绪问题,如情绪不稳定、焦虑、孤僻、强迫行为、过分任性或冲动、暴躁易怒、退缩、恐怖、抑郁等。这些问题表现严重者,需排除精神类疾病。

（3）品行问题:童年期常表现为对立违抗障碍,进入青春期则表现为品行问题,两者在表现上有一定相似性,包括偷窃、经常说谎、逃学、攻击性行为、破坏性行为等,男生多于女生。

五、环境健康问题

2020年2月,世界卫生组织在其官网上发表了《关于儿童环境健康问题》,阐述了当前世界各国儿童面临环境污染引起的健康风险问题,包括:灾害和冲突、室内外空气污染、缺水和卫生设施不足、化学品危害、电子废弃物、内分泌干扰物、全球环境变化等17个重点环境风险问题。

与成人相比,儿童更易出现与环境相关健康问题,主要原因有以下几点:

(1)儿童正处在不断成长过程中。按照单位体重计算,儿童比成人需要呼吸更多的空气,消耗更多的食物,喝更多的水。儿童的中枢神经系统、免疫系统、生殖系统和消化系统仍在发育中。在早期发育阶段,接触环境中的有毒物质会对儿童造成不可逆转的伤害。

(2)儿童的行为方式特殊。婴幼儿期的儿童习惯吸吮手指、地上爬行,接触灰尘和化学物质的风险增加。又如,大气中铅尘易集聚在距地面1米左右的高度,这个高度和儿童的呼吸带接近,所以儿童呼吸道接触的有害物质比成人多。

(3)儿童缺乏对风险的预判能力。儿童几乎无法控制自身所处的环境,他们可能既没有风险意识,又无法做出选择来保护自己的健康。

六、教育建议

在人的整个生命历程中,儿童期往往被认为是最健康的时期,因此他们所面临的健康问题常常被"忽视"。由于儿童快速地生长发育以及各种能力发育不完善,他们始终是一个弱势群体,因此社会需要在教育过程中积极关注儿童健康,并采取有效的措施预防健康问题的发生。

1. 正确认识儿童健康问题

儿童健康问题复杂多样,发生的原因各不相同,多与儿童具有的社会脆弱性以及健康易损性有关。同时要注意,很多健康问题存在暂时性、"一过性"的特点,特别是心理行为问题,教师不可给学生"贴标签"。因此,在日常的教学过程中,成人需要紧密结合儿童身心发育规律密切观察、客观分析,正确识别儿童健康问题。

2. 开展儿童健康教育与研究

学校不仅是儿童学习文化知识的场所,也是健康教育的理想场所。在教育过程中,学校应该切实利用这一社会特性,创造良好的学校物质环境和社会支持环境,积极开展健康教育,做好健康问题的有效预防。同时学校可以开展相关的研究工作,如在学龄前、小学、中学等阶段开展学校健康教育研究,包括教材、教具、教育方法的研究;研究青春期健康教育内容和方法,进行健康教育规划、健康教育效果评价;等等。

3. 做好家庭—学校—社区联动

儿童健康问题的预防需要家庭、学校、社区的共同参与。在实际的教育过程中,学校可以通过定期召开家长会、组织家长学校活动、参加社区专项健康宣传等方式,及时了解和发现儿童的健康问题,与家长做好沟通,营造良好的社区环境,为预防儿童健康问题提供全方位的社会支持。但是在家校联动过程中，也要注意保护学生的隐私，比如有心理问题的儿童在学校接受心理咨询时，未经来访者同意或在未符合保密、例外原则时，教师不能将其个人信息等告知其他人员。

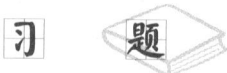

一、填空题

1. 全生命周期保健策略特别强调_____、_____。

2. _____、_____、_____三类行为影响小学生健康生活方式的形成。

3. 小学生每天睡眠时长应达到____小时。

4. _____是促进儿童健康的首要和有效手段，是预防医学为人们提供的健康保障。

二、多选题

1. 下列哪些是中国儿童青少年健康指标体系的核心指标？（   ）

A. 营养不良   B. 贫血

C. 龋齿   D. 血铅水平

E. 血压

2. 儿童处于器官和组织快速发育期和功能完善期，容易出现哪些心理健康问题？（   ）

A. 学业相关   B. 情绪问题

C. 超重或肥胖   D. 用脑过度

E. 品行问题

3. 以下有关儿童社会适应困难的描述，哪些是错误的？（   ）

A. 儿童社会适应困难是儿童社会适应问题的主要表现形式。

B. 儿童社会适应困难可以表现为社会退缩、品行障碍。

C. 以学习能力下降为突出表现的适应障碍不属于社会适应困难。

D. 情绪障碍不是儿童社会适应困难的一种表现形式。

E. 社会适应困难严重的可发展为社交恐怖症。

4. 在疾病的三级预防策略中，一级预防可以开展以下哪些工作？（   ）

A. 儿童疫苗接种

B. 提高全体学生的心理健康教育

C. 筛选自杀、自伤高危人群

D. 减少有害环境因素暴露

E. 对自我伤害者进行危机处理

5. 在小学教育过程中，当发现学生出现健康问题时，以下哪些处理方式是恰当

的?（　　　）

　　A. 不论出现什么样的问题,必须马上告知学校领导和家长。

　　B. 充分考虑儿童少年身心发育特点,防止出现给学生"贴标签"现象。

　　C. 处理心理健康问题时,注意保护学生隐私。

　　D. 及时建立学生健康档案,做好问题随访。

　　E. 仅在学校内处理健康问题即可,不需要家庭社区参与。

三、简答题

1. 健康的概念是什么?

2. 中国儿童青少年健康的指标体系包括哪几个维度?

3. 儿童更易受环境健康问题影响的主要原因有哪些?

四、论述题

儿童常见的健康问题有哪些?

第三章
习题答案

第四章

成人的牵挂:营养与健康

食物能提供能量和多种营养素,是儿童生长发育和身体健康的物质基础。儿童少年处于快速的生长发育阶段,膳食摄入不足或营养不均衡会导致营养不良、抵抗力下降,影响儿童身体健康和未来发展。

- 内容结构图

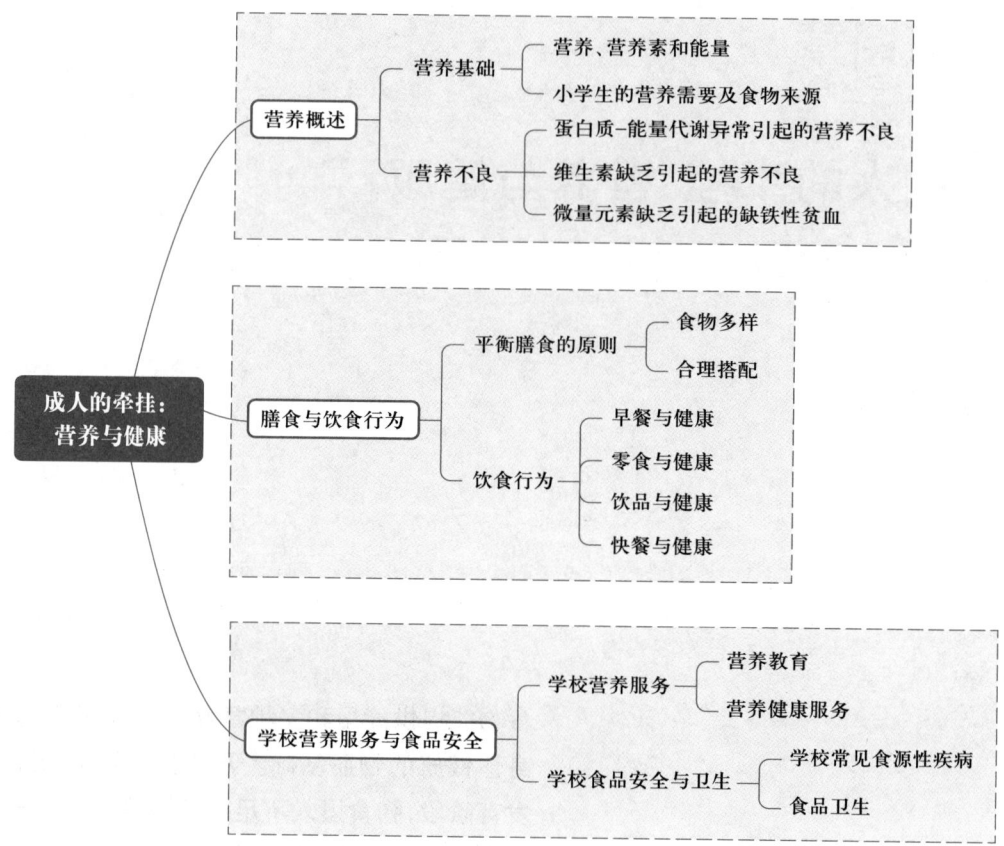

- 关键术语

营养、营养素、缺铁性贫血、平衡膳食、饮食行为、食源性疾病

- 学习目标

1. 理解营养对儿童健康和发展的重要性。

2. 了解饮食行为与健康的关系。

3. 掌握学校常见食源性疾病知识和食品卫生知识。

第一节　营养概述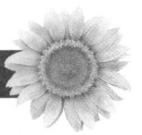

营养、健康及接受教育是儿童健康成长和发展的三大基石。合理膳食、均衡营养是生长发育的基础,是健康的重要保障。小学生处于快速生长发育阶段,营养需求旺盛,单位体重各种营养物质需求量高于成人,因此,每天应通过正餐和零食,摄取足够的营养物质。如果膳食营养供应不足或营养摄入不均衡,则会导致营养不良。

认识儿童

小学低年级是偏食、挑食的高发阶段,小学高年级是不健康饮食行为和健康问题(如,节食和进食障碍等)的高发阶段。儿童进食行为问题的发生与个人身心发展阶段(证明行为自主性的需要)、缺乏健康知识以及环境影响有关。

儿童需要多次尝试才能接受新品种的食物,儿童的健康行为需要家长和教师的鼓励,需要儿童个人长时间的努力和坚持。小学生自控能力差,学校健康饮食环境是养成健康饮食行为的重要条件。家长、教师和同学的健康饮食行为起到了重要的示范作用。

一、营养基础

儿童处于旺盛的发育阶段,骨骼、肌肉、神经系统的器官发育,组织的增加和功能的完善,都需要充足的能量和营养素供应。每天通过三次正餐和适宜的零食,摄取质优、量足、种类丰富的食物和饮水,是儿童健康成长的重要保障。

(一)营养、营养素和能量

营养是指生物体为了维持生命,反复从外界摄取必要的物质,并把这些物质进行消化、吸收、利用及代谢的过程,是维持生命的化学现象。人体生长发育和进行各种活动,离不开营养物质。营养素是指维持生命和活动的原动力的成分以及产生营养现象的物质。各种食物中都含有对身体有益的营养素。人体需要的营养素有 40 多种,可分为蛋白质、脂肪、碳水化合物(糖类)、维生素、矿物质(包括微量元素)、水和膳食纤维七大类,我们每天都要通过食物摄入多种营养素。

三大宏量营养素(蛋白质、脂肪和碳水化合物)在体内代谢过程中还产生能量,供人体利用。能量就像汽车的马达,让我们有精力学习、工作和进行多种活动。能量是维持生命所需的从外界摄入的自由能,常用计量单位为焦耳、卡和千卡。把 1 kg 水升高 1 ℃所需要的能量约为 1 kcal。每克碳水化合物、脂肪和蛋白质在体内氧化产生的可被机体利用的能量分别为 16.7 kJ（4.0 kcal）、37.7 kJ（9.0 kcal）和 16.7 kJ（4.0 kcal）。

个体的能量需要量与性别、年龄、体重及活动量多少有关。活动量大的孩子，能量需要量增加。小学生多为轻体力活动者，运动队的孩子则为中等以上体力活动水平。6～13 岁小学生每日能量需要量如表 4-1-1 所示。

表 4-1-1 6～13 岁小学生每日能量需要量（kcal）

年龄	6 岁	7 岁	8 岁	9 岁	10 岁	11 岁	12 岁	13 岁
男生	1 400	1 500	1 650	1 750	1 800	1 900	2 050	2 200
女生	1 250	1 350	1 450	1 550	1 650	1 750	1 800	1 850

（二）小学生的营养需要及食物来源

人体每天要通过食物获取能量和各种营养素，以维持生命和进行各项活动。为了保证正常的生长发育需要和保持健康，儿童每天各种营养素的摄入量应不低于每日膳食推荐量。但是，能量和营养素并不是越多越好，有些营养素摄入过多也会产生毒性。如维生素 A 虽好，但如果摄入过多，也会蓄积，导致维生素 A 中毒。因此，国际上同时也规定了人们摄入某些营养素的最高值（也叫安全上限），避免因摄入过多而影响健康。

1. 蛋白质

6～13 岁小学生每天需要的蛋白质为 35～70 g，蛋白质提供的能量应占每日膳食总能量的 10%～15%。蛋白质的主要食物来源包括：鸡蛋、牛奶、大豆及其制品、动物瘦肉、坚果等。

2. 脂肪

脂肪提供的能量应占每日总能量的 20%～30%。膳食脂肪含量过高容易引起心血管疾病等慢性非传染性疾病。脂类的主要食物来源包括：动物脂肪、肥肉、植物油、坚果、大豆等。

3. 碳水化合物

碳水化合物提供的能量应占每日总能量的 50%～65%。碳水化合物的主要食物来源包括：米、面、杂豆等谷物食品，薯类、水果、蔬菜等。平时所说的"糖"，属于碳水化合物，包括所有的单糖和双糖，如葡萄糖、蔗糖等，每天摄入不应超过 25 g。

4. 膳食纤维

膳食纤维是植物性食物中含有的、不能被人体小肠消化吸收的、对人体有健康意义的碳水化合物，包括纤维素、半纤维素、果胶、菊粉等，还包括木质素等成分。膳食纤维不能被人体分解吸收，但它能协助清除人体内许多有害代谢产物，帮助肠道蠕动和正常排便,并减少有害物质在肠内的积留。富含膳食纤维的食物有调节血糖、血脂,帮助减肥和预防慢性病的作用。因此,人们称膳食纤维为第七类营养素,膳食纤维是人体不可缺少的物质,主要来自全谷物制品、薯类、水果、蔬菜等。

5. 水

水是生命之源,它维持着体内各种生理功能的正常运行,全身所有的器官组织都含有水。人体内的水占体重的60%～70%。人体每天都需要饮用2～3升水,气温升高、运动过程中排汗多的时候,人体需要摄入更多的水分。人体缺水容易导致热休克,严重时导致死亡。

6. 矿物质及维生素

除了三大宏量营养素外,人体每天还需要充足的矿物质和维生素。虽然人体对它们的需要量很少,但它们却具有重要意义——参与身体组织的构成和调节各种重要的生理功能。

人体最容易缺乏的是钙、铁、锌、碘等矿物质。矿物质的主要食物来源包括:奶类、谷类、水果、蔬菜、瘦肉、坚果等。

人体最容易缺乏的维生素是维生素 A、B 族维生素、维生素 C、维生素 D 和维生素 E 等。人体需要的各种维生素主要来源于以下的食物:

维生素 A:动物肝脏中的维生素 A 含量较多,其次为蛋黄、黄油等。植物性食物中胡萝卜、韭菜、菠菜、雪里蕻、油菜和杏等含有较丰富的维生素 A 原,这些物质经过食物加工和人体的消化吸收过程,可以转化成维生素 A。

维生素 B_1:维生素 B_1 主要集中分布在谷粒的外膜和胚芽部分,米、豆类、花生、核桃、芝麻等中的含量较多;绿色蔬菜中的含量也不少;在肉类中,猪肉中的含量较高。

维生素 B_2:动物的肝、肾,以及蛋和奶中的维生素 B_2 含量较多。在植物性食物中,豆类和新鲜绿叶蔬菜中的含量较高。

维生素 C:几乎所有蔬菜和瓜果中都含有维生素 C,鲜橙、鲜枣、辣椒中的最为丰富。但维生素 C 受热易破坏,因此应使蔬菜、水果保持新鲜。

维生素 D:动物性食品是维生素 D 的主要来源,如鱼肝、蛋黄、奶油等。

维生素 E:小麦胚芽油和玉米油中的维生素 E 含量较多。

二、营养不良

营养缺乏(如低体重、缺钙等)和营养不平衡(如能量摄入和消耗不平衡造成的超重或肥胖),都会导致营养不良。常见的学龄儿童营养不良有蛋白质－能量代谢异常引起的营养不良和维生素缺乏引起的营养不良、微量元素缺乏引起的缺铁性贫血。

（一）蛋白质－能量代谢异常引起的营养不良

蛋白质－能量代谢异常引起的营养不良，是全球重大公共卫生问题，主要包括以下三种风险。

一是生长迟缓。长期的蛋白质和能量摄入不足会影响身高的增长，表现为身材矮小和身体生长发育迟缓，尤其是大脑发育迟缓。

二是消瘦。蛋白质和能量摄入不足，短期内首先引起体重增长欠佳，表现为体重过低或消瘦，儿童抵抗力下降，感染疾病的风险增加。

　**认识儿童**

　　在 2010—2019 年的 3 次调查中，中国 7 ～ 18 岁汉族学生的营养不良检出率均逐次下降，差异均有统计学意义。西部农村地区汉族学生各项检出率的下降幅度较大，城乡差距减小显著。2019 年中国 7 ～ 18 岁汉族学生的营养不良检出率为 8.64%（18 381/212 713），其中生长迟缓、中重度消瘦及轻度消瘦分别为 0.50%（1 062/212 713）、3.25%（6 914/212 713）和 4.89%（10 405/212 713）。[①]

三是超重或肥胖。长期能量摄入过多而消耗过少时，体内多余的能量将转化为脂肪，造成超重或肥胖，儿童患心血管疾病、糖尿病等非传染性疾病的风险增加。

（二）维生素缺乏引起的营养不良

一些维生素缺乏不一定表现在体重的变化上，更多地表现在身体功能水平的下降或免疫力、学习或工作能力降低上。如维生素 A 缺乏导致夜盲症，维生素 C 缺乏导致坏血病[②]，维生素 D 缺乏导致佝偻病，等等。

（三）微量元素缺乏引起的缺铁性贫血

缺铁性贫血是由体内不同程度铁缺乏引起的以小细胞、低血红蛋白为主要特征的贫血症状，大多数儿童贫血属于缺铁性贫血。血红蛋白含量低引起血液携氧能力下降，缺铁性贫血可对体能、学习能力和疾病抵抗力造成严重不利影响，被世界卫生组织列为四大营养缺乏性疾病之一。缺铁性贫血是最常见的微量元素缺乏病。儿童因生长发育旺盛、青春期生长突增、组织代谢的氧需求量大，或由月经、外伤、疾病和环境污染等原因导致铁的额外丢失，容易发生缺铁性贫血。

[①]　刘婕妤，钟盼亮，马宁，等 . 2010—2019 年中国 7~18 岁汉族儿童青少年营养不良的流行趋势[J]. 中华预防医学杂志，2023（04）:470-478.

[②]　即维生素 C 缺乏症。

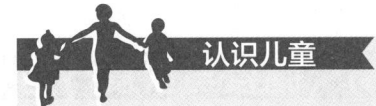

认识儿童

儿童是贫血的易感人群之一。根据《儿童蓝皮书：中国儿童发展报告》，2010年全国中小学生（7～14岁）的贫血率为11.3%，2014年为9.3%，但2019年又反弹至11.1%。2010年、2014年、2019年男女生、城乡学生贫血率变化趋势均呈V字形，2014年贫血率相比2010年下降，2019年相比2014年又上升，如图4-1-1所示。女生贫血率始终高于男生，2019年女生贫血率比男生高4.3个百分点。乡村学生贫血率始终高于城市学生，但乡村学生2019年贫血率相比2010年下降了0.5个百分点（$P < 0.05$），而城市学生无显著变化。[①]

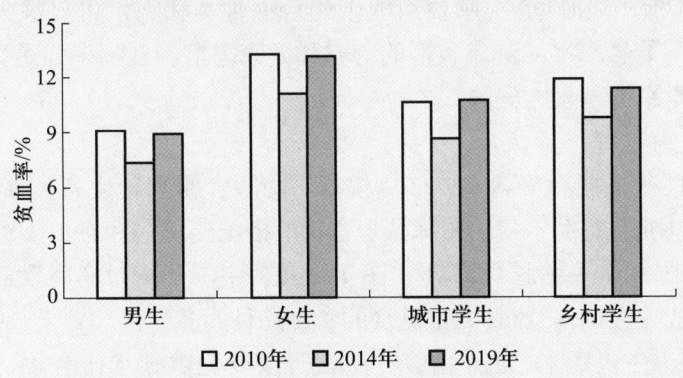

图4-1-1　2010年、2014年及2019年中国中小学生分性别、城乡贫血率分布情况

中、重度贫血患儿可出现以下典型症状：面色萎黄、黏膜苍白、身体消瘦；精神疲惫，肌肉无力；指甲泛白，匙状甲；等等。目前我国儿童中98%的贫血属轻度，表面来看症状轻，不易引起注意。

我们可通过学校健康教育，广泛传播营养知识，以膳食制度为核心，采取以下综合措施来预防儿童缺铁性贫血的发生：（1）丰富膳食成分，尽量做到"杂食"，主食多吃粗米粗面，其含铁量比精米精面高；增加各种肉类、动物肝脏等富含动物性铁食物的摄入；多吃含铁的植物性食物如豆腐、芝麻、绿叶蔬菜、蘑菇、木耳、海带等。（2）饭前生吃西红柿或喝橙汁等，充分发挥维生素C对铁吸收的促进作用。（3）饭后1小时内不喝咖啡和茶，避免草酸、鞣酸、植酸等对铁吸收过程的干扰。（4）正餐外选用强化铁的食品，如强化奶粉、猪血饼干等。（5）积极治疗慢性失血性疾病，如钩虫病、结直肠息肉、十二指肠溃疡等。（6）补铁要有恒心和耐心，方法要科学，服药遵医嘱，切忌操之过急，造成过量食用强化铁的食品、铁剂从而导致铁中毒。

---

① 苑立新.儿童蓝皮书:中国儿童发展报告:2021［M］.北京:社会科学文献出版社,2021:25-52.

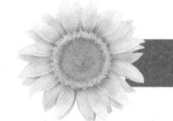

第二节　膳食与饮食行为

人体必需的营养素存在于不同的食物中，每类食物为机体提供的主要营养素是不同的，没有一种天然食物能满足人体对所有营养素的需要。因此，只摄入单一品种的食物对于营养素的摄取是不利的，长此以往，会造成机体某类营养物质的缺乏，导致营养不良，从而影响身体生长发育和健康。

一、平衡膳食的原则

平衡膳食指一段时间内，膳食组成中的食物种类和比例可以最大限度地满足不同年龄、不同能量水平的健康人群的营养和健康需求。食物多样是平衡膳食的基础，合理搭配是平衡膳食的保障。

（一）食物多样

《中国居民平衡膳食餐盘（2022）》根据平衡膳食原则转化各类食物分量，简单勾画出膳食结构图，有助于我们整体认识食物的搭配比例（图 4-2-1）。

根据《中国儿童平衡膳食算盘》（图 4-2-2），中国儿童日常膳食应该包括以下四大类食物，成人应确保、监督儿童进食的食物品种的多样化。

（1）谷薯类：包括米、面、杂粮等"主食"，主要提供碳水化合物、蛋白质、纤维素、B 族维生素等。

（2）蔬菜和水果类：包括各类蔬菜和水果，应多摄入绿叶蔬菜，主要提供膳食纤维、维生素和矿物质等。

（3）高蛋白质类：包括大豆、坚果、奶类、畜禽肉蛋和水产品类，主要提供优质蛋白质。

（4）油盐类：植物油类主要提供不饱和脂肪酸，如橄榄油。食盐的主要成分为氯化钠，钠元素是人体维持正常生理功能所必需的物质。

（二）合理搭配

学龄儿童应养成不偏食、不挑食、不节食、不暴饮暴食的饮食习惯，做到每天摄入 12 种以上食物，每周摄入 25 种以上食物（烹调油和调味品不计算在内），保证所摄入食物在数量和质量上均衡、搭配合理。

平衡膳食算盘建议儿童每天摄入谷薯类 5～6 份，约 300～400 g，建议选择全谷类及杂豆类食物；蔬菜类 4～5 份，约 400～500 g，深色蔬菜最好占到一半以上；水果类 3～4 份，约 300～400 g，尽量选择多种多样的新鲜水果，果汁不能代替鲜果；畜禽肉蛋和水产品类 2～3 份，约 120～140 g，优先选择鱼和禽肉，鸡蛋不要丢弃蛋黄；大豆、坚果、奶类 2～3 份，推荐大豆和坚果摄入量 25～35 g，每日摄入 300 mL 以上液态奶；适量摄入油盐，培养清淡饮食习惯，少吃高盐和油炸食品。另外，图 4-2-2 跑步的儿童身挎水壶，围着操场跑步，表达了鼓励喝白开水、每天进行运动的积极活跃的生活习惯。

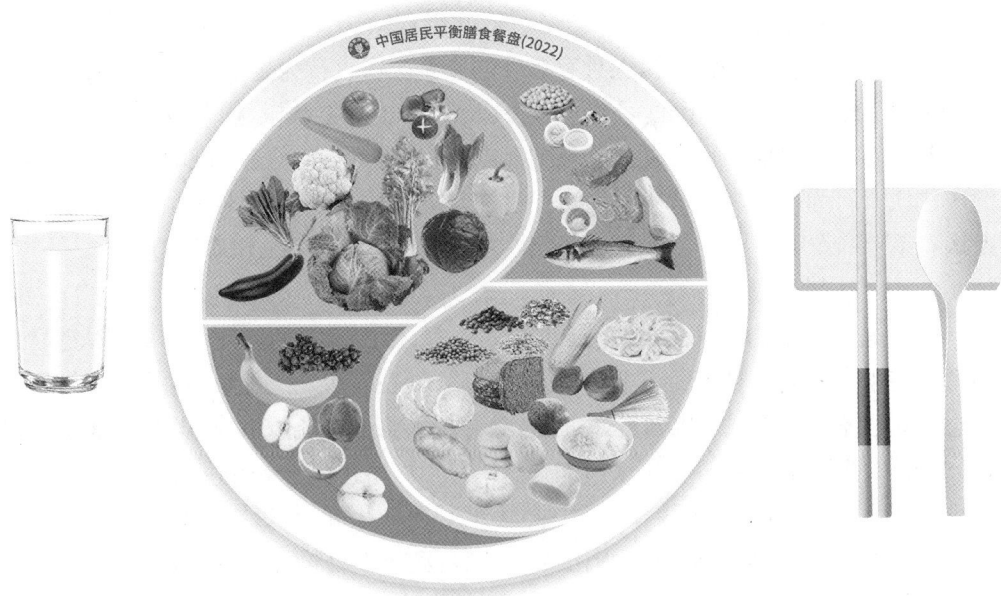

图 4-2-1　《中国居民平衡膳食餐盘（2022）》

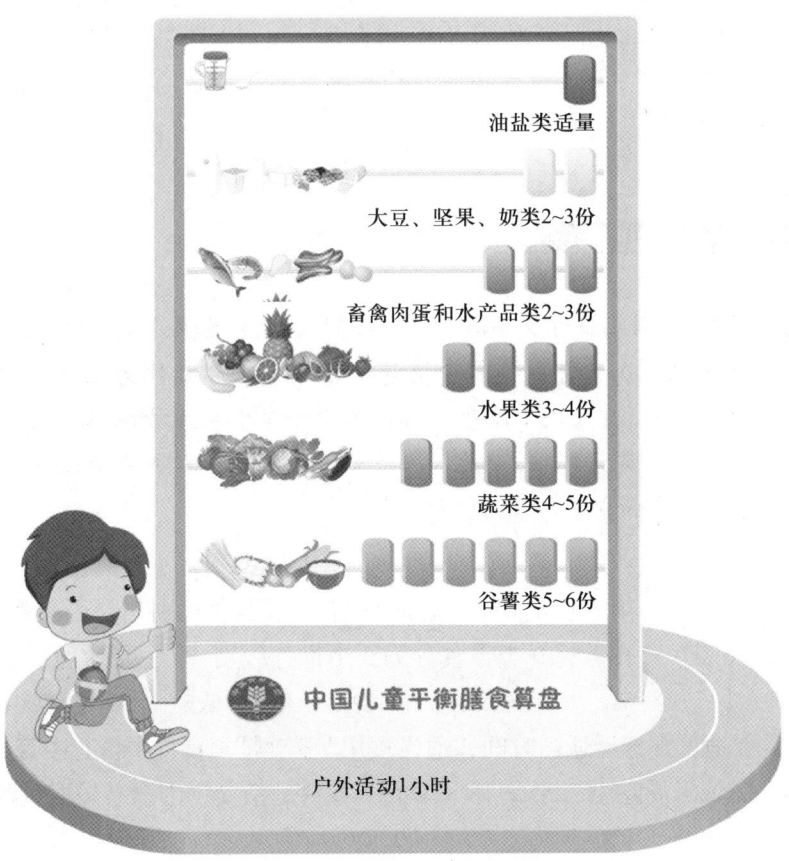

图 4-2-2　《中国儿童平衡膳食算盘》

二、饮食行为

饮食行为对我们的营养摄入具有重要的影响。饮食行为是指人们在有关食物和健康观念支配下所进行的摄食活动，包括摄入食物的种类、数量、频率、方式、食用地点等。儿童时期是体格和智力发育的重要时期，也是饮食行为培养和形成的关键时期。健康的饮食行为不仅为儿童生长发育提供充足的物质基础，也对促进儿童健康、预防疾病有重要的作用。儿童饮食行为主要集中在早餐、零食、饮品、快餐等方面。

（一）早餐与健康

早餐是一天中的第一餐，也是最重要的一餐，但由于时间紧、刚起床食欲差等原因常被忽视。我们的身体经历了一夜的睡眠后，处在一个缺乏能量，亟须补充营养的状态。如果不吃早餐或早餐营养不充足，会导致大脑缺少能量供给，影响思维能力和认知功能，使学习效率下降；长期不吃早餐会导致体能下降，影响免疫功能；不吃早餐也可能增加儿童超重、肥胖和高血压的发病风险。因此，儿童每天要吃好早餐。早餐中应含适量的谷类，以提供碳水化合物；应含动物性食物，如鸡蛋、奶类或豆制品，以提供优质蛋白质；还应有一定量的蔬菜和水果，以提供多种维生素和矿物质。

（二）零食与健康

根据《中国儿童青少年零食消费指南（2018）》的定义，零食是指非正餐时间食用的各种少量食物和饮料（不包括水）。零食是一日三餐之外吃的所有食物，不包括水。适当、适时、适量的零食可为儿童提供生长发育所需要的部分能量和营养素，补充正餐的营养不足。

认识儿童

研究发现，中国儿童青少年消费零食比例较高，以水果及其制品、奶类及其制品和焙烤类为主。儿童青少年零食消费率为60.6%，供能比为2.4%。零食消费特征可分为4种模式：模式1以每天只摄入中等量水果为特征，模式2以每天摄入少量水果和焙烤类为特征，模式3以每天只摄入少量水果为特征，模式4以每天摄入中等量奶类和少量水果为特征。[①]

《中国儿童青少年零食消费指南（2018）》根据零食类别与是否有利于健康绘制了扇面图（图4-2-3），将9类零食分为3个推荐级别，即"可经常食用""适当食用""限制食用"。其中，"可经常食用"零食是指低脂、低盐、低糖类食物，每天都可以吃，但需要适量并选择适当时间；"适当食用"零食是指食物中含有中等量的脂肪、盐或糖类，建议每周吃1～2次；"限量食用"零食是指食物中含有较高的糖、盐或脂

---

① 黄绯绯，张继国，李园，等.中国儿童青少年零食消费状况及其与超重肥胖的关联[J].中国学校卫生，2023，44（09）：1319-1323.

肪,有较多添加剂等,每周进食不能超过 1 次。该指南也列举了富含主要营养素的零食,见表 4-2-1。

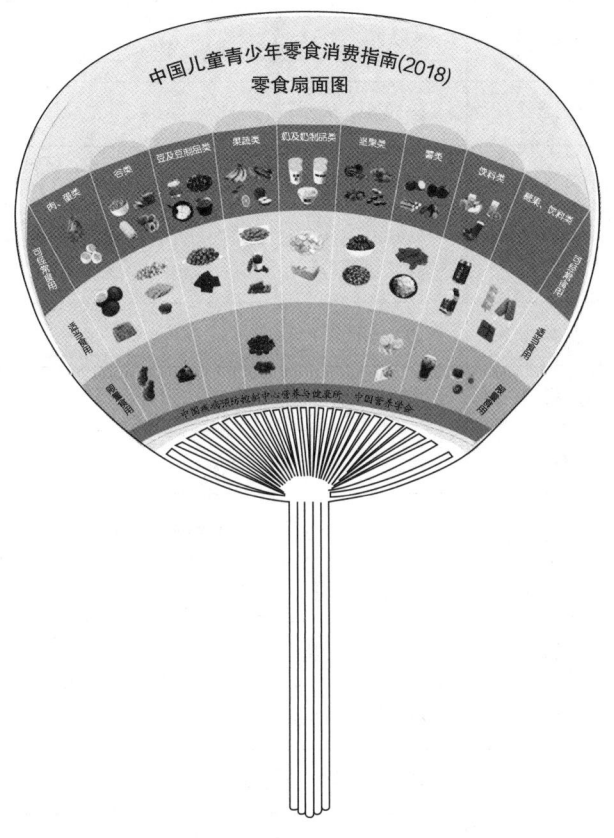

图 4-2-3　零食扇面图

表 4-2-1　富含主要营养素的零食举例

主要营养素	零食种类	
维生素 A	水果类	杧(芒)果、柑橘、金橘、木瓜、哈密瓜、西瓜、杏、枇杷
	蔬菜类	胡萝卜、番茄、樱桃番茄、南瓜
	奶及奶制品	鲜牛奶、纯酸奶、奶酪
	蛋类	鸡蛋、鸭蛋、鹌鹑蛋
	薯类	红心甘薯
维生素 E	坚果类	核桃、榛子、松子仁、杏仁、花生仁
	豆及豆制品	黄豆浆、黑豆浆
	水果类	樱桃、石榴、柑橘、柠檬、草莓、猕猴桃、大枣、沙棘
	蔬菜类	番茄

续表

主要营养素		零食种类
钙	奶及奶制品	鲜牛奶、纯酸奶、调味酸奶、果味酸奶、奶酪、奶粉
	蛋类	蛋黄
	豆及豆制品	非油炸的黑豆、青豆、蚕豆、豆浆、豆腐干、豆腐脑
	坚果类	核桃、山核桃、松子、花生、杏仁、腰果、榛子、开心果、芝麻、瓜子
	柑橘类水果	橘、柑橘、柠檬
膳食纤维	菌藻类	海苔
	谷类	全谷物、燕麦片、玉米
	水果类	枣、葡萄、苹果、猕猴桃、梨
	坚果类	核桃、葵花子、杏仁、花生
	豆及豆制品	黄豆、豆腐干
	薯类	红薯、马铃薯
锌	坚果类	松子、腰果、榛子、杏仁、核桃
	豆及豆制品	黑豆、黄豆、豆腐丝
	海鲜类	鱿鱼干、虾
	奶制品	奶酪
	蛋类	蛋黄
蛋白质	海鲜类	鱿鱼丝、烤鱼片、虾米、海米
	奶及奶制品	奶疙瘩、奶酪、奶片、鲜牛奶、原味酸奶
	肉及肉制品	牛肉干（粒）、牛蹄筋、酱牛肉、扒鸡、猪肉脯、卤鸡翅
	豆及豆制品	豆腐皮、青豆、兰花豆、豆腐干
	坚果类	南瓜子（炒）、葵花子（炒）、花生仁（炒）、扁桃仁、腰果
	菌藻类	牛肝菌、海苔
	蛋类	鸡蛋、鹌鹑蛋

　　学龄儿童是体格、心理和智力生长、发育及成熟的关键时期,也是饮食行为习惯形成的重要阶段。低年级儿童的饮食模式逐渐从学龄前期的三顿正餐、两次加餐向相对固定的一日三餐过渡,正餐食物摄入量有所增加。但由于饮食间隔时间较长,儿童容易产生饥饿感,加之学龄前饮食习惯的延续,容易产生零食消费需求,家长和教师要引导儿童树立科学的饮食观和健康观,指导儿童在不影响正餐的前提下合理选择、适时适度地吃零食,帮助儿童从小建立平衡膳食、合理营养的理念,养成良好的饮食习惯,促进其健康成长,终身受益。

(三)饮品与健康

　　儿童应选择健康饮品,减少含糖饮料的摄入。

1. 每天保证一定量的奶

　　奶制品营养丰富、全面,是学龄儿童优质蛋白质、维生素 B_2 和钙的良好来源。学龄儿童每天应摄入 300 mL 及以上液体奶或相当量的奶制品,如早餐一杯牛奶,午餐一杯酸奶,就达到一天至少 300 mL 的推荐量。睡觉比较晚的学生,可以在晚上 8:00 前喝一杯牛奶。酸奶应选择少糖的,奶酪应选择低盐的原制奶酪或蛋白质含量高、脂肪和钠含量较低的再制奶酪。乳糖不耐受的儿童,可选择酸奶、奶酪或者其他低乳糖产品,豆浆(植物性蛋白质)也可以作为一个理想的替代选择。成人可以将奶制品融入儿童的一日三餐中,如做双皮奶、燕麦牛奶粥、奶酪三明治等。

2. 足量饮水

　　学生每天应足量饮用干净卫生的白水,可以是白开水或矿泉水。轻度身体活动状态下的 6 岁儿童每天饮水不低于 800 mL;7～10 岁儿童每天饮水不低于 1 000 mL;11～13 岁男生每天饮水 1 300 mL,女生每天 1 100 mL;14～17 岁男生每天 1 400 mL,女生 1 200 mL。在天气炎热、大量运动、出汗较多时应适量增加饮水量。做到定时、少量、多次饮水,不要等口渴后才饮水,建议每次课间饮水 100～200 mL。

3. 不喝含糖饮料

　　多数饮料都含有添加糖,过量饮用含糖饮料会增加患龋齿、肥胖等疾病的风险,建议学龄儿童不喝含糖饮料,更不能用含糖饮料替代水。

　　选择饮料时应注意:① 选购时要看包装上的营养成分表,选择碳水化合物或含糖量低的饮料。② 喝完含糖饮料后要注意口腔卫生,用清水漱口。喝饮料后,可通过增加身体活动来消耗含糖饮料提供的能量,避免其在体内转化成脂肪。以一听含糖饮料(330 mL)为例,其所含能量约为 150 kcal,相当于一个 50 kg 体重的儿童跑步 30 分钟或快走 75 分钟所消耗的能量。虽然身体活动能消耗部分能量,但并不能完全消除含糖饮料带来的健康危害。

　　家长应充分认识到含糖饮料对健康的危害,并为孩子准备各种类型的白水,在家中不购买或少购买含糖饮料,自己也要给孩子做榜样,以身作则,不喝或少喝含糖饮料。学校应加强宣传教育,给学生提供充足、安全的饮用水,学校食堂和商品部不应销售含糖饮料。政府相关部门应限制针对儿童的含糖饮料营销活动,企业应逐渐减少产品中糖的含量,主动标识含糖量和警示标识。

4. 禁止饮酒和喝含酒精饮料

学龄儿童应充分认识饮酒对生长发育和健康的危害,18周岁前不尝试饮酒,不喝含酒精饮料。家长要避免在孩子面前饮酒,不要诱导孩子尝试,加强对儿童聚会、聚餐的引导,避免饮酒。学校和教师应开展饮酒有害健康的宣教活动,加强对学生的心理健康引导,任何人不得在学校和其他未成年人集中活动的公共场所饮酒。

《中华人民共和国未成年人保护法》规定,禁止向未成年人售卖烟、酒,学校周边不得设立烟、酒销售网点等。据此政府应加强执法力度,加强对含酒精饮料的管理,并普及酒类及含酒精的饮料应标示"儿童不饮酒"的警示标识。全社会应营造一种饮酒有害健康的氛围,包括健康危害和不良社会形象,以免学龄儿童模仿,家长、教师应自觉做到不尝试饮酒及不喝含酒精饮料。

（四）快餐与健康

快餐消费在国内外都比较普遍。快餐常含油炸食品,属于高盐、高糖和高脂肪的食物,经常食用可导致儿童超重肥胖、血脂异常、非酒精性脂肪肝、代谢综合征等。此外,反复高温油炸不仅可破坏食物中的营养素,还会产生如多环芳烃类、杂环胺类等致癌有毒物质,对儿童健康造成危害。儿童应尽可能减少快餐消费。

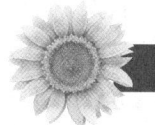

第三节　学校营养服务与食品安全

学校营养服务和食品安全工作是促进儿童青少年健康的重要保障。使学生成为"懂营养"的消费者,提供满足学生成长需要的营养和符合卫生标准的餐食是学校营养服务的主要内容。

一、学校营养服务

学校营养服务是促进儿童青少年健康的重要保障。学校营养服务的内容主要包括对学生进行营养教育、提供营养健康服务和支持性环境建设。

（一）营养教育

学校营养教育的总体目标是:使儿童青少年成为"懂营养"的消费者;能够将营养学的原则运用于生活中,能够对食物和进食行为做出选择;有改变营养环境的意识;能够对父母、兄弟姐妹、同伴和其他人行为产生影响。

学校营养教育多采用"健康促进学校"模式 和"全学校"模式,以营养课程、食育教育活动、课外活动、校园种植等丰富多彩的活动形式开展。比如:① 课程内容的交叉渗透（如，将食品和营养教育内容在相关的其他课程中讲述）；② 参观农场、食品厂、超市，开展学校营养健康活动日，设学校健康和烹饪俱乐部等；③ 开辟校园种植角。

学校营养教育的内容主要依据我国教育部相关政策和标准进行制定，并与现行《中国居民膳食指南》的营养健康信息内容一致。联合国粮食及农业组织的营养教育一般包括食物的性质、食物的获得和消费、食品、营养和健康之间的关系、健康膳食的组成和制作、预防食源性疾病、营养和环境之间的联系等内容。这些教育内容为开展健康教育提供了启示。

（二）营养健康服务

常见的营养健康服务形式包括：年度健康体检、提供营养午餐或早餐项目、补充微量营养素、驱虫、防控肥胖，为清洁饮用水、形成个人良好的卫生习惯提供的支持性条件等。学校常见的营养健康服务形式可以概括为如下几个方面：

1. 监测学生体质及健康状况

学校一般在当地教育、疾控和社区卫生部门的参与下，每年为学生至少进行1次体检，监测其生长发育和常见病状况，及时发现生长迟缓、超重肥胖及贫血等营养不良问题，为学校和家庭及时解决问题提供依据。此外，学校还要有有效的信息反馈系统，把体检结果通知儿童和家长。有条件的学校还建立了支持性学校保健系统，开展相应的健康咨询。

2. 实施学校供餐计划

在全球范围内，包括学生营养、食品安全、卫生等一系列问题引起了各国政府的空前关注，目前有 130 余个国家实施了营养改善计划，非洲等欠发达地区的学校也开展了驱虫、微量营养素（如铁和叶酸或多种维生素营养）补充项目。从某种意义上讲，许多国家都将学生营养改善工作视为一项增进公平、缩小社会差距的重要举措，视为衡量社会发展和进步程度的重要指标之一。

2011 年 10 月，我国正式实施"农村义务教育学生营养改善计划"，由国家出资160 亿元对 11 个集中连片特困地区和 3 个享受特殊政策的地区共计 699 个县的2 600 万学生提供校园餐，加上接受社会资助的 700 万学生，中国享用营养午餐的学生人数迅速升至世界第三，占全球总数的 1/10。我国制定了相关的学校供餐膳食营养标准和食品安全法规，并根据东、中、西部不同经济发展水平和学生年龄段，制定了相应的膳食指南。2022 年，为持续巩固营养改善计划试点工作成果，我国颁布《农村义务教育学生营养改善计划实施办法》，持续提升农村学生营养状况和身体素质，不断促进农村教育事业发展和教育公平。

很多国家或国际组织的研究都表明，实施学校营养计划或供餐计划不仅大大降低了学龄儿童的营养不良率，促进了儿童的健康成长，还明显改善了儿童入学率、出勤率、认知能力和学习成绩等教育指标，并让他们体会到了更多的社会关怀和社会责任。

3. 建设学校营养支持性环境

学校营养政策是支持性环境的主要内容，一般包括膳食营养标准、食堂建设和服务标准、学校供餐卫生要求等。比如，我国颁布了《农村义务教育学校食堂管理暂行办法》《学校食品安全与营养健康管理规定》《营养与健康学校建设指南》《关于加强学校食堂卫生安全与营养健康管理工作的通知》等文件。2022 年为进一步贯彻落实《中华人民共和国食品安全法》《学校食品安全与营养健康管理规定》《餐饮服务食品安全操作规范》的要求，我国还对学校校外供餐工作进行了规范，发布了《关于加强学校校外供餐管理工作的通知》。

除了政策之外，学校营养支持性环境还包括：提供合理的就餐时间、空间和桌椅，保证饮用水清洁，禁止校园内和校园周围摊点销售不健康饮食，提供洗手、如厕等卫生和体育锻炼的场地和设施等。其中，学校食堂供餐是营养改善计划的主要供餐模式，应特别引起注意。有关研究发现，对食堂建设进行干预，如对早餐食物的种类、饭菜的凉热等方面进行干预，对学生、学校营养改善具有积极的作用。

二、学校食品安全与卫生

学校食物中毒和食品安全问题严重影响儿童的健康与学校的稳定。小学生正处于旺盛的生长阶段，许多器官未发育成熟，细胞、组织对有毒物质十分敏感，某些食物或饮食习惯对成人安全，对儿童却有害。例如，儿童对铅污染具有吸收多、排泄少，骨骼铅易向血液、软组织移动等特点，儿童对铅的吸收率（约 50%）明显高于成人（低于 10%）。即使只吸收中等量的铅，对儿童健康也有较大危害。学校应重视儿童食品安全保障，提供专项的政策保障。

（一）学校常见食源性疾病

食源性疾病（也称"食物中毒"）是指食品中致病因素进入人体引起的感染性、中毒性疾病。学校食源性疾病成因复杂，致病因子主要有病毒、细菌、寄生虫、毒素、重金属以及有毒有害的化学物质等。微生物污染造成的食物中毒占比最多。学校最常见的食源性疾病包括：细菌性食物中毒，如沙门氏菌食物中毒、副溶血性弧菌食物中毒；化学性食物中毒，如误食农药污染的蔬菜引起的中毒；有毒动植物食物中毒，如摄入河豚中毒、摄入毒蘑菇中毒；真菌性食物中毒，如摄入霉变甘蔗中毒；等等。

食源性疾病的发病与特定食物有关，发病人员在相近的数小时内均食用过共同的食物，未食用者不发病，停止食用后不再有新发中毒者。进食后数分钟至数小时内就发病，发病人数呈爆发状。发病人员有相似的临床症状体征，最常见的是消化道症状，如腹痛、腹泻、恶心、呕吐。一般没有人与人之间的直接传染：食物中毒必然是进食了相同食物的人才会有共同的表现，同一区域范围内的人即使接触密切，但没有进食可疑食物的人必定不会得病。

一旦学校发生食源性疾病事件，应遵循相关法律法规，按规定进行处置：建立报告制度（2 小时内报告），对可疑食物进行销毁、封存等处理，迅速组织救治，配合调查和善后,尽早恢复正常的教学秩序,正确发布相关信息。

为避免食源性疾病的发生,首先,学校要加强学校食品卫生安全管理,依据《中华人民共和国食品安全法》、教育部的相关文件、学校卫生有关标准等展开工作。学校应尤其注意:不购买、不使用不合格的添加剂,不使用不安全的粮食、蔬菜和水果,不购买使用有害添加剂和肥料生产的奶类、肉类、禽类、蛋类和水产品,使儿童无法接触废弃的有害物质,不购买装有玩具、卡片等的儿童食品。

其次,要注意避免学生的危险进食行为。吃生的或不熟的动物性食物或其制品会增加患食源性疾病的危险;吃过期食品、发霉变质的食品、不新鲜和不洁食品是导致食物中毒的主要原因。学校应提醒学生做到:购买食物时,选择有产品质量安全标识的食品;购买食物认真查看生产日期、保质期等信息,不吃过期食品;选择新鲜和清洁卫生的食品,不吃发霉和不洁食物;选择清洁卫生的就餐场所就餐,不吃不卫生摊点制作的食品;不吃生的动物制品(蛋、海产品),生吃瓜果时要先洗后切。

(二)食品卫生

养成良好的卫生习惯,能避免很多健康问题。学校食堂或个人在食物加工过程中,应遵守世界卫生组织推荐的保证食品卫生的五个关键措施:

1. 保持清洁和个人卫生
(1)在接触食物之前要洗手,在制作食物过程中要勤洗手。
(2)上过厕所以后要洗手。
(3)用于制作食物的器皿表面和器具要清洗和消毒。
(4)保护厨房区和食物不受昆虫、害虫和其他动物的干扰。

2. 生熟分开
(1)将生肉、禽类和海产品与其他食物分开。
(2)用专门的器具(如:刀和案板)处理生鲜食物。
(3)用器皿贮存食物以避免生熟接触。

3. 加热完全
(1)把食物加热完全,特别是肉、禽类、蛋类和海产品。
(2)制作汤汁和炖煮的食物一定加热至沸腾,并确保它们的温度达到70 ℃。肉和禽类食物汤汁清亮,肉不呈现粉红色。
(3)熟食食用前要重新彻底加热。

4. 使食物保持在适宜的温度下
(1)不要将熟食在室温下放置超过2小时。
(2)食用后,立即将熟食和易腐烂的食物冷藏(最好在5 ℃以下)。
(3)在吃之前保持熟食滚烫(超过60 ℃)。
(4)即使是在冰箱里,也不要贮存食物过久。
(5)不要将冷冻的食物在室温下放置。

5. 使用安全饮用水和生鲜材料

（1）使用安全饮水，或将其处理至安全。

（2）选择新鲜和完整的食物。

（3）选用安全加工过的食物，诸如巴氏消毒奶。

（4）生吃水果和蔬菜要用清水洗净。

（5）不要吃过期食品。

习 题

一、填空题

1. 营养素是指＿＿＿＿＿＿＿＿＿＿＿＿＿＿＿＿＿＿＿＿＿＿＿＿＿＿＿＿＿。

2. 日常膳食应该包括四大类食物：＿＿＿＿＿、＿＿＿＿＿、＿＿＿＿＿、＿＿＿＿＿。

3. 世界卫生组织推荐的保证食品卫生的五个关键措施包括：＿＿＿＿＿＿＿＿，

＿＿＿＿＿＿，＿＿＿＿＿＿，＿＿＿＿＿＿，＿＿＿＿＿＿。

二、判断题

1. 牛奶和奶制品含有丰富的蛋白质和钙质，是儿童补钙的最好食物。（ ）

2. 红、黄、绿、橙等深色蔬菜比浅色蔬菜有营养。（ ）

3. 多喝含糖饮料容易造成肥胖和龋齿。（ ）

第四章
习题答案

三、简答题

1. 小学生常见不健康饮食行为包括哪些？如何预防？

2. 简要概括我国学校常见的营养健康服务。

第五章

防微杜渐：疾病与健康

常见病是儿童健康成长的危险因素之一。对于教师而言，了解不同常见病的主要表现、病因、流行特点和干预措施等，有利于常见病的早期识别和日常管理，从而促进儿童的健康成长。

- 内容结构图

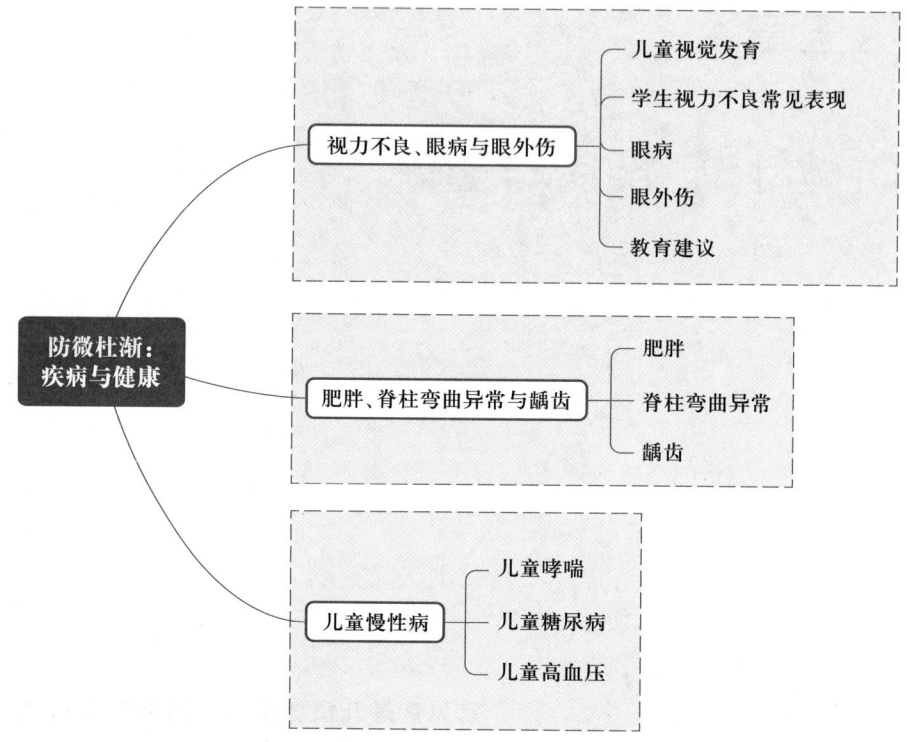

- 关键术语

　　视力不良、屈光不正、近视、远视、散光、斜视、弱视、远视储备、肥胖、脊柱弯曲异常、龋齿、慢性非传染性疾病、哮喘、糖尿病、高血压

- 学习目标

　　1. 掌握学生常见病的类型、概念与教育建议。

　　2. 熟悉视力不良、肥胖、脊柱弯曲异常、龋齿，以及儿童哮喘、糖尿病、高血压的主要表现。

第一节　视力不良、眼病与眼外伤

　　孩子们的健康成长关系祖国和民族未来,也是每个家庭最大的愿望和期盼。一直以来,党和国家高度重视儿童青少年身心健康。我国学生近视呈现高发、低龄化趋势,严重影响孩子们的身心健康。习近平总书记强调青少年近视防控是一个关系国家和民族未来的大问题,必须高度重视,不能任其发展。2018年,教育部等8部门联合印发《综合防控儿童青少年近视实施方案》,标志着儿童青少年近视防控工作上升到国家层面。

　　1990年颁布的《学校卫生工作条例》明确要求,应积极做好近视、弱视、沙眼、龋齿、寄生虫病、营养不良、贫血、脊柱弯曲、神经衰弱等学生常见病的群体预防和矫治工作。随社会经济发展生活水平提高、医疗条件改善、防控措施加强,目前我国儿童沙眼和蛔虫感染的发病率基本得到控制,城市学生蛔虫感染已很少能检测出;但近视的检出率居高不下,而且增速的峰值年龄提前。

一、儿童视觉发育

　　眼睛是"心灵的窗户",是人体的重要器官之一。儿童视觉发育具有一定规律,教师如果能够掌握儿童视觉发育的规律,提高儿童视力的保健意识,并能够在日常教学过程中,对儿童眼病早发现、早干预,有助于保障儿童的视力健康。

(一)视觉发育的规律

　　新生儿出生后,眼睛和视觉功能是逐步发育成熟的,0～6岁是眼球结构和视觉功能发育的关键时期。

　　新生儿刚出生时就对外界有视觉反应,但只有光感,形成的物象是模糊的,没有色彩。1～3个月婴儿开始具有注视与两眼固视能力,大多数婴儿的视觉逐渐发育并能平稳地跟随运动的物体。4～6个月婴儿的视网膜及其黄斑区[①]已初步发育,具有远近感觉,并建立立体感。7～12个月婴儿的两眼可以对准焦点,开始使用调节功能来使自己看清楚物体。1～3岁幼儿的视觉功能开始建立和完善,色彩视、双眼立体视、对比敏感视基本发育,可以达到成年人的70%的水平。随着体格的发育,儿童的视觉神经系统也在不断发展,走向成熟。

　　一般来讲,1岁儿童视力可达0.2,2岁视力可达0.4以上,3岁视力可达0.5以上,4岁视力可达0.6以上,5岁及以上视力可达0.8以上。

---

① 黄斑区位于视网膜中央,是视力最敏感区。

（二）屈光发育的规律

新生儿出生时眼球近乎球形，眼球小、眼轴短，物体成像在视网膜后，处于远视状态。在生长发育过程中，眼球逐渐增大、眼轴前后径逐渐变长，生理性远视逐渐减少，直至眼球发育完全，物体成像在视网膜上，儿童的视力逐渐发育为正常视力，达到正视状态，这个过程就称为正视化过程。而达到正视状态之前的远视状态，不会影响视力正常发育，属于生理性远视，是一种远视储备，可理解成"为对抗发展为近视"的缓冲区。[1]

二、学生视力不良常见表现

随着社会经济水平的发展，学生视力不良的发病率不断增加，是学生眼健康面临的重要挑战之一。导致儿童视力不良的因素有很多，其中屈光不正是主要原因。

（一）近视

近视是以视近物清楚，视远物模糊为主要表现的眼病。人眼看见物体，是一个复杂的过程。眼睛就像一台照相机，如果照相机的镜头损坏，即人眼屈光成分不正常，光线就无法聚焦在视网膜上，会影响成像，这就是屈光不正。平行光线经屈光系统聚焦在视网膜之前即为近视，聚焦在视网膜之后则为远视；平行光经过屈光系统后不能形成一个焦点，出现视物不清或者物像变形的现象，这种屈光状态被称为散光（图5-1-1）。

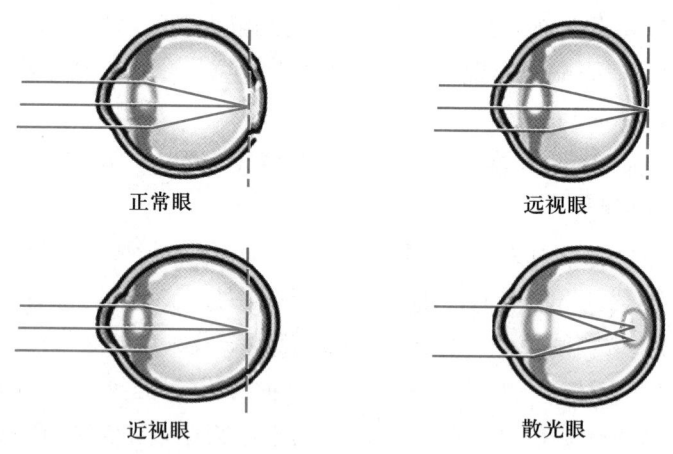

图 5-1-1　人眼的屈光不正情况

屈光不正中，近视是最常见的影响儿童视力的原因，我国近视率在全球位居前列，并且随着社会经济发展和知识性竞争加剧，这一数字仍在不断攀升，并呈现低龄化（发病年龄提前）、重度化（高度近视增多）发展趋势。近视已成为危害我国儿童身心健康的重要公共卫生问题之一。

①　何鲜桂，李仕明．重视远视储备应用　促进近视预防关口前移[J]．中国学校卫生，2024，45（07）：913-917。

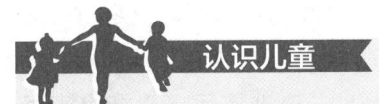
认识儿童

根据国家卫健委 2021 年 7 月发布的数据：2020 年，我国儿童青少年总体近视率为 52.7%，其中 6 岁儿童为 14.3%，小学生为 35.6%，初中生为 71.1%，高中生为 80.5%。

小学阶段近视率攀升速度较快——从小学一年级的 12.9% 快速上升至六年级的 59.6%。平均每升高一个年级，近视率增加 9.3 个百分点。幼儿园和小学是我国近视防控重点年龄段。

I. 近视的常见表现

近视的儿童往往存在一些异常表现，如果早发现，及时干预，可以降低近视发生的风险。

（1）看远模糊：儿童可能会反映看不清教室黑板上的字迹，或常常抱怨屋子里的光线太暗，以及在看远处后低头看近，或看近处物体后抬头看远时，出现短暂的视物不清的现象。

（2）看远处时经常眯眼：眯眼时上下眼皮可以遮挡部分瞳孔，形成"小孔效应"，这样可短暂提高视力。

（3）写作业眼睛经常贴得近：儿童写作业或看东西时，眼睛总是离书本很近，或者他们反映看书时感觉字迹有重影、浮动不稳，这些都可能是近视的表现。

（4）频繁眨眼：频繁地眨眼在一定程度上可以缓解视物不清的症状，暂时提高视力，所以在感到看不清物体的时候，儿童会不自觉地频繁眨眼。

（5）经常皱眉：一些近视的学生有皱眉的习惯，这也是他们试图改善视力的一种方式。

（6）经常歪着头看物体：歪着头看物体可以减少散射光线对视力的影响。

2. 近视的预防

如果近视在较小的年龄发生，度数会随着生长发育不断加深，若不能有效控制，儿童容易发展成高度近视。高度近视会增加其他眼病的发病风险，如白内障、青光眼、视网膜脱离、黄斑变性等，对视力造成严重伤害，存在致盲的风险。预防近视，需要做到以下几个方面：

第一，目前户外活动是预防近视发生最有效、经济、科学的手段。建议儿童每天日间户外活动不少于 2 小时，或者每周累计 14 小时以上。首先，这可能与光照强度有关，户外自然光照强度比室内光照强度高数十倍；其次，户外光照能够刺激眼球产生多巴胺，能够有效控制眼轴增长；最后，户外环境开阔，视物景深加深，这种情况下近视不易发生发展。

第二，不正确的读写姿势可能会导致近视的发生。近距离读写时，眼睛越靠近物体,睫状肌需要使用的力量就越大,如趴着看书时,眼、书之间的距离可能只有 10 cm,睫状肌调节使用的力量约是坐正情况下的 3 倍,因此眼睛更容易疲劳。不正确的读写姿势还容易引起驼背,影响身体健康发育。所以要帮助儿童选择适宜的桌椅高度,保持良好读写坐姿。正确的读写姿势是"一拳、一尺、一寸"(图 5-1-2),一拳是指儿童的身体和桌子边缘保持一个拳头的距离,一尺是指眼睛和桌面保持一尺(约 30～40 cm)的距离。正确的握笔姿势是笔杆与纸面的角度在 40°～45°;握笔的拇指与食指相对,与笔尖距离约一寸(约 3 cm),此时儿童坐正时,眼睛能看到笔尖。

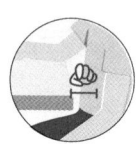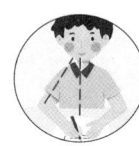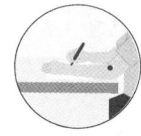

图 5-1-2 用眼卫生

第三,儿童需要控制视屏类电子产品使用时长,减少非学习目的的视屏类电子产品使用。使用视屏类电子产品时,尽量选择大尺寸的屏幕,保持 50 cm 以上的注视距离。尤其是低龄儿童,更要严格控制其视屏类电子产品使用时长。

第四,儿童阅读和书写的环境非常重要,环境的采光照明要科学,学习场所要保证充足的光照亮度。光线不足时,应通过台灯辅助进行双光源照明,台灯应摆放在写字手的对侧前方,避免眩光。

第五,控制持续阅读和书写的时间。小学生每次连续读写不超过 30 分钟,可根据"30～10"原则进行休息,持续读写 30～40 分钟,休息 10 分钟。

第六,儿童需要养成规律、健康的生活方式,注意营养均衡、食物多样,多吃水果蔬菜,少吃甜食和油炸食品。良好的睡眠能够保证眼睛得到充分休息。小学生应保证每天 10 小时以上睡眠。

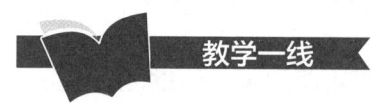

在小学阶段开展近视防控健康教育的教学建议

1. 开展近视防控相关健康教育课程和活动,比如演讲比赛、黑板报、情景剧等,帮助学生树立"每个人是自身健康的第一责任人"的意识。

2. 教师可选择"护眼小卫士""护眼小达人"等激励形式,鼓励学生自我管理、自我监督。

(二)弱视

弱视是我国儿童常见的一种视觉发育相关疾病,是儿童视力障碍的主要原因。

弱视患病率1%~5%。弱视大部分可以治愈,年龄越小、发现越早,治疗效果越好,6岁之后较难治疗。

1. 弱视的类型

若视觉发育过程中出现单眼斜视、严重远视、近视和散光、双眼屈光度数相差太大或先天性白内障、上睑下垂等疾病,可能会引起儿童视力发育障碍。当单眼或双眼最佳戴镜视力低于相应年龄的视力,或双眼视力相差2行以上,视力较低眼则被称为弱视。[①]

弱视有四种类型,分别是斜视性弱视、屈光参差性弱视、屈光不正性弱视和形觉剥夺性弱视。斜视性弱视是由于单眼斜视形成的弱视;屈光参差性弱视是由于两眼屈光度数相差较大导致的;屈光不正性弱视是由高度远视或者近视却未及时矫治而导致的;形觉剥夺性弱视是由先天性白内障、角膜混浊等疾病或先天性上睑下垂、不适当的遮盖等导致形觉剥夺而引起的弱视。

2. 弱视的常见表现

如果是单眼斜视引起的弱视,在日常生活中家长和教师比较容易观察到,但是由远视、散光或者屈光参差等引起的弱视,往往会因为无特殊的异常表现而被忽视,需要通过定期的视力检查、屈光筛查和眼位检查才能发现。日常生活中如果教师观察到儿童有看东西眯眼、歪头斜眼视物、手眼协调差、走路易摔倒等表现,应建议学生及时去医院检查。

3. 弱视的治疗

弱视治疗越早,效果越好,所以一旦确诊弱视,应立即治疗。另外,需要注意的是,弱视治愈后可能复发,治愈后仍需追踪观察2~3年。单眼弱视的儿童还需遮住视力比较好的眼睛,以有效促进弱视眼的视觉刺激。另外还可以通过辅助视觉训练来提升弱视眼的视力水平,包括穿针、穿珠子等精细视觉训练。

（三）斜视

斜视表现为视物时眼睛的位置发生偏斜,如两眼不能同时注视目标,当眼睛注意一个物体时,会把一个物体感知为两个物像,出现复视。斜视是目前儿童最常见的眼科疾病之一,居儿童眼病患病率的第三位,仅次于近视及弱视。斜视与视觉发育、双眼视觉功能和眼球运动功能密切相关,斜视除了影响美观外,还会导致弱视及立体视不同程度的丧失,影响成年后职业的选择。

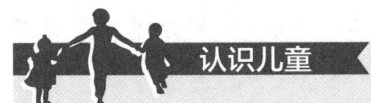
认识儿童

斜视患病率约3%。其中出生后6个月内先天性内斜视患病率为1%~2%,人群中先天性内斜视患病率为0.1%。

① 中华医学会眼科学分会斜视与小儿眼科学组,中国医师协会眼科医师分会斜视与小儿眼科学组. 中国儿童弱视防治专家共识:2021年[J]. 中华眼科杂志,2021,57(05):336-340.

1. 斜视的危害

首先，斜视会影响儿童的双眼视觉，儿童长期习惯一只眼注视，另一只眼可能出现废用性视力下降或停止发育，导致斜视性弱视，影响儿童视力水平。

其次，斜视儿童注视目标时只有一个眼睛注视，另一个眼睛偏向目标外，这样会导致儿童立体视觉功能差，不能精确判断物体的位置和距离。成年后仍有斜视问题的学生职业选择会受限，如无法从事医生、飞行员这类需要良好立体视配合操作的工作。

再次，斜视儿童常常喜欢歪着头看东西，时间久了，容易引起视疲劳，导致异常头位或斜颈、面部发育不对称，影响颈椎发育，出现斜颈和脊柱病理性弯曲等。

最后，由于斜视带来的形象问题，可能会使儿童出现社交恐惧、焦虑和抑郁情绪，长此以往，可能会影响儿童日常学习和生活。

2. 斜视的表现

早期斜视的症状虽不明显，但教师如果平时注意仔细观察是能够发现这些异常现象的。

当学生的眼睛有斜视问题时，为了做到将物体看正：头会经常歪向一边看；眼睛总会看向其他地方，往往会给人一种注意力不集中的感觉；在阳光下常闭着一只眼，总出现摔跤等情况。

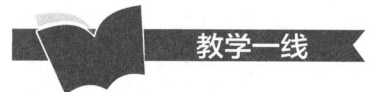

教学一线

简单的斜视自测：

（1）教师和学生处于面对面的位置，距离 33 cm 左右，教师手持一个手电筒水平照在学生两眼正中央的鼻梁处，让学生盯着光源，此时光源在两只眼睛上各出现一个反光点。如果反光点处于瞳孔正中，即可初步判定无斜视；若反光点没有出现在瞳孔正中，而是内侧、外侧或者偏上下，则有可能存在斜视，需要学生前往专业医疗机构进一步检查。

（2）教师可以将笔帽放在桌上，让学生从高处将笔插入。因为斜视学生判断空间位置的能力一般都比较差，如果学生有斜视的话，完成这项任务可能会存在困难。

3. 斜视的预防

第一，预防斜视要从小抓起，教师与家长要注意仔细观察儿童的眼睛发育和变化，关注儿童的眼部卫生和用眼卫生情况。

第二，帮助儿童养成良好的用眼习惯，督促儿童不躺着看书，不长时间看电视、打游戏机与玩电脑，不看三维立体图等；为儿童营造良好的灯光照明环境，光线不能太强或太弱,书本印刷要清晰。

第三,对有斜视家族史的儿童,即使暂时没有斜视现象,也要定期让眼科医生检查,看看有无远视或散光。

第四,儿童看电视时,除注意与屏幕保持一定距离外,也要注意不能让儿童每次都坐在同一位置上,尤其是斜对电视的位置,应时常左、中、右交换座位。因为儿童为了看电视,眼球总是往一个方向看,头也会习惯性地向一侧偏斜。时间久了,儿童的眼肌发育和张力就不一样,失去了原来调节平衡的作用,一侧肌肉总是处于紧张状态,另一侧则松弛,这样斜视的风险会增加。

三、眼病

(一)红眼病

红眼病是由细菌或病毒引起的急性传染性结膜炎,主要表现为眼睛发红、痒、疼痛、眼内有异物感、怕光、流泪、有分泌物。

红眼病多发生于夏秋季节。感染途径包括:接触红眼病患者用过的毛巾、脸盆、水龙头、门把手、车拉手、游泳池的水、公用的玩具等。为切断红眼病传染途径,平时要注意个人卫生,勤洗手、勤洗脸,不和他人共用毛巾手帕、脸盆,不用脏手或衣袖揉眼睛。

一旦怀疑儿童得了红眼病,教师要建议家长及时带儿童去看医生。儿童如确诊应暂时在家休息,注意避光。最好不要外出,不去公共场所,如游泳池、影剧院、商店等,避免传染。局部使用滴眼液点眼,一般7~14天就能恢复正常。多数类型的结膜炎治愈后不会遗留并发症。

(二)干眼症

干眼症是由眼表泪膜的质或量异常造成的结膜、角膜上皮不能维持正常功能的一种情况。常见症状包括眼睛干涩、容易疲倦、眼痒、异物感、灼热感、眼屎多,对外界刺激很敏感(怕风、畏光等);严重时眼睛会红肿、充血,出现角结膜病变,并影响视力。

缓解干眼症的症状需要保持良好的用眼习惯,避免过度用眼,尽量不戴或少戴隐形眼镜,少接触空调及烟尘环境,减少使用电脑、手机等电子产品的时间。干燥季节,房间里使用加湿器增加一些湿度也有助于缓解干眼。教师和家长要提醒儿童在学习过程中要注意定时让眼睛休息,因为注意力很集中的情况下,眨眼次数会明显减少,这样就增加了泪液蒸发,减少了泪液对眼表组织的滋润,所以看书20分钟左右就要闭上眼睛,休息一下。症状不易缓解时,可使用无防腐剂的人工泪液来缓解眼部的干涩。切记不能乱用眼药水,因为有些眼药水含有防腐剂,不恰当地使用反而会对眼表产生损害。儿童出现明显干眼症的症状应该到医院检查,严重的干眼症还需要在补充泪液的基础上配合治疗眼表炎症和睑板腺功能异常。

（三）倒睫

倒睫是儿童较常见的眼病，睫毛向后方生长并接触眼球即为倒睫。正常情况下，睫毛从眼睑边缘向前生长，并一定程度地向上弯翘，能够起到遮挡和防止外界异物接触眼珠的作用。倒睫主要是由先天性睑内翻、下眼睑皮肤及皮下轮匝肌组织肥厚并向眼球方向堆积、睫毛推向眼球导致的。

倒睫患儿由于睫毛触碰、摩擦到眼睛的角膜、结膜，会出现畏光、眨眼频繁、流泪、异物感、眼红、分泌物增多等症状。睫毛长时间摩擦可能引起角膜表面的上皮细胞损伤，甚至出现角膜炎或结膜炎，严重者可能引发角膜血管翳、角膜斑翳、角膜白斑等问题，从而影响儿童的视力。

患有倒睫的儿童如果年龄小，睫毛比较柔软，倒睫的数量少，检查发现对角膜和结膜的刺激不严重，没有引起明显的角膜上皮损伤时，可以暂时采取保守治疗并观察；角膜上皮出现轻微改变的倒睫患儿，可以使用保护性的眼药水或眼药膏，预防感染和促进角膜上皮愈合；如果倒睫严重，儿童明确存在畏光、流泪、眼红、分泌物增多等相关症状，要及时就诊，由眼科医生进一步明确诊断及评估严重程度，依据病情程度制定随访及治疗方案，甚至需要进行倒睫矫正手术。

四、眼外伤

眼外伤是视力受损的主要原因，是单眼致盲的首要原因。由于眼的位置暴露，儿童眼外伤很常见，儿童眼外伤应引起成人极大的重视。任何因素引起的眼睛结构和功能的伤害统称为眼外伤。具体而言，可分为眼钝挫伤、眼穿通伤、眼异物伤和眼部烧伤等。

（一）眼钝挫伤

眼钝挫伤是指机械性钝力直接伤害眼部造成的眼组织损伤。球类运动、跌倒、车祸等是眼钝挫伤的常见原因。受伤后，应立即冷敷眼周，减轻出血，24小时后改为热敷，促进淤血吸收。若受伤后，眼眶变黑或视物模糊，可能是眼球内出血或其他伤害，应立刻去医院就诊。

（二）眼穿通伤

眼穿通伤是因锐器的刺入、切割造成的眼球壁全层裂开，可能伴有眼内损伤，以针、笔、刀刺伤等较为常见。受伤后，严禁用水冲洗伤眼或涂抹任何药物，有条件时可在伤眼上加盖清洁的辅料，用绷带轻轻缠绕包扎，严禁加压。受伤后应迅速送往医院。

（三）眼异物伤

眼异物伤是异物进入眼睛引起的眼球损伤。异物以铁质磁性金属、沙子、碎石、毛发等较为常见。受伤后，不可用手揉眼睛，先闭上眼睛，在泪液较多时滴入眼药水之后眨眼数次，异物可能随着泪液或眼药水冲洗出眼外。如症状不消失，应立即就医。

（四）眼部烧伤

烧伤包括热烧伤、化学物质烧伤。比如,果酸、碱等化学物质溅入眼睛,或者被火焰灼伤。受伤后,应立即用手指将眼皮撑开,用大量清水冲洗,至少持续10～15分钟,同时反复开闭伤眼,尽可能转动眼球,冲洗后立刻就医。

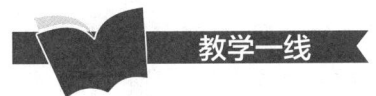

教师要注意观察和识别学生眼部疾病的危险信号:

1. 眼睛一直疼,并且伴随眼睛发红和分泌物增多,可能存在明显干眼症或某些感染。

2. 眼睛一直有异物感,并且眨眼频次很高,可能有倒睫问题或异物进入眼睛的情况。

3. 突然看东西喜欢往前凑、视物距离过近、眯眼、频繁揉眼,可能是视力下降、近视早期的表现。

4. 畏光或双眼大小明显不一致,提示视力异常或眼病。

5. 眼位偏斜、总是歪头视物,部分可能为学生的不良习惯,部分可能为屈光不正或者斜视。

6. 双眼球出现不自主的、有节律的转动,也就是眼球震颤,提示视力可能较差。

五、教育建议

眼健康是影响儿童身心健康的重大公共卫生问题之一。学校作为儿童教育的主阵地,是儿童眼健康工作不可缺失的一环。及早发现儿童眼部异常,预防可控制眼病的发生发展,保护和促进儿童视功能的正常发育,是每一位教师需要关注的。具体而言,有以下几点建议:

1. 关注学生用眼负担,统筹做好课业安排

倡导科学教学,减轻学生学业负担;严格依据国家课程方案和课程标准组织安排教学活动。

2. 关注学生用眼环境,促进学生养成良好用眼习惯

第一,关注并配合改善学生视觉环境,保证教室光照环境适宜。

第二,根据学生身高定时调节课桌椅高度;根据座位视角、教室采光和学生视力变化情况,定时调整学生座位。

第三,监督学生认真执行每天上下午各1次眼保健操,做眼保健操之前提醒学生注意保持手部清洁卫生,协助学生准确找到穴位,正确做眼保健操。

第四,教会学生正确掌握执笔姿势,督促学生端正坐姿,监督并随时纠正学生不良读写姿势,提醒学生遵守"一拳、一尺、一寸"要求;指导学生科学规范地使用电子

产品,教学和作业不依赖电子产品。

第五,组织和督促学生在课间时到室外活动或远眺,防止学生持续疲劳用眼;实施寒暑假学生体育家庭作业制度,督促检查学生完成情况。

3. 提高学生健康意识,学会辨别异常情况

向学生讲授保护视力的意义和方法,提高其主动保护视力的意识和能力;发现学生出现看不清黑板、经常揉眼睛等现象时,要了解其视力情况,告知家长及时带学生到眼科检查;做好学生视力不良检出率、新发率等数据的报告和统计分析,配合医疗卫生机构开展视力筛查工作。

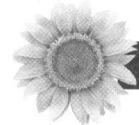

第二节　肥胖、脊柱弯曲异常与龋齿

近些年来,随着社会经济的快速发展、生活水平的提高以及生活方式的改变,儿童体育锻炼、户外活动、家务劳动等身体活动时间明显不足,屏幕时间不断增加,不良的饮食行为、不平衡的膳食结构较为常见,肥胖、脊柱弯曲异常、龋齿成为影响儿童身体和心理健康的常见病。

一、肥胖

肥胖是在遗传和环境因素的交互作用下,因长期能量摄入超过能量消耗,导致体内脂肪积聚过多,体脂百分比明显超出正常范围,从而危害身体健康的一种慢性代谢性疾病。世界卫生组织将肥胖定义为一种因脂肪堆积而导致的身体不适的疾病。

肥胖作为一种疾病,是诱发多种慢性病的危险因素。肥胖不仅会影响儿童青少年健康,更可能影响全生命周期。儿童肥胖与心血管疾病、代谢综合征、2 型糖尿病、非酒精性脂肪肝、早期动脉粥样硬化、阻塞性睡眠呼吸暂停、骨骼关节损伤、黑棘皮病、青春期发育提前等有关。肥胖儿童常出现对自己的身材不满、自尊心低、焦虑、抑郁、饮食功能紊乱、社交障碍等心理行为问题。

党的十八大以来,国家和各相关部委陆续出台了《"健康中国 2030"规划纲要》《中国儿童发展纲要(2021—2030 年)》《中国防治慢性病中长期规划(2017—2025 年)》等政策文件,均对儿童肥胖防控做出了重要指示。国家卫健委等六部委于 2020 年发布了《儿童青少年肥胖防控实施方案》,进一步部署儿童青少年肥胖防控工作,并针对全国各省、自治区、直辖市儿童青少年肥胖高、中、低三个流行水平地区提出了防控要求和 2030 年的预期目标。

（一）肥胖的流行特点

据世界卫生组织报道,1975—2016 年,每个国家的儿童青少年的肥胖率都在

增加。1975 年全球 5～19 岁儿童青少年超重或肥胖率为 4%，2016 年超重或肥胖率大幅上升至 18%，2016 年有超过 3.4 亿儿童青少年为超重或肥胖。肥胖在全球范围内广泛流行，已经是影响儿童青少年本身以及成年期健康的重要公共卫生问题。

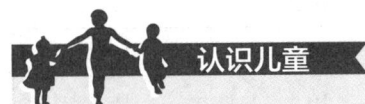

认识儿童

　　2019 年中国 7～18 岁儿童青少年超重检出率为 13.9%，肥胖检出率为 9.6%，城市超重与肥胖检出率高于乡村（分别为 25.4%、21.5%），男生高于女生（分别为 28.4%、18.4%）（均 $P<0.001$）。2019 年各省份超重与肥胖检出率差异较大，检出率最低为广东（12.2%），最高为山东（38.9%），高发区主要集中在华北和东北地区。中国 7～18 岁儿童青少年的超重与肥胖检出率由 1985 年的 1.2% 增长至 2019 年的 23.4%；仅肥胖检出率由 1985 年的 0.1% 增长至 2019 年的 9.6%。城市男生、城市女生、乡村男生和乡村女生的超重与肥胖检出率分别由 1985 年的 1.3%、1.5%、0.5% 和 1.6% 增长至 2019 年的 31.2%、19.4%、25.6% 和 17.4%。[①]

　　总体来说，我国儿童超重、肥胖的流行呈现以下几个特点：（1）超重率、肥胖率呈现不断上升趋势，超重率高于肥胖率；（2）男生超重率、肥胖率高于女生，城市儿童超重率、肥胖率高于乡村，乡村儿童肥胖率增长速度快于城市；（3）社会经济水平高的地区的儿童超重率、肥胖率高于社会经济水平低的地区；（4）婴儿期与学龄前期是肥胖高发阶段；（5）儿童早期肥胖以轻度为主，但随着年龄增长，中度、重度肥胖逐渐增多。

（二）肥胖的分类及筛查

　　从肥胖发生原因来看，肥胖分为继发性肥胖和原发性肥胖，儿童多数肥胖为原发性肥胖。原发性肥胖，又称为单纯性肥胖，其发生与遗传以及饮食、身体活动、生活方式等环境因素等有关；继发性肥胖，是由明确的疾病引起身体神经 - 内分泌功能失调导致的身体脂肪积聚的肥胖。

　　从脂肪积聚的分布位置来看，肥胖可分为腹型肥胖和周围型肥胖。腹型肥胖也称为"苹果形体型"，过多积聚的脂肪主要分布在躯干和腹内，体现为内脏脂肪积聚较多。周围型肥胖也称为"梨形体型"，过多积聚的脂肪主要分布在四肢及皮下，体现为下半身脂肪积聚较多。

　　2018 年，我国发布《学龄儿童青少年超重与肥胖筛查》行业标准，见表 5-2-1。

---

　　① 董彦会，陈力，刘婕妤，等 . 1985—2019 年中国 7~18 岁儿童青少年超重与肥胖的流行趋势及预测研究［J］. 中华预防医学杂志，2023，57（04）：461-469.

表 5-2-1   学龄儿童青少年超重与肥胖筛查的 BMI 界值

单位：kg/m^2

年龄 / 岁	男生		女生	
	超重	肥胖	超重	肥胖
6.0～	16.4	17.7	16.2	17.5
6.5～	16.7	18.1	16.5	18.0
7.0～	17.0	18.7	16.8	18.5
7.5～	17.4	19.2	17.2	19.0
8.0～	17.8	19.7	17.6	19.4
8.5～	18.1	20.3	18.1	19.9
9.0～	18.5	20.8	18.5	20.4
9.5～	18.9	21.4	19.0	21.0
10.0～	19.2	21.9	19.5	21.5
10.5～	19.6	22.5	20.0	22.1
11.0～	19.9	23.0	20.5	22.7
11.5～	20.3	23.6	21.1	23.3
12.0～	20.7	24.1	21.5	23.9
12.5～	21.0	24.7	21.9	24.5
13.0～	21.4	25.2	22.2	25.0
13.5～	21.9	25.7	22.6	25.6
14.0～	22.3	26.1	22.8	25.9
14.5～	22.6	26.4	23.0	26.3
15.0～	22.9	26.6	23.2	26.6
15.5～	23.1	26.9	23.4	26.9
16.0～	23.3	27.1	23.6	27.1
16.5～	23.5	27.4	23.7	27.4
17.0～	23.7	27.6	23.8	27.6
17.5～	23.8	27.8	23.9	27.8
18.0～	24.0	28.0	24.0	28.0

（三）教育建议

儿童肥胖的防控应坚持"预防为主"，并建立以学校—家庭—社区为主的防控网。具体而言，有以下建议。

1. 改善饮食习惯

养成良好的饮食习惯，不偏食、不挑食，少食或不食垃圾食品，将高脂、高糖类食物列为限制性食品，保证膳食均衡，合理摄入各类营养物质。超重或肥胖儿童每天都应吃早餐，减少在外就餐，减少西式快餐、油炸食品、碳酸饮料、高能零食等的摄入，增加谷物和蔬菜的摄入，减少动物性脂肪的摄入。

2. 加强体育活动

除减少能量的摄入外，加快能量的消耗也是干预肥胖的有效手段：中等强度的有氧运动（跳绳、游泳、长跑等）是目前公认的、最常用的减脂运动；学校应重视体育锻炼场地的建设与器材的投入，满足学生体育锻炼需求；鼓励学生参与各项体育锻炼活动，努力提升学生对体育活动的兴趣爱好。家长也要改变孩子久坐不动的习惯，合理安排孩子做作业的时间，做到劳逸结合；注重睡眠，小学生最好每日睡眠时间达到 10 小时以上。

3. 重视心理健康问题

对于处于超重或肥胖的学生，教师要给予更多的关注，减少同学对超重或肥胖学生的歧视。教师和父母需要观察学生在学校和在家庭中的行为表现和情绪变化，为学生建立减重目标，监督学生落实，及时对学生减重的成果给予鼓励。

4. 加强健康教育

学校对学生及家长进行健康教育，纠正其"小胖墩是一种健康的状态"的错误观念，提高家长对肥胖的认知，科学育儿，都是预防儿童肥胖的重要手段。

二、脊柱弯曲异常

脊柱是人体的中轴和支柱，有负重和承载的功能，可以将来自头和躯干的荷载传达至骨盆。从脊柱的功能来看，虽然相邻两椎体的活动范围有限，但是其链状的整体结构使得脊柱在运动中不仅可以保持稳定，还可以随着体位调整及运动负荷强度、负荷量的变化而变化，呈现出较大的形变，以适应运动的需求。

脊柱弯曲异常是儿童主要健康问题之一，教育部已将其纳入学生常见病监测系统，并将预防学生脊柱弯曲、培养学生正确的坐立行姿势统筹纳入学校健康教育。

认识儿童

目前，儿童脊柱弯曲异常明显增加，特别是在初中阶段最常见。国家卫健委组织的 2019 年全国学生常见病和健康影响因素监测与干预结果显示，中小学生总的脊柱弯曲异常检出率为 2.8%，初中、高中阶段增长更快。主要原因可能与初中和高中阶段儿童青少年的身高增长基本接近尾声有关，这个时期主要以脊柱增长为主。目前，儿童青少年体育锻炼相对比较缺乏，固定脊柱正常生理弯曲两侧的肌肉力量不足，再加上坐姿、站姿不正确，容易造成脊柱弯曲异常。

（一）脊柱弯曲异常的常见表现及危害

脊柱弯曲异常是指脊柱弯曲超出了正常生理范围的异常。正常条件下，人在直立时，脊柱受身体的重力作用和肌肉、韧带的牵拉，会逐渐形成矢状面的颈、胸、腰、骶4个生理性弯曲，表现出（向前凸的）颈曲、（向后凸的）胸曲、（向前凸的）腰曲、（向后凸的）骶曲，冠状面上不会出现任何弧度，到青春期结束时才最终定型。

l. 脊柱弯曲异常的常见表现

脊柱弯曲异常按体征可分为脊柱侧弯和脊柱前后弯曲异常，而脊柱侧弯是病理性脊柱弯曲异常中最常见的一类。我国儿童主要是姿势性脊柱弯曲异常，主要包括前凸、后凸（驼背）、平背、侧凸（脊柱侧弯）等。图5-2-1为几种脊柱弯曲异常的示意图。

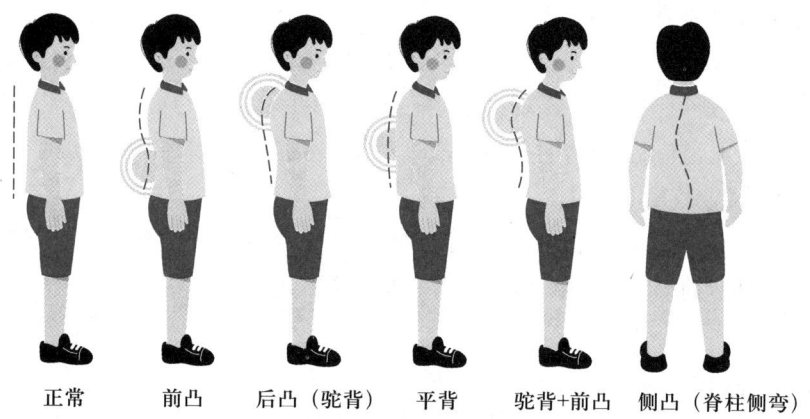

正常　　　前凸　　　后凸（驼背）　　　平背　　　驼背+前凸　　　侧凸（脊柱侧弯）

图 5-2-1　脊柱弯曲异常

认识儿童

图5-2-2是学校中儿童常见的脊柱侧弯样态。在日常教学中，教师应留意观察，提醒有症状的儿童及时治疗。

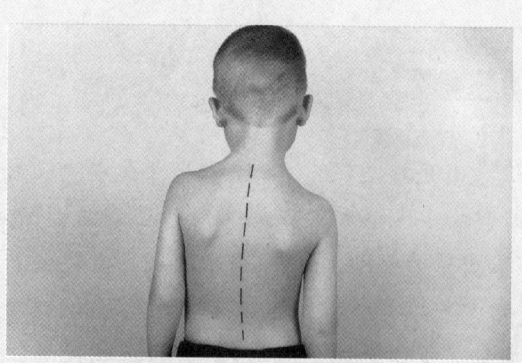

图 5-2-2　儿童脊柱侧弯

2. 脊柱弯曲异常的危害

脊柱侧弯导致脊椎两侧受力不平衡，在凹侧部位产生骨刺，压迫神经和脊髓，引起肌肉无力和腰酸背痛等症状，背部疼痛在脊柱侧弯患者中更为常见。严重者甚至会妨碍肌肉、骨骼和呼吸系统的发育，导致出现各种畸形，比如驼背、高低肩、背部不平、腿不等长、身体扭曲以及身躯矮小等，甚至影响血液循环系统、呼吸系统和消化系统的功能。同时，儿童脊柱弯曲异常还可引发多种心理疾病，容易使人自卑，给成年后的生活带来极大的困扰和不便。

（二）脊柱弯曲异常的筛查

各个国家对脊柱弯曲异常筛查的侧重点不同。我国对姿势性脊柱弯曲异常的筛查方法主要参照《儿童青少年脊柱弯曲异常的初筛》（GB/T 16133—2014）标准。该标准以筛查姿势性脊柱侧凸和姿势性后凸为主。检查方法包括一般检查（身体检查）、前屈试验、脊柱运动试验、俯卧试验、脊柱侧弯测量仪检查等。教师要留意可能存在脊柱弯曲异常的学生，但最终要由医生确诊。

（三）教育建议

1. 加强健康教育

教师应通过多种形式向学生宣传普及正确的坐、立、行姿势及读写姿势，积极倡导学生形成良好健康行为。

2. 保证足够的体育活动

保证学生每天至少有 2 小时的时间参加户外体育活动，提高学生的身体素质，提高骨密度，锻炼学生腰、背、腹、肩肌肉力量，增强脊柱稳定性。

3. 配备可调节桌椅

结合学生快速生长发育的特点，学校和家庭应该按照《学校课桌椅功能尺寸及技术要求》（GB/T 3976—2014）配置符合学生生长发育特点的高度可调节桌椅。

4. 定期筛查

学校应定期开展全面系统的脊柱弯曲异常体检和筛查，早筛查、早发现，学生应积极关注自身脊柱健康情况，及时报告颈肩腰背不适，做到早发现、早诊断、早矫治。

5. 脊柱弯曲异常矫正

对于病理性脊柱弯曲异常学生，需要对原发性疾病和脊柱外结构畸形进行治疗加以矫正。

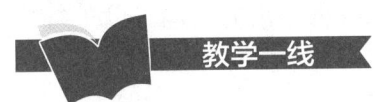
教学一线

（1）学生往往对自身异常体姿缺乏关注，缺乏脊柱健康意识，在生活、学习和体育锻炼方面的习惯较差，因此学校应开设脊柱健康相关讲座并定期开展特发性脊柱侧弯的普查工作。

（2）体育教师在课堂教学中可以适当增加以塑造学生良好体态为目的的体育活动。学校可以自主创编或借鉴已有文献中的脊柱健康操，将其引入大课间活动，丰富学生体育锻炼内容，帮助学生养成正确的站姿、走姿、坐姿等。

三、龋齿

龋齿是牙齿在身体内外因素的作用下，硬组织脱矿、有机质溶解、牙组织进行性破坏导致的牙齿缺损，是儿童常见病之一。

世界卫生组织已将龋齿与肿瘤、高血压并列为需要重点防治的三大非传染性疾病。《中国儿童发展纲要（2021—2030年）》已将龋齿纳入我国儿童健康问题防治的重点。

认识儿童

2017年发布的我国第四次口腔健康流行病学调查数据显示，我国儿童龋病流行处于低水平，但仍呈上升趋势。5岁儿童乳牙龋患率为70.9%，与10年前相比增加了5.8%；12岁儿童恒牙龋患率为34.5%，平均龋齿数为0.86颗，比10年前上升了7.8%。这两个年龄段的龋患率都是乡村儿童高于城市儿童。

（一）龋齿对健康的危害

龋齿出现后会破坏儿童的牙齿组织，导致牙齿疼痛而影响食欲，干扰咀嚼，增加肠道负担，不利于消化和吸收。儿童时期正处于生长发育的重要阶段，长时间饮食摄入不均衡可造成生长发育异常或者营养不良。伴随龋齿逐步发展，常引发牙髓炎、颜面蜂窝织炎、根周脓肿、齿槽溢脓等口腔问题，并进一步影响儿童健康、日常学习和颌面发育，甚至成为慢性感染病灶，引起风湿性关节炎、心内膜炎、肾炎等全身感染性疾病，危害患儿终身健康和生活质量。此外，龋齿还会造成乳牙过早脱落，导致后续恒牙咬合不正和萌出障碍，影响言语、微笑等。

（二）龋齿的类型

根据龋损发展的严重程度，国际龋病检测与评估系统将龋病分为0~6级，每一个等级之间在视觉表征上仅有轻微的变化。如根据牙齿的窝沟可以进行如表5-2-2所示的分级。

表 5-2-2 龋 病 分 级

分级	窝沟
0	牙齿表面健康
1	釉质早期视觉改变
2	釉质明显视觉改变
3	无牙本质暴露的局限性釉质破坏
4	深部的牙本质黑影
5	暴露牙本质的明显龋洞
6	暴露牙本质的明显的大面积龋洞

（三）教育建议

1. 不吃零食、勤刷牙

睡前不吃零食,每次进食后可用清水漱口。早晚两次刷牙,使用符合国家标准质量的含氟牙膏。年幼儿童使用时,家长要加强监督,防止儿童吞入大量氟制剂导致氟中毒。

2. 掌握正确刷牙方法

刷上牙时从上往下刷,刷下牙时从下往上刷,刷咬合面时前后拉动着刷,各牙面和缝隙要仔细刷,尤其要注意磨牙的咬合面,每次刷牙时长至少3分钟。

3. 改变损伤牙齿的坏习惯

咬指甲、铅笔、眼镜架等,这些坏习惯会损伤牙龈,造成牙齿错位。

4. 合理饮食

不挑食、不偏食,多吃五谷杂粮、蔬菜水果,少吃糖和甜食,适当补充豆类、乳制品、肉类、蛋等富含钙与优质蛋白质的食物。

5. 注重心理安抚

儿童通常对牙齿疼痛、牙龈出血及相关治疗存在恐惧心理,家长要耐心安抚其负性情绪,鼓励其接受治疗。

6. 普及口腔卫生的相关知识

家长应注意孩子口腔卫生状况,并向其详细讲解口腔卫生的相关知识,包含牙齿生理功能、口腔状态、龋齿的危害、治疗方式等。学校定期开展知识讲座,指导家长监督孩子使用正确的刷牙方式,掌握合理的刷牙时间与次数等。

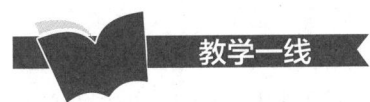

教学一线

（1）定期口腔检查对预防龋齿有重要意义。学校应每年组织学生体检,发现龋齿后,应及时到医院就诊,以免耽误治疗。

（2）对于寄宿制学校的学生，学校应合理安排膳食，保证学生营养摄入均衡，尤其应充分供给富含钙、维生素 D 的食物；应减少或控制对牙齿健康不利的含蔗糖的糖果、糕点等甜食的供给；应鼓励学生摄入有利于清洁牙齿的、富含膳食纤维的蔬菜、水果。此外，应培养学生良好的饮食习惯，教育学生少吃零食、不偏食、睡前不吃糖等。

第三节 儿童慢性病

慢性非传染性疾病（non-infectious chronic diseases，NCDs），简称慢性病，它不是特指某种疾病，而是对一类起病隐匿，病程长且病情迁延不愈，缺乏确切的传染性生物病因证据，病因复杂，且有些尚未完全被确认的疾病的概括性总称。《中国居民营养与慢性病状况报告（2020 年）》显示，2019 年我国因慢性病导致的死亡占总死亡的 88.5%。慢性病不仅是一个公共卫生问题，而且是一个影响国家经济和社会发展的发展问题。另外，慢性病存在一因多果、一果多因、多因多果的特点，往往一种危险因素是多种慢性病的潜在威胁（图 5-3-1）。

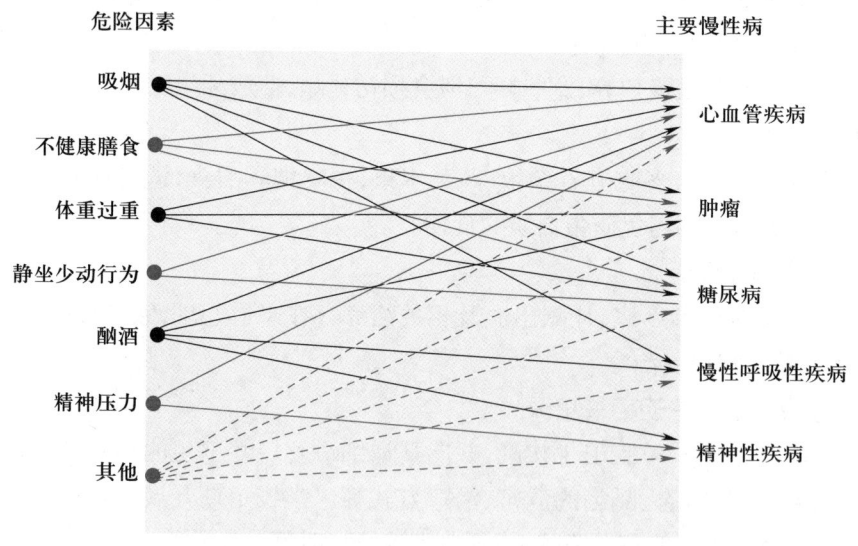

图 5-3-1 慢性病的特点：一因多果、一果多因、多因多果

慢性病并非成年人的专利，常见的儿童慢性病有哮喘、糖尿病、高血压、恶性肿瘤、癫痫等，通常发生在童年时期，且持续 3 个月以上。随着肥胖及不健康生活方式在儿童中的流行，慢性病不仅危害儿童时期身体健康，更使儿童成为未来成人慢性病的庞大"后备军"，最终导致疾病负担增加，生命质量下降。

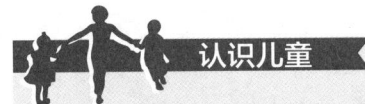

《中国健康与营养调查》结果显示,监测地区学龄儿童高血压患病率从1991年的8.9%上升到2015年的20.5%。

在儿童群体中,慢性病对儿童健康的影响不容忽视。儿童常见的慢性病,因疾病侵害的器官、系统不同,其常见表现、病因及其影响因素、危害等各异。下面就常见的儿童慢性病分别进行介绍。

一、儿童哮喘

哮喘是一种以慢性气道炎症为特征的异质性疾病,表现为喘息、气促、胸闷和咳嗽等呼吸道症状,伴有可变的呼气气流受限,呼吸道症状和强度可随时间变化而变化。哮喘是近年来十分引人关注的全球公共健康问题,也是儿童期最常见的慢性疾病。1/3~1/2的中症、重症儿童哮喘可迁延至成年。

(一)流行特点

儿童哮喘具有较高的发病率。哮喘是儿童较常见的缺课原因之一。近年,虽然哮喘的管理和药物治疗已有很大的改进,但全球儿童哮喘的患病率仍然处于较高的水平且呈上升趋势。一项有关儿童哮喘患病率的大型国际性研究发现,56个国家儿童哮喘的患病率相差约20倍,范围介于1.6%~36.8%。

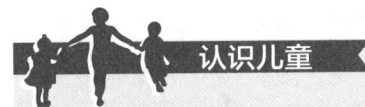

《第三次中国城市儿童哮喘流行病学调查》发现,2010年我国城市0~14岁儿童哮喘的总发病率为3.02%;男孩发病率(3.51%)高于女孩(2.29%)。学前儿童(3~5岁)发病率最高(4.15%),且明显高于学龄儿童(2.82%)和婴幼儿(1.77%)。[①]

(二)主要表现、病因及诱发因素

l. 主要表现

哮喘患儿主要有喘息、气促、胸闷、咳嗽四大症状,常在夜间或凌晨发作或加剧,病程较长,症状甚至持续数年之久。另外,由于哮喘的临床表现、严重程度和呼气气流受限的可变性,可能急性发作时症状较重,干扰日常生活,甚至需要急诊抢救,但

---

① 全国儿科哮喘协作组,中国疾控中心环境与健康相关产品安全所.第三次中国城市儿童哮喘流行病学调查[J].中华儿科杂志,2013,51(10):729-735.

症状缓解后可以恢复日常生活，甚至无症状。

2. 病因及诱发因素

哮喘的病因错综复杂，是遗传和诸多生活环境因素交互影响的结果。

（1）遗传因素。遗传是诱发哮喘的关键因素之一。哮喘是易感者的基因表达、个体免疫状态、精神状态、内分泌和健康状态协同作用的结果。有研究报道显示，哮喘患儿近亲中各类过敏性疾病患病率远高于对照组。家系研究提示，家中的哮喘患者人数越多，子女患哮喘的可能性越大，患儿的哮喘症状往往也越重。

（2）环境因素。诱发哮喘的环境因素很多，包括变应原、呼吸道病毒感染、气候变化、空气污染、食物等。

① 变应原。变应原（或称致敏原、过敏原、变态反应原等）作为一组有变应性的抗原，是哮喘发生、发展的关键因素。变应原主要分吸入性、食物性两大类，与哮喘直接有关的主要是前者，大多借助空气传播。个体吸入变应原后对气道产生持续性刺激，导致气道发生慢性、变应性炎症。吸入性变应原按其场所分室内变应原和室外变应原两种。食物性变应原主要来源于生活环境中的抗原物质，致敏成分为蛋白质和多糖。

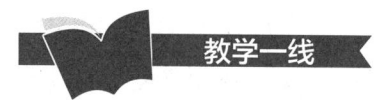

教学一线

班级如果有哮喘学生，教师尤其要注意以下两类变应原：一是室内变应原，主要包括尘土、尘螨、病毒、细菌、真菌等，以及含大量变应原的宠物唾液、宠物皮毛、宠物皮屑、宠物尿液、蟑螂等。二是室外变应原，主要是花粉和真菌。

② 呼吸道病毒感染。呼吸道病毒感染可诱发气道炎症，是引起哮喘患者气道高反应性的重要原因。5岁以下儿童因此而诱发的哮喘达30%～42%，在婴幼儿期达90%。引起哮喘的病毒种类在不同年龄段有所不同，婴幼儿以合胞病毒、副流感病毒、腺病毒为主，在学龄期以鼻病毒、流感病毒、副流感病毒、支原体等更常见。

③ 气候变化。气温、湿度、气压的变化等，对哮喘发作都有诱发作用。在温差变化大、湿度大、气压低的地区，哮喘发病率明显升高，尤其是在季节交替敏感期（4月下旬至5月，9月下旬至10月）。

④ 空气污染。在空气严重污染地区，工业烟雾、光化学烟雾都能激发支气管收缩，诱发气道高反应性、增加变态反应；臭氧、氧化氮、酸性烟雾和颗粒等，与哮喘症状的加重明显相关。建筑材料和家具若大量使用泡沫塑料、胶水、压缩板等有机化合物（含甲醛），均可引发哮喘。

⑤ 食物。许多哮喘患儿对花生、牛奶、鱼虾、腰果等食物过敏；一些食物添加剂，如亚硫酸盐、防腐剂等，与重症哮喘的发作和死亡有关。大量研究证明，母乳喂

养可减少哮喘发生。

⑥ 其他因素。较常见诱发哮喘的物质有金首饰、香水等。还有少数儿童对音响、电视、微波炉、电脑等产生的电磁辐射的调节功能不完善,电磁辐射可诱发哮喘。肥胖症也是哮喘的危险因素之一,而且中心性肥胖儿童患哮喘的风险更大。

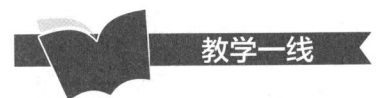

当儿童因接触变应原、冷空气、物理或化学性刺激、呼吸道感染、运动及过度通气（如大笑和哭闹）等有关因素而出现呼吸道症状时,以及听到以呼气相为主的哮鸣音时,应高度怀疑哮喘。当哮喘发作严重时,应及时使用缓解药物,同时紧急就医。

（三）教育建议

2017 年发布的中国儿童哮喘行动计划（Chinese Children's Asthma Action Plan,CCAAP）强调,由医生为哮喘患儿制定以家庭为主、社区及学校参与的个体化自我管理方案,该方案是哮喘患儿自我管理的重要工具。因为儿童哮喘易出现危象,所以要做好儿童哮喘的管理和预防。具体而言,有以下建议。

1. 避免接触变应原

积极采取各种预防措施,避免与变应原接触是关键。减少室内变应原,避免接触室外变应原,减少与呼吸道感染患者接触,预防呼吸道病毒感染。

2. 生活规律、适度锻炼

生活制度规律,是哮喘易感儿童最积极、主动的预防措施。适宜适度的体育锻炼可有效提高身体素质,降低特异性体质因素。但应避免剧烈活动和过度疲劳;注意气温变化,随时增减衣服;寒冷季节穿高领衫,用鼻呼吸。

3. 普及哮喘防控知识

哮喘防控知识的宣教不仅应针对儿童和家长,还应针对周围相关人群。儿童年龄越小,家长所起作用越明显。有关哮喘防控教育内容应包括：① 哮喘的症状和主要表现；② 哮喘的病因和各种诱发因素,如何主动寻找这些因素并采取措施；③ 哮喘发作先兆、症状规律及相应处理方法；④ 如何进行哮喘的自我监测,做到早发现、早就诊；⑤ 了解各种长期控制及快速缓解症状的药物特点、方法（尤其吸入技术）和预防不良反应的方法。

二、儿童糖尿病

糖尿病是一组由遗传、环境因素交互作用导致的慢性并以血糖升高为主要特征的代谢性疾病。与成人糖尿病相比,儿童时期诊断的糖尿病具有发病年龄早、病程长且有可能伴随严重的并发症（如大血管病变、微血管病变和神经病变等）特点,可对儿童生长发育产生较严重的影响,给患儿及家庭和社会带来沉重负担,甚至对生命健康造成巨大的危害。

（一）流行特点

近年来,随着人们生活水平的提高和生活方式的改变,糖尿病的发病年龄逐渐年轻化,儿童及青少年的发病率明显上升。

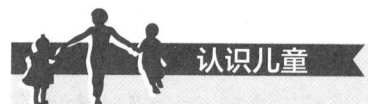

我国近年儿童1型糖尿病发病率为2/10万～5/10万,小于5岁儿童发病率年平均增速为5%～34%,发病呈现低龄化趋势。[1]超重或肥胖是2型糖尿病的重要危险因素,我国儿童超重或肥胖率从1985年的2.8%增长到2014年的19.4%,[2]2型糖尿病表现出明显的上升趋势,儿童糖尿病防控形势较为严峻。

（二）主要表现、病因及诱发因素

l. 主要表现

由于儿童糖尿病的类型不同其表现特征也有所不同。1型糖尿病的特点是：起病急,三多一少(多食、多尿、多饮、体重减轻)症状明显,易发生酮症酸中毒；需依靠外源性胰岛素维持生存,一旦中止胰岛素供给将威胁生命。2型糖尿病有较强家族聚集性,多数起病缓慢、隐匿,临床症状相对较轻,无明显的酮症酸中毒倾向；多数患者控制饮食、口服降糖药后可稳定控制血糖,但仍有些患者需用外源性胰岛素来控制血糖水平。

2. 病因及诱发因素

糖尿病的病因十分复杂,受遗传和环境因素的综合影响。

（1）遗传因素。1型糖尿病目前已发现的易感基因有50余个,遗传度达75.7%。2型糖尿病的遗传度在男性和女性中分别为69.2%和38.1%。

（2）环境因素。糖尿病尤其是2型糖尿病相关的环境因素较多,主要包括超重或肥胖、不良饮食习惯(高热量、高糖、高脂、缺乏纤维素的饮食结构和方式)、静态行为过多、体力活动不足、睡眠不足或睡眠质量差、吸烟、过量饮酒、高脂血症、年龄增长、长期处于生活紧张事件中等。

（三）教育建议

具体而言,可从以下几个方面进行儿童糖尿病的预防与管理：

---

① 转引自：中华医学会儿科学分会内分泌遗传代谢组,中华儿科杂志编委会.中国儿童1型糖尿病标准化诊断与治疗专家共识：2020版[J].中华儿科杂志,2020,58(06)：447-454.

② 《中国心血管健康与疾病报告2020》编写组.《中国心血管健康与疾病报告2020》要点解读[J].中国心血管杂志,2021,26(03)：209-218.

1. 健康教育

不仅要针对患儿个体进行健康和心理教育,而且要对患儿家庭成员以及易感个体广泛开展糖尿病知识健康教育,帮助儿童及其家庭提高对糖尿病的认知水平,建立健康生活方式,并定期检查血糖,做到早发现、早治疗。

2. 生活方式干预

生活方式干预不仅可以使干预对象长期保持健康的生活方式,同时可以有效预防糖耐量异常者发展为糖尿病患者。

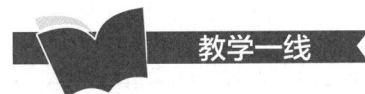

班级如果有糖尿病学生,教师在日常工作中要注意以下两点:一是,照顾学生的饮食习惯,指导他们合理饮食,定时定量就餐,避免饮食不规律。二是,注意学生的体育运动安排,学校可根据学生糖尿病的类型和个体差异制定个体化的运动方案。在学生状态稳定的情况下,可鼓励其参加各种体育运动,以有氧运动为主,常见的运动形式有快走、慢跑、游泳、适当的球类活动等,运动时间应在0.5～1.0 小时。

3. 建立糖尿病学生健康档案

健康档案包括学生家长紧急联系电话、学校附近医院急救电话、学生血糖情况、胰岛素注射剂量、饮食习惯、常见并发症等。学校可以对教师进行儿童糖尿病的相关知识以及常见症状处理办法的培训,同时要关注学生的心理健康,对糖尿病学生进行心理疏导,以减轻或消除其悲观、恐惧心理,正视疾病,树立战胜疾病的信心,以阳光健康的心态面对生活。

三、儿童高血压

高血压是指以体循环动脉血压(收缩压和/或舒张压)升高为主要表现的一类疾病。成人以收缩压≥140 mmHg、舒张压≥90 mmHg 为高血压划界值,可伴有心、脑、肾等器官的功能或器质性损害的临床综合征。美国少年儿童高血压教育计划高血压工作组对儿童高血压定义为:平均收缩压和(或)平均舒张压等于或高于同年龄、同性别、同身高儿童的第 95 百分位数。

高血压是最常见的慢性疾病之一,是心脑血管疾病的主要危险因素,是引起过早死亡的主要原因。儿童时期出现高血压在没有干预的情况下,约 40% 的高血压儿童会发展成为成年高血压患者。

(一)流行特点

目前,儿童血压水平呈显著上升趋势。

《中国健康与营养调查》发现，从 1991 年到 2015 年，7～17 岁儿童青少年收缩压及舒张压增长分别为 6.6 mmHg 和 4.8 mmHg，高血压患病率从 8.1% 增长到 17.8%，呈逐年上升趋势。2010 年中国学生体质与健康调研报告显示，我国中小学生的高血压患病率为 14.5%，男生高于女生（分别为 16.1% 和 12.9%）。

高血压总的流行特点是：北方高于南方，华北和东北属于高发区；沿海高于内地；城市高于乡村；发病年龄趋于低龄化。还应注意的是，高血压存在"轨迹现象"，即儿童在成长过程中血压的百分位数基本不变，血压高的儿童到成年期极可能发展为高血压。童年期高血压患儿到成年期患高血压的风险是童年期非高血压人群的 4.6 倍，因此，童年期高血压对成年期高血压有预测作用。

（二）主要表现、病因及诱发因素

l. 主要表现

高血压按病因可分为原发性高血压和继发性高血压两类。儿童高血压以原发性高血压为主，表现为轻度、中度血压升高，通常没有自我感知，也没有明显的临床症状，除非定期体检，否则不易被发现。血压明显升高者多为继发性高血压。随年龄增长，原发性高血压的比例逐渐升高，进入青春期的青少年高血压多为原发性。

2. 病因及诱发因素

儿童原发性高血压的诱发因素较多，其中肥胖是关联性最高的危险因素。

（1）遗传因素。高血压具有明显的家族聚集性。父母均有高血压，子女的发病概率高达 46%。高血压的遗传可能存在主要基因显性遗传和多基因关联遗传两种方式。

（2）环境因素。① 膳食因素。血压与能量、糖、脂肪、蛋白质、胆固醇和钠盐的摄入呈正相关，钾摄入量与血压呈负相关。钠盐的摄入与血压的相关性最为突出。② 体力活动。体力活动是儿童高血压的保护性因素。锻炼可通过增强心血管功能的直接作用实现，也可通过控制体重、降低血脂水平来间接实现。③ 超重或肥胖。儿童期超重或肥胖是儿童期或成人期高血压发生的重要危险因素，肥胖的类型与高血压发生关系密切。有研究显示，肥胖儿童患高血压的风险是非肥胖儿童的 4.6 倍，血压与 BMI 呈显著正相关，腹型肥胖者容易发生高血压。

（3）生长发育进程。血压自儿童出生后有随年龄增长而升高的现象，即血压伴随体格发育和性成熟而升高。在青春期生长突增阶段，血压水平也出现突增，但应注意"青春期—过性高血压"只是暂时性的血压升高现象。

（4）其他因素。儿童的行为,如长期精神紧张、性格急躁、卫生习惯、睡眠不足或睡眠质量降低等均可对血压产生影响。

（三）教育建议

高血压是一种可防可控的疾病,从儿童期开始进行高血压的早期预防不仅必要,而且可能。在学校保健工作中,应对学生及其家长和教师开展控制肥胖和血压水平的健康教育,每年监测一次学生血压水平。

1. 群体预防——一般性预防

群体预防主要针对所有在校学生进行,其目标为提高高血压预防知识知晓率,培养健康生活方式。主要内容和措施有:① 普及高血压预防和危害健康知识;② 开展学校—社区—家庭联动的预防高血压的综合实践活动;③ 倡导合理膳食、积极锻炼、生活作息制度合理和建立健康生活方式;④ 开展积极有效的学校体育运动,控制体重,科学减肥;⑤ 健全学生体检制度,每学期至少测量一次血压。

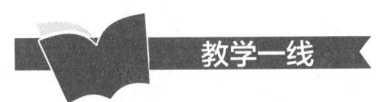
教学一线

在学校组织学生进行血压测量时,教师需注意几点:在血压测量前,学生应安静休息15分钟以上;依据被测学生上臂的大小选择合适的袖带;至少进行三次测量,取平均值。

2. 高危人群预防——特殊预防

第一,对于原发性高血压儿童,除非有明显的自觉症状,原则上不考虑使用药物治疗。高危人群预防主要包括以下内容:① 肥胖儿童应控制体重;② 增加有氧和抗阻力运动,减少静态行为时间;③ 调整膳食结构,食物品种多样化,控制膳食盐和含糖饮料的摄入,养成健康饮食习惯;④ 避免持续性精神紧张状态;⑤ 保证足够睡眠时间等。多数患儿经过生活方式干预后,其血压可达到控制标准（ P_{95} 以下 ）。

第二,有高血压倾向儿童,即未超过筛检标准但处于同性别、同年龄组血压高位（ $P_{80}\sim P_{95}$ ）,伴高钠饮食和肥胖等高血压危险因素者,要定期复查血压,进行行为干预。干预内容与原发性高血压儿童相同。

第三,高血压易感儿童,即有家族史儿童,除采取一般性预防措施外,还需进行血压监测,建议自3岁开始每半年测量一次血压。

习　题

一、填空题

1. 在 1990 年颁布的《学校卫生工作条例》中，明确要求应积极做好九种学生常见病的群体预防和矫治工作，其中包括：_____、_____、_____、_____、_____、_____、_____、_____。

2. 目前我国儿童常见病发病率基本得到控制的是_____和_____。

3. 目前我国儿童常见病检出率居高不下且增速峰值年龄提前的是_____。

4. 户外活动是预防近视发生最有效、经济、科学的手段。建议每天日间户外活动不少于_____小时，每周累计_____小时以上。

5. 慢性病是_____。

二、选择题

1. 新生儿出生时的视力是（　　　）。

A. 0　　　　　　　B. 0.1　　　　　　C. 0.2　　　　　　D. 只有光感

2. 当眼睛处于调节放松状态时，平行光线经过眼球屈光系统折射后，焦点落在视网膜前面，这种屈光状态称为（　　　）。

A. 远视　　　　　　B. 近视　　　　　　C. 正视　　　　　　D. 散光

3. 读书写字姿势"三个一"是指（　　　）。

A. 眼离本一寸，胸离桌一拳，手离笔尖一尺

B. 眼离本一拳，胸离桌一尺，手离笔尖一寸

C. 眼离本一尺，胸离桌一拳，手离笔尖一寸

D. 眼离本一尺，胸离桌一寸，手离笔尖一拳

4. 弱视治疗越早效果越好，一般应尽量（　　　）岁内治疗。

A. 12　　　　　　　B. 6　　　　　　　C. 10　　　　　　　D. 3

5. 儿童慢性病通常是指发生于童年时期的持续（　　　）个月以上的疾病和损伤。

A. 1　　　　　　　B. 2　　　　　　　C. 3　　　　　　　D. 6

6. 儿童哮喘是一种慢性炎症疾病，患儿表现出的四大症状中，不包含（　　　）。

A. 喘息　　　　B. 咳嗽　　　　　C. 胸闷　　　　　D. 发烧

7. 儿童糖尿病因类型不同其表现特征也有所不同，但并不包含（　　　）。

A. 多食　　　　B. 多尿　　　　　C. 多饮　　　　　D. 体重增加

8. 下列与儿童高血压关联性最高的危险因素是（　　　）。

A. 肥胖　　　　　　　　　　　B. 盐摄入过多

C. 体力活动不足　　　　　　　D. 糖摄入过多

9.（多选）小学生近视率上升的可能原因有哪些？（　　　）

A. 在线教学时长

B. 网游或其他与学习无关时长

C. 户外体育锻炼时间少

D. 书桌高度及照明条件不良

10.（多选）病理性脊柱弯曲异常包括（　　　）。

A. 驼背　　　　　　　　　B. 脊柱侧弯

C. 脊柱前凸　　　　　　　D. 平背

三、简答题

1. 请简述什么是远视储备。

2. 引发儿童哮喘发作的环境因素有哪些？

3. 生活方式干预是儿童糖尿病预防和管理的重要策略，教师在日常工作中要注意哪两点？

4. 针对普通儿童进行高血压群体预防的目标是什么？

四、案例分析题

小美刚刚成为一名小学生，很喜欢看动画片，还总是喜欢凑近看电视。妈妈以为孩子是调皮，不以为意。在日常体检时，教师发现小美已经有 50 度的近视了，教师告诉了小美的妈妈。小美去了医院，经过散瞳后电脑验光，医生说小美远视储备不足，如果再不注意用眼，可能很快就会近视。

第五章
习题答案

问题：请结合材料讲述如何在日常教学活动中帮助小美养成用眼好习惯。

第六章

健康危险行为：成瘾与伤害

行为对疾病，尤其是慢性病的发生、发展具有重要影响。根据其对人体健康产生的不同影响，分为"健康促进行为"和"健康危险行为"。本章主要介绍健康危险行为，包括成瘾与伤害。

- 内容结构图

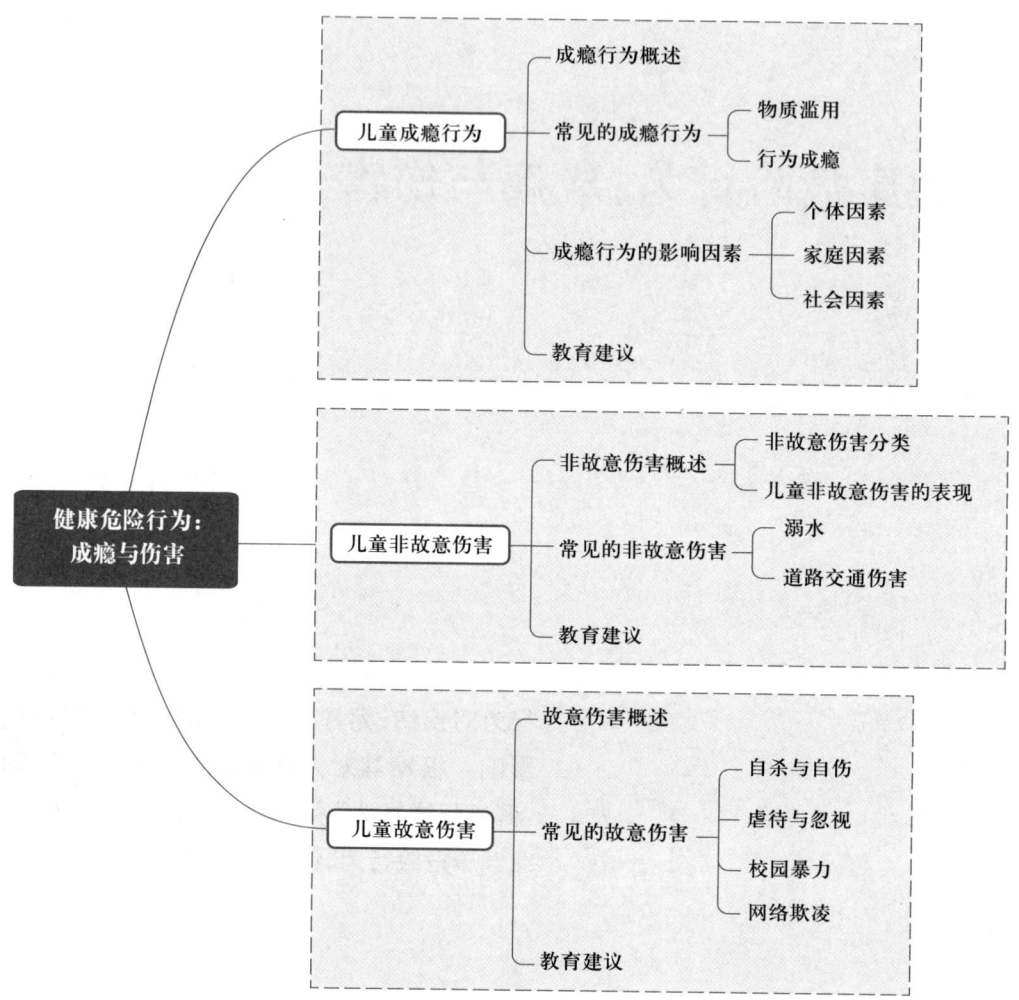

- 关键术语

　　成瘾行为、物质滥用、物质成瘾、行为成瘾、非故意伤害、溺水、道路交通伤害、故意伤害、校园暴力、网络欺凌

- 学习目标

　　1. 掌握成瘾行为的概念、常见的成瘾行为。

　　2. 掌握儿童常见非故意伤害（溺水、道路交通伤害）的危险因素识别和教育建议。

　　3. 掌握儿童常见故意伤害的危险因素识别和教育建议。

第一节　儿童成瘾行为

在生活中学生常常会有"大人们经常吸烟、喝酒、长时间使用手机,为什么我们不可以呢"的疑问。事实上,尽管成人和儿童均是成瘾行为的受害人群,但由于儿童具有生长发育可塑性的特点,儿童一旦接触了致瘾源,可能会较成人更易习得成瘾行为。同时,儿童还处于生长发育的阶段,某些致瘾源带给儿童的伤害会延续至其成年期。因此,教师应警惕儿童形成成瘾行为,并在出现成瘾行为的危险因素时对儿童做出正确引导。

一、成瘾行为概述

掌握成瘾行为的共性,对预防儿童物质滥用与行为成瘾具有事半功倍的效果。

成瘾行为是指个体难以自控地从事某种活动或服用某种药物的行为,包括吸烟、酗酒、滥用药物、沉迷于网络和赌博等。这种超乎寻常的嗜好和习惯是通过刺激中枢神经获得兴奋或愉快感而形成的。

行为的控制力受损是成瘾的核心,即在已经知道做这件事会对自己造成不利后果时,依旧无法控制自己的行为。成瘾还包括耐受性与戒断症状两个特征。其中,耐受性指个体需服用越来越多的药品或沉迷于某活动的程度更深,以达到与过去同等的刺激水平。而戒断症状指当他们停止使用药品或停止某活动时会出现如出汗、颤抖、紧张等躯体或精神不适症状。

二、常见的成瘾行为

致瘾源是使成瘾行为形成的物质或活动,按照成瘾方式的不同可以分为物质性致瘾源和精神性致瘾源两类。其中物质性致瘾源包括尼古丁、酒精、药物或毒品等,而精神性致瘾源则包括网络游戏、赌博和涉色情书籍、手机应用软件等。由物质性致瘾源引起的成瘾行为称为物质滥用,更为严重的称为物质成瘾;由精神性致瘾源引起的成瘾行为称为行为成瘾。

（一）物质滥用

了解物质滥用的相关概念和危害对理解成瘾行为的具体表现,以及预防成瘾行为发生十分必要。

l. 相关概念

物质滥用是指过度使用某种物质,导致严重不良后果且反复出现的行为。物质成瘾,又称物质依赖,是一种更为严重的物质滥用,通常表现为需要越来越多的物质来达到预期的生理需要。一旦人对物质产生依赖性,则意味着此人会出现对该物质的耐受性,并且停止使用后会导致机体不适和(或)心理上的渴求,从而产生强迫性物质滥用行为和复用倾向。

2. 分类

根据依赖对机体产生的危害，物质依赖可分为躯体依赖性和精神依赖性。躯体依赖性即生理依赖性，主要是机体对长期使用依赖性药物所产生的一种适应状态，包括耐受性和停药后的戒断症状。精神依赖性即心理依赖性，是指药物对中枢神经系统作用所产生的一种特殊的精神效应，表现为对药物的强烈渴求和强迫性觅药行为。

3. 危害

尽管在儿童中物质滥用的情况并不多见，教师仍应警惕儿童吸烟、饮酒和吸毒等行为。物质滥用和使用有问题的物质可能造成学业问题，加重儿童的身心健康问题，形成不良的同伴关系，并给家庭造成压力。持续的物质滥用可能发展成终身问题，如形成物质依赖、加重慢性病和社会经济负担。

随着技术的发展、成本的降低和商业广告的影响，电子烟流行开来。电子烟通过添加糖果、薄荷、甜品等多种口味，诱使个体因好奇而尝试。电子烟中存在的尼古丁、有机溶剂等有害物质会对大脑的发育产生极大的危害，影响儿童的专注力、学习与情绪控制的能力。值得注意的是，电子烟形状多样，有的形似普通香烟，有的则类似其他电子产品，具有隐蔽性，在日常教学中，教师应对此类电子烟多加留意。

（二）行为成瘾

由精神性致瘾源引起的成瘾行为称为行为成瘾，不同于物质成瘾通过摄入化学物质作用于大脑回路，行为成瘾通过行为本身激活大脑奖赏回路、改变其他脑回路的神经递质。行为成瘾是指个体无法控制反复从事某种活动的渴望，并且不具备减少或停止这种行为的能力，哪怕已经认识到这种现象对其身心健康、社会适应能力和（或）经济状况造成了不良影响。行为成瘾通常表现为网络成瘾、手机成瘾等。

1. 网络成瘾

随着网络的快速发展以及线上授课的普及，个体使用网络的年龄提前，网络成瘾也逐渐成为儿童最主要的行为成瘾方式。根据《中国青少年健康教育核心信息及释义（2018版）》，网络成瘾是指无成瘾物质作用下的失控行为，表现为过度使用互联网后导致明显的学业、职业和社会功能损伤，包括网络游戏成瘾、网络色情成瘾、网络关系成瘾、网络信息成瘾、网络交易成瘾五类，其中网络游戏成瘾居多。

（1）网络成瘾的表现

首先，持续时间是诊断网络成瘾的重要标准，在一般情况下，成瘾行为需持续至少12个月才能确诊。此外，网络成瘾的首要症状是渴求上网，即儿童在上课、学习或体育运动这类非上网时间段脑海中依旧充满着对于游戏的幻想，无法控制地沉浸在网络的活动中。其次，儿童的上网时间与投入程度逐渐增加也是成瘾行为的特征，这也是耐受性逐渐形成的表现。网络成瘾戒断症状的出现也应得到重视，具体表现为当儿童突然减少或停止上网时，出现不同于过去的易激惹、烦躁、注意力不集中等症状。最后，失控也是成瘾行为形成的重要标志，成瘾者在意识到网络成瘾的负面影响后，依旧无法控制自己的上网行为。

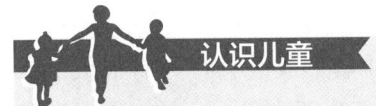

成绩一向很好的小贝，最近迷上了短视频，作业错得特别多，被老师批评后小贝决心改正。这一天放学后，小贝向自己保证到家后玩5分钟手机就开始写作业。很快10分钟、20分钟过去了，小贝发现自己玩的时间过长，便开始自责，感觉明天又要因为完不成作业而遭到老师的批评。然而仿佛一切已成定局，小贝越纠结和内疚，就越是盯着手机刷短视频，尽管他心思并非专注在短视频上，却依旧下不了决心停止此刻的行为，仿佛不具备自我控制的能力。第二天，小贝因为未交作业再次被老师批评。

（2）正常使用网络、过度使用网络、网络成瘾的鉴别

正常使用网络指以学习或适当休闲为目的的上网行为。在有限时间内的上网行为，不会给个体的社会功能（学习及社交）带来影响。过度使用网络指上网时间过长，占据大部分课余生活，并对个体社会功能产生部分损害的上网行为。网络成瘾则是一种以不自主地长期强迫性使用网络为主要表现的精神行为障碍。成瘾者会长时间反复上网，使上网占据现实生活的主导地位，导致其社会功能严重受损。

2. 手机成瘾

随着智能手机、平板电脑等电子产品的普遍和可及化，儿童接触和使用电子产品的频率和时间持续增加。诸如微信、微博等社交媒体的应用和抖音、快手等短视频软件的流行，使手机成瘾现象已成为儿童成长不可忽视的问题。随机播放、精准投放、满足用户兴趣的特点，以及用户对无法预知内容的期待，均延长了用户使用手机的时间，使成瘾行为更容易形成。手机成瘾表现与网络成瘾类似。2021年1月，教育部办公厅印发了《关于加强中小学生手机管理工作的通知》，要求中小学生原则上不得将个人手机带入校园；确有需求的，须经家长同意、书面提出申请，进校后应将手机由学校统一保管，禁止带入课堂。

三、成瘾行为的影响因素

了解成瘾行为的影响因素，对于教师进一步引导、学生改变行为具有重要价值。我们可以从三个方面加以分析。

（一）个体因素

成瘾行为具有一定的遗传倾向，部分人群因为基因结构的不同而比另一部分人更易发展成瘾行为。此外，有研究表明，网络成瘾儿童具有喜欢独处、敏感、偏执、性格内向、同伴关系不佳等特点。这可能是由于儿童希望在网络游戏、短视频等虚拟世界中寻求现实生活中所缺乏的自我认同感，所以教师应引导儿童产生自我认同感，养成健康的生活习惯，并教导儿童探寻现实中的乐趣和发现生活中的美。

（二）家庭因素

不良的家庭关系、家庭结构和家庭教育方式对儿童形成成瘾行为有很大的影响，父母和家人滥用药物行为是导致儿童滥用药物的危险因素之一。曾经有过药物滥用史的家庭对药物滥用的容忍度和接受度高于从未有过药物滥用行为的家庭。而家庭关系非常紧张者发生非医疗目的的药物使用行为的可能性比家庭关系和谐者要高。家庭关系失调本身会给儿童带来极大的精神压力和痛苦，使其容易寄情于具有吸引力的物质及行为中。

（三）社会因素

近年来线上教学的大范围推广，导致儿童电子产品使用和视屏时间增加，也导致儿童网络成瘾的可能性大大增加。儿童的"从众心理"与"错失恐惧"也是其成瘾行为形成的原因。短视频、游戏等在学校环境广泛流行，在好奇心与同伴压力的驱使下，为了融入同伴圈子，儿童很容易加深成瘾行为。此外，不良的社会环境，如不良的学校风气及同伴的药物滥用行为，是导致儿童药物滥用的危险因素。不良的学校风气如师生关系、同学关系恶劣，以及打架、吸毒等不良行为屡禁不止，会增加儿童发生成瘾行为的概率。

四、教育建议

在小学教育中，学校尤其应注意通过宣传教育在成瘾行为发生之前进行预防。同时，当成瘾行为发生时，教师更应及时发现，做到早发现、早诊断、早治疗。此外，生活技能的提升是预防儿童成瘾行为的根本。

（一）宣传教育

1. 禁毒教育

在禁毒教育方面，学校作为儿童禁毒教育的主战场，应将禁毒教育作为重点课程纳入教学计划，保证学校毒品教育的课堂教学时间，增加学校毒品预防教育资料，培养专门的禁毒师资力量，采用多种手段开展禁毒品教育宣传。例如学校通过集中教学、分组讨论、开展专题讨论会等，使广大在校学生从小树立"珍爱生命，拒绝毒品"的意识，努力实现"学生不吸毒，校园无毒品"的目标。

家庭是社会的基本单元，家庭教育以潜移默化的方式影响着儿童的成长。因此营造一个良好的家庭环境对预防儿童吸毒有非常重要的作用。家长应该掌握充分的禁毒知识和正确的教育方式，加强对孩子思想和行为上的引导。

2. 减少成瘾行为的教育

教师应引导儿童正确认识、使用网络，并且在发现儿童沉迷于网络后不应责骂，而应循循善诱，帮助儿童认识成瘾行为的相关危害，并鼓励儿童逐渐减少对致瘾源的依赖。同时，教师应鼓励儿童积极参与户外与群体活动。

（二）关注儿童成瘾情况

及时发现儿童成瘾行为的信号在青少年期乃至成人期的发展至关重要。

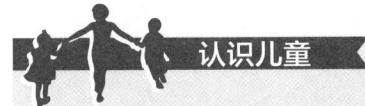

在校学生成瘾的信号有经常性缺课、不写作业，突然对学校活动丧失兴趣，成绩或作业质量大幅度下降等。家庭中儿童成瘾的征兆多表现为过度拒绝或者抵制家长进入其房间，或花费大量时间偷偷地待在某个地方，等等。另外，与家庭和朋友间的关系发生剧烈变化也可能是成瘾的征兆之一。成瘾者在躯体及精神方面可能会出现缺少活力、体重变化、过度兴奋或易激惹等表现。

（三）提高儿童的生活技能

生活技能指一个人的心理社会能力，以有效处理日常生活各种需要和挑战为标志，是个体保持良好的心理状态，并且在与他人、社会和环境的相互关系中，表现出适应和积极的行为的能力。提高儿童的心理社会能力，发展其独立的人格，帮助其树立正确的世界观和价值观，在避免成瘾方面具有重要作用。生活技能教育有助于强化各种保护性因素，帮助个体形成和发展自我意识。成人应特别注重帮助儿童提高抵制不良环境诱惑和同伴压力的能力。

第二节　儿童非故意伤害

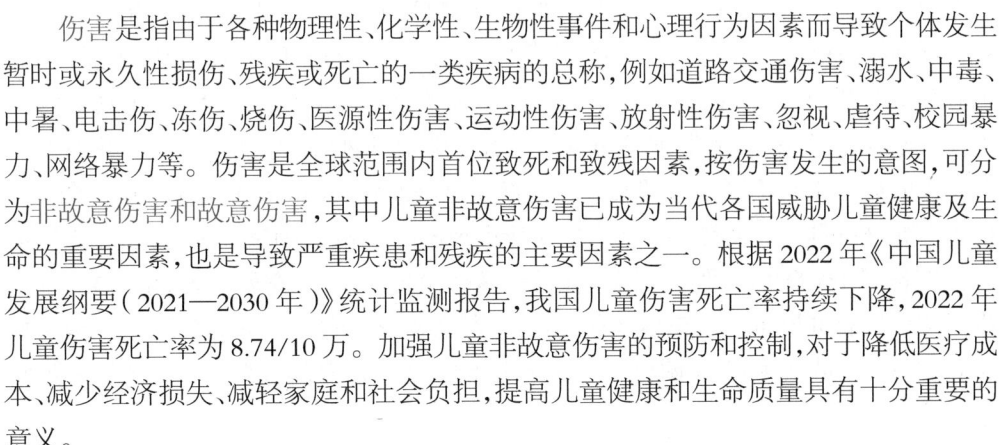

伤害是指由于各种物理性、化学性、生物性事件和心理行为因素而导致个体发生暂时或永久性损伤、残疾或死亡的一类疾病的总称，例如道路交通伤害、溺水、中毒、中暑、电击伤、冻伤、烧伤、医源性伤害、运动性伤害、放射性伤害、忽视、虐待、校园暴力、网络暴力等。伤害是全球范围内首位致死和致残因素，按伤害发生的意图，可分为非故意伤害和故意伤害，其中儿童非故意伤害已成为当代各国威胁儿童健康及生命的重要因素，也是导致严重疾患和残疾的主要因素之一。根据2022年《中国儿童发展纲要（2021—2030年）》统计监测报告，我国儿童伤害死亡率持续下降，2022年儿童伤害死亡率为8.74/10万。加强儿童非故意伤害的预防和控制，对于降低医疗成本、减少经济损失、减轻家庭和社会负担，提高儿童健康和生命质量具有十分重要的意义。

一、非故意伤害概述

非故意伤害又称意外伤害，特指由意想不到（意外）的原因造成儿童身体发生暂时或永久性的损伤、残疾或死亡。非故意伤害包括意外（非故意）和伤害两方面的含义，意外是指伤害行为是本人不能预见的，或违背本人主观意愿的；伤害是指导致身体受到侵害的事实。非故意伤害一般具有三个特点：非预见性、突然（突发）性、由外来原因引起。

（一）非故意伤害分类

根据世界卫生组织《国际疾病分类》第 11 版，非故意伤害分为以下几类：（1）道路交通伤害（车祸）；（2）溺水；（3）中毒（食物、动植物、气体中毒等）；（4）机械损伤（跌落伤、砸伤、穿刺伤、爆裂伤）；（5）烧烫伤；（6）运动性伤害；（7）医源性伤害（药物反应、医疗事故、手术并发症）；（8）环境性伤害（中暑、雷击、冻伤、辐射、噪声）等。其中，车祸（道路交通事故）、溺水、中毒发生率位居前 3 位，死亡人数之和超过非故意伤害总死亡人数的 60%。

在中国疾病监测的死因统计中，非故意伤害包括道路交通伤害、意外中毒、跌落、医源性伤害、烧烫伤和溺水。在伤害流行病学调查中，非故意伤害还包括非溺水性窒息、钝器／锐器伤、碰撞／打击伤、电击伤、火器伤、职业（工业或农业等）伤害、运动／训练伤、动物咬伤、昆虫叮咬伤和光、气压、放射性伤害等。在中国，非故意伤害已经成为 0～14 岁儿童的首要死亡原因，每年超过 7 万名 0～14 岁儿童因意外伤害死亡，其中溺水和道路交通伤害是引起死亡的主要原因，跌落、动物咬伤和道路交通伤害是引起儿童伤害的主要原因。

（二）儿童非故意伤害的表现

I. 人群分布表现

儿童非故意伤害的发生随年龄、性别、社会经济地位等的不同而有一定差异。在不同年龄的儿童中，以 15～19 岁非故意伤害的死亡率最高，1～4 岁次之，10～14 岁和 5～9 岁死亡率较低；在不同性别的儿童中，男童非故意伤害死亡率高于女童，且这种性别差异随年龄增长而加大。有研究表明，2013 年全世界 10～14 岁儿童前 5 位死因中，道路交通伤害是男童死亡原因的第 1 位，女童死亡原因的第 3 位。[1] 我国有研究发现，中国城市学龄儿童伤害发生率为 29%；男生伤害发生率（35.1%）高于女生（27.6%），中学生伤害发生率（31.2%）略高于小学生（30.1%）。[2] 儿童非故意伤害的死亡率在不同收入国家之间也存在显著差异，《2018 年全球道路安全现状报告》指出：低收入国家中的道路交通死亡风险比高收入国家高 3 倍；低收入国家只拥有世界 1% 的车辆，但因道路交通伤害死亡的人却占所有死亡人数的 13%，而高收入国家拥有世界 40% 的车辆，但因道路交通伤害死亡的人只占所有死亡人数的 7%（图 6-2-1）。瑞典的一项调查也表明，低社会地位家庭的儿童，非故意伤害死亡率高。

---

① MOKDAD A H, FOROUZANFAR M H, DAOUD F, et al. Global burden of diseases, injuries, and risk factors for young people's health during 1990-2013: a systematic analysis for the Global Burden of Disease Study 2013 [J]. The Lancet, 2016, 387（10036）: 2383-2401.

② 刘晓晓，叶开友，高红梅，等. 儿童青少年伤害相关危险因素中文文献的 meta 分析 [J]. 环境与职业医学，2016, 33（01）: 34-38.

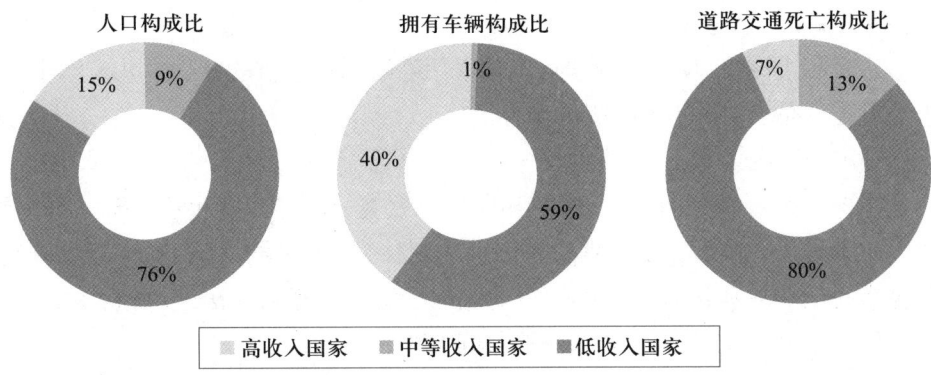

*收入水平的划分基于2017年世界银行标准

图 6-2-1 2018 年世界不同收入国家人口、车辆构成比和道路交通死亡情况

2. 发生场所表现

儿童日常活动的场所是非故意伤害的易发之地。儿童非故意伤害发生场所排在前三位的依次为：家庭（26.06%），学校（23.15%），上、下学途中（15.84%）。[①]

二、常见的儿童非故意伤害

无论是从国际来看，还是从国内来看，道路交通伤害和溺水都是非故意伤害致死的主要原因。

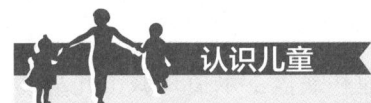
认识儿童

2017 年 12 月发布的《中国青少年儿童伤害现状回顾报告》显示，2010～2015年，非故意伤害一直是我国 0～19 岁儿童青少年死亡的首要原因，占所有死亡的40%～50%，溺水、道路交通伤害和跌落是前三位伤害死因，跌落、道路交通伤害和钝器/锐器伤是儿童到医院看急诊前三位伤害原因。

学龄前儿童非故意伤害大多发生在家中，如溺水，跌落，烧烫伤，电击伤，宠物咬伤；误服药物、农药、清洁剂、消毒水等造成的中毒；误吞硬币、纽扣、弹珠、电池、磁铁、枣核、钉子、曲别针等异物；吃花生、核桃、瓜子等坚果以及果冻、水果时，食物呛入气管等。

学龄儿童非故意伤害多发生在学校和上、下学途中，发生在学校的非故意伤害多见磕碰、摔倒导致的擦伤，翻爬栏杆造成的跌落伤，因球类或其他钝物打击引起的皮肤及软组织的撕裂伤，不当体育活动引起的肌肉拉伤、组织挫伤、关节扭伤、关节脱位甚至骨折等；发生在上、下学途中的非故意伤害多见道路交通伤害。

---

① 王礼桂,陈建华. 我国 11 市儿童青少年意外损伤调查[J]. 医学与社会, 1996, 9(04): 30-32.

（一）溺水

溺水是指当淹没／沉入水中时，人体经历呼吸系统损害的过程。儿童溺水就是由于气道浸没在水中而不能呼吸的事件。

1. 溺水的后果

溺水的后果可以分为死亡、病态和非病态三类。溺水后引起缺氧窒息，如合并心跳停止就称为"溺死"，如心跳没有停止的则称为"近乎溺死"。溺水是全球范围内儿童常见的非故意伤害和死亡的重要原因。溺水者轻则受伤，重则危及生命，溺水的危险应该引起家庭、学校和社会的共同关注。

2. 溺水的常见表现

（1）死亡率高

2008年世界卫生组织在《世界预防儿童伤害报告》中指出，在5个亚洲国家的调查显示，溺水是18岁以下儿童非故意伤害的第1位致死原因，死亡率30/10万。根据全球188个国家的数据，2013年溺水致死在10～14岁儿童青少年中的死因占比为8.3%，位列致死原因的第3位。在中国，儿童溺水死亡是5～14岁儿童非故意伤害的第1位致死原因。2022年，儿童溺水死亡率由2021年的3.29/10万下降为3.04/10万。

（2）农村高于城市

国家卫健委报告的数据表明，溺水死亡主要发生在水网密集的农村，农村地区的溺水发生率是城市地区的4～10倍。

（3）溺水的发生与季节和地点密切相关

在中国，溺水的发生以夏、秋季为高峰；泳池、澡池和缺盖下水道是城市儿童溺水的多发场地。儿童落水的原因主要是在水源岸边行走、玩耍、戏水或涉水；学龄儿童溺水原因主要是游泳或跌落水中。

3. 溺水的危险因素识别

（1）个体因素

年龄越小，儿童的自我保护意识和能力越差，发生溺水伤害的可能性越大。通常男童是溺水的高危人群，在没有成人陪同的情况下，男童到非游泳区域游泳，去开放性水域捕鱼、打闹，在不知深浅的水域跳水、潜水的比例均明显高于女童。

（2）危险水源

在没有保障的场所游泳是溺水发生的重要原因。南方地区水源丰富，绝大多数自然水体并没有护栏和危险标记，是儿童溺水死亡的主要发生地。

（3）监管不够

监护人常因工作繁忙，对儿童疏于监管，这是引起儿童溺水事故的主要原因。

（4）游泳技能缺乏

儿童不会游泳也是溺水伤亡的重要原因之一。从小加强儿童游泳技能的培训对于增强儿童自信、克服恐惧乃至增加落水后的自救都很有帮助。

（二）道路交通伤害

道路交通伤害即道路交通事故，又称车祸，是指车辆在道路上因过错或者非故意造成人身伤亡或者财产损失的事件。

1. 道路交通伤害的现状

随着社会经济发展，轿车走入普通家庭，儿童参与日常交通环境的机会日益增多，随之而来的是不断上升的道路交通伤害。世界卫生组织发布的《2023年全球道路安全现状报告》指出：道路交通死亡人数略有下降，降至119万人，每天将近3 260人死于道路交通伤害，每27秒就有一人在道路上失去生命。道路交通伤害仍是全球5～29岁人群的首要死因。

2. 道路交通伤害的常见表现

（1）多发于步行者、骑行者

全球道路交通死亡人数中54%是行人、骑自行车者。在中国，道路交通伤害已经成为5～14岁儿童意外伤害的第2位死因，每年有超过35 000名14岁及以下儿童因道路交通意外受伤甚至死亡。根据2022年《中国儿童交通安全蓝皮书系列：城市小学生交通安全现状、问题及解决方案研究报告》，步行过程中过马路的安全风险已成为小学生安全出行的最大隐患。

（2）多发于交通高峰时段

中国儿童道路交通伤害主要集中在暑假和周末；一天中的中午和下午，尤其是下午放学和下班高峰时段，是道路交通伤害的高发时段。

（3）受伤部位以头部和上肢为主

在道路交通伤害中，由于惯性，儿童的头部和上肢最易受到创伤，其次为下肢、躯干、手部/脚部（含腕、踝）等部位。伤害性质主要为擦伤、扭伤或拉伤、骨折和脑震荡，伤害严重程度以轻、中度为主，伤害结局以治疗后回家为主，死亡较少。

（4）男性高于女性

根据《2015年全球道路安全现状报告》，男性较女性更容易发生交通伤害，在25岁以下人群中，男性交通事故致死是女性的3倍。2013年，国家社会科学研究所共收集中国儿童道路交通伤害病例15 265例，男、女之比为1.82∶1，其中16岁和17岁儿童病例数占总病例数的比例最大，分别为8.66%和10.86%，其次为3～6岁年龄组。

（5）农村高于城市

一项关于2002～2012年我国儿童青少年交通伤害发生率的研究结果显示，从伤害发生的地域来看，中国农村儿童道路交通伤害发生率高于城市，西部地区高于东、中部地区；伤害发生地点以人行道、住宅区道路和斑马线为主。[1]

---

① 李美莉，王莉，石倩，等. 2002—2012年我国儿童青少年交通伤害发生率的Meta分析[J]. 中国儿童保健杂志，2014，22（05）：533-537.

3. 道路交通伤害的危险因素识别

儿童道路交通伤害的发生是多因素综合作用的结果。交通路况良好（包括路边）、车速适宜、交通工具性能良好、驾乘人员具有安全意识是减少道路交通伤害的重要保证，加强道路交通法律、法规建设并敦促公民执行，可以大大减少道路交通伤害。以下因素会对儿童道路交通伤害产生影响。

（1）个体因素

儿童正处于生长发育的重要时期，其感觉和运动等生理功能尚未发育成熟，对危险不够警觉，且应变能力较差，加之其身材相对矮小，可能会被其他物体遮挡而不易被司机察觉，这些增加了交通事故发生的风险。通常，男童生性活泼、好奇心强、富有冒险精神、暴露于伤害危险环境中的机会较多，其交通伤害发生率高于女童。

如果儿童道路安全意识淡薄、危险意识不足，加上有不遵守交通规则、骑车带人、双手离把骑行以及马路上嬉戏、追逐、打闹等行为，极易出现道路交通伤害。

（2）家庭因素

家长对子女乘车安全的认识程度和保护措施等因素均与道路交通伤害的发生有关联。而正确安装和使用儿童安全座椅，可降低车祸中婴儿致死风险的 70% 左右、幼儿致死风险的 47%～54%，正确使用安全带可降低前排乘客致死危险的 40%～50%。另外，骑行中正确佩戴头盔可降低 40% 左右的致死风险和 70% 以上的严重损伤。

（3）交通环境因素

驾驶人员无证驾驶、酒驾、疲劳驾驶或在驾驶过程中吸烟、玩手机、打电话，精神不集中，或客车、校车严重超员、车速较快，是导致道路交通伤害发生的主要危险因素；另外，学校周边道路条件、交通管理水平等因素也与儿童道路交通伤害有关。

《2015 年全球道路安全现状报告》指出，车速每增加 1 km/h，会导致交通事故增加 3%，交通伤亡增加 4%～5%。行人被时速 50 km 的车辆撞击死亡率低于 20%，但被时速 80 km 的车辆撞击死亡率可达 60%。酒驾增加交通事故的风险，驾驶时使用移动设备（手机）比不使用者发生交通肇事的风险增加大约 4 倍。

（4）法律法规

加强对酒后驾驶的查处，限速，使用安全带、头盔、儿童座椅等的立法和执法，有助于减少道路交通死亡率和伤害。

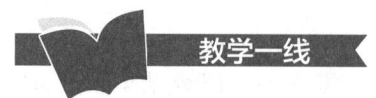

教学一线

儿童安全步行要点

● 过马路前，我要走到马路转角处，按红绿灯指示，走斑马线。

● 过马路前，我先在马路边停下，看清周围车辆，然后再过马路。

● 过马路前，我要左看，右看，再左看，然后再过马路，即使在绿灯时我也要这样做。

- 过马路时,我在斑马线上行走。如果没有斑马线,我要靠右边行走。
- 不管是为了捡皮球、追逐宠物还是其他任何原因,我都不在街上奔跑。
- 我不在停车场玩耍、嬉戏。
- 在夜晚出行时我记得随身带上一个手电筒以便照亮道路,阴雨天我会穿上鲜亮的衣服或在衣服、鞋子和其他随身物品上挂上反光物件,以便驾驶员看见我。
- 我认识红绿灯和各种交通符号,并遵守交通规则。
- 我能识别车辆指示灯,我要注意正在转弯或倒车的车辆。
- 我找一条经过最少十字路口的路线去学校,每天就沿着这条路线上下学。

三、教育建议

第一,学校应加强安全管理。制定《意外事故应急预案》,明确相关人员的责任和分工;要与交警等相关部门一起改善学校周边道路环境和车辆管理,设置交通安全警示标志,在学校周边不适于游泳的水域插上警示牌,在池塘边、江边等设警示性标志。当事故发生时,学校应有能力准备迅速、果断处置伤害。

预防儿童非故意伤害决策树分析框图

第二,学校应强化安全教育。学校应针对儿童的特点、兴趣设置安全教育基地,定期开展交通安全和防溺水教育,以提高儿童安全意识,帮助儿童掌握相关防范技能。

交通安全教育包括:交通规则的介绍(如按照信号灯指示过马路,在上学、放学路上不相互追逐、打闹);乘车安全教育(如乘坐公交车时要坐稳并保持安静,头和手不要伸出车窗外,乘坐轿车时,不要坐在前排,要系好安全带);骑车安全教育(如及时检查自行车的车铃、车刹是否存在故障并及时修理,骑自行车时佩戴头盔,注意靠右侧行驶,不要在机动车道上行驶,不带人骑行;遇雨雪天时,不骑自行车,以免滑倒发生意外伤害)。

有条件的学校应开设游泳课程,使学生熟练掌握游泳的基本技能;学校还要开展防溺水教育,教育学生不得在没有成人带领的情况下私自游泳,更不许在上、下学路上和节假日私自或结伴到非游泳水域(如水库、池塘、湖泊、河流、水坑等)游泳;同时,训练学生在出现溺水的迹象时(如被水草缠住或腿抽筋)学会自救,提高学生防溺水的能力。

第三节　儿童故意伤害

故意伤害和非故意伤害共同构成儿童伤害的主体。故意伤害行为是造成儿童伤残、死亡的主要原因之一,是危害儿童个人健康、家庭幸福、社会稳定的重要公共

卫生问题。依据最高人民检察院发布的《未成年人检察工作白皮书（2022）》，未成年人犯罪总体呈上升趋势，低龄未成年人犯罪占比上升，校园欺凌和暴力犯罪数量持续下降。2020年至2022年，检察机关批准逮捕校园欺凌和暴力犯罪者分别为583人、581人、271人，提起公诉的分别有1 341人、1 062人、684人，呈逐年下降趋势。2022年批捕、起诉人数分别较2020年下降53.52%、48.99%。

儿童故意伤害对社会造成不可估量的影响，受伤害者及其家人的生活因此而发生不可逆转的改变。不同于非故意伤害，故意伤害是可以预见的，也是可以预防的。

一、故意伤害概述

故意伤害是指有计划、有目的地加害自己和他人的伤害行为。近年来倾向于将故意伤害统称为暴力。

根据实施暴力行为者的特征，暴力可以分为三类：自我导向型暴力、人际型暴力和集体型暴力。

（1）自我导向型暴力，主要包括自杀与自伤。自杀包括存在自杀想法、自杀未遂和自杀死亡；自伤包括自残等行为。

（2）人际型暴力，主要发生在家庭和校园，多为具有亲密关系的人或熟悉的人施暴。发生在家庭的暴力主要包括虐待与忽视；发生在校园的暴力主要包括校园暴力与欺凌。

（3）集体型暴力，主要细分为社会暴力、政治暴力和经济暴力，如网络暴力。

根据暴力行为的实质来划分，暴力还可以分为：躯体暴力、性暴力、言语暴力以及情感虐待（剥夺或忽视）。

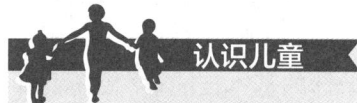

认识儿童

《2020年关于预防暴力侵害儿童行为的全球状况报告》的数据显示，全球每年有10亿儿童遭受过某种形式的暴力；每年有40 150名17岁以下儿童因暴力而死亡。2016年全球疾病负担数据显示，人际型暴力是我国10～14岁儿童的第11位死因。[①]从2000年到2016年，大多数国家的青少年凶杀率下降了，高收入国家的下降幅度大于低收入和中等收入国家。

---

① YANHUI DONG, PEIJIN HU, YI SONG, et al. National and subnational trends in mortality and causes of death in Chinese children and adolescents aged 5−19 years from 1953 to 2016［J］. Journal of Adolescent Health，2020，67(5S)：3−13.

二、常见的故意伤害

（一）自杀与自伤

自杀与自伤是严重的公共卫生问题,世界卫生组织从 2003 年起,将每年 9 月 10 日定为"世界预防自杀日",呼吁全社会关注和预防自杀,善待生命。青春期（10～19 岁）是开始出现心理卫生问题的风险期,需要成人及时给予关注和心理支持。

l. 自杀

自杀是个体在意识清醒情况下,自愿（而非被迫）以伤害方式结束自己生命的行为。自杀可能发生在生命周期的各个阶段。

自杀看似偶发事件,但实际上企图自杀的个体会无意间流露一些言语、行为等信息,这些信息就是可能自杀者发出的信号,可作为预测因子识别高危者。有研究者总结了以下几个方面的信号:

（1）语言上透露出想死的念头,如在作文、诗词、周记中有所表现,如"我希望我死了""没人关心我会死""如果没有我,事情会好办些"。

（2）行为习惯变化大,如突然从积极变为退缩,从安静变得话多,从谨慎变得爱冒险,成绩大幅滑落,突然发脾气,频频出现人际冲突,将心爱的东西分送给人,将必备的日常物品随意处置,酗酒、吸毒等。

（3）疲于应付环境变化,如出现家庭重大变故、重要人际关系结束、失恋、升学考试失败等。

（4）心理行为异常,如退出现有人际交往圈,与世隔绝,以及有强烈孤独感等。这些表现通常有个性基础,如社交退缩、自我负性评价等。个体自杀可视为对自己不满或攻击自己的一种表现。遭遇挫折或失去亲密关系时,个体可能会以自杀作为一种拒绝和报复方式来表现内心的紧张和不满。

（5）抑郁症,如绝望、低自尊、无助感,对许多事物失去兴趣等对自杀行为有较强的预示作用。严重抑郁症个体更易有自杀倾向。

2. 自伤

自伤,即非自杀性自伤行为,一般是指刻意的、直接造成身体伤害的行为,而这个行为的目的不是死亡。儿童自伤常见方式为针对皮肤和肌肉组织的损伤,如割、打、抓、烧、刺、捏、咬、撞击等,割伤最常见,其次是捶打和烧灼等。

有研究者将自伤行为分以下三类,各类行为间常有互相重叠的现象。

（1）组织损伤:如切割伤、烧伤、咬伤、抓伤、烫伤,在皮肤表面刺字或图案,用针或其他尖物扎皮肤,阻碍伤口愈合,打自己,以头或拳头撞击某物、掐自己、拽头发。

（2）无肉眼可见的损伤:如采取疯狂的运动方式,拒绝生活必需品（食物、水）,拒绝治疗,故意做出鲁莽行为。

（3）有潜在危害的自伤:如故意酗酒、故意过量吸烟、故意封闭自己等。

自伤行为的发生有显著的个体差异。学前儿童、小学生、初中生较少，青春中期后增长快。对易感者而言，负性生活事件往往是自伤的导火索，但是否真的实施取决于社交应对技能的高低。易感者通常有自己未意识到的心理特征，如矛盾情绪、易发怒、自暴自弃、内疚、绝望、情绪宣泄能力差等。

（二）虐待与忽视

微课：儿童虐
待与忽视

儿童虐待是指有抚养义务的人以打骂、禁闭、不给予治疗或者强迫过度劳动等各种不正当手段，从肉体上或精神上迫害、折磨和摧残 18 岁以下儿童的行为。[①]

忽视指不能给儿童提供物质、精神、医疗、教育等需要的行为。

1. 常见表现

虐待的常见表现包括躯体虐待、情感和精神虐待。躯体虐待：指蓄意对儿童使用躯体暴力，对儿童的健康、生存、发展或尊严造成实际的或潜在的伤害。躯体虐待包括用手击打、鞭打、踢、摇晃、咬、掐、烫、烧、下毒和使儿童窒息等。情感和精神虐待：指对儿童在情感或精神上有伤害的行为，包括限制活动（如关黑屋）、责骂、威胁、恐吓、歧视、嘲笑及其他非躯体形式的拒绝或敌视。

忽视的常见表现包括身体忽视（没有给儿童提供正常生长必要的衣食、住处和安全的环境）、教育忽视、情感忽视（没给儿童应有的关爱和情感支持）等。

认识儿童

有研究显示，中国农村 6～8 岁留守儿童和非留守儿童忽视率分别为 48.5% 和 35.7%，9～11 岁分别为 49.7% 和 37.4%，说明留守儿童忽视率和忽视度均高于非留守儿童，应引起重视。[②]

2. 危险因素识别

儿童受到虐待最常见的表现是身体伤害，同时，由各种长期严重的压力环境造成的焦虑，还可能引起儿童行为的改变。以下列出了儿童被虐待或者忽视时可能出现的一些身体迹象或者行为改变。

（1）身体迹象，如：生长发育落后、饥饿和营养不良、明显的可能被嘲笑的个人卫生不良和衣着不宜（如衣服尺寸不合适、与季节不符等），不能合理解释的伤痕（如擦伤、瘀痕、割伤、烧伤、骨折、头部或头皮受伤等），生殖器或肛门区域出血，外阴疼痛或瘙痒，行走或坐下困难，反复的尿路感染，怀孕，性传播疾病等。

---

① 陶芳标.儿童少年卫生学［M］.8 版.北京：人民卫生出版社，2017：243.

② 杨文娟，潘建平，杨武悦，等.中国农村留守儿童与非留守儿童忽视现状分析［J］.中国学校卫生，2014（02）：169-171.

（2）行为改变,如:过度依赖或讨好成人,攻击行为,消极或压抑行为(如不愿意完成作业、没有兴趣爱好、没有朋友、低自尊、低自我效能感、自杀倾向等),乞讨或偷窃食物,长期旷课,饮酒或滥用药物,离家出走,遮掩伤痕,有超出年龄的性知识,在社交或学业表现上发生突然改变,出现睡眠问题(反复噩梦、失眠)等。

（三）校园暴力

校园暴力是中小学安全工作的重点和难点,包括发生在校园内,上、下学途中,以及其他与学校活动相关的所有暴力行为。校园霸凌、校园欺凌都属于校园暴力,但校园霸凌与校园欺凌行为涉事双方力量不平衡,这是其与校园暴力的最大区别。校园暴力主要表现为躯体暴力,如打、推、踢、挤和其他导致疼痛、伤害的攻击行为;言语暴力,包括威胁、恐吓,歧视性辱骂等;性暴力,包括性骚扰、性侵犯等。

1. 常见表现

学生间的暴力行为:主要表现为学生之间因小事形成对立、吵嘴、攻击甚至大打出手。还有部分学生恃强凌弱,聚众闹事,打群架,对身体弱小者拳打脚踢,索要钱财,给对方带来巨大的身心压力。校园暴力中最严重的表现就是使用残忍手段导致对方伤残或死亡,此类事件虽多为个别行为,但其恶劣影响极其深远。

师生间的暴力事件:主要表现为教师体罚学生也有少部分学生对教师的暴力事件。近年来,随着国家对教师行为要求的明确,如颁布了《中小学教育惩戒规则》,体罚行为整体上显著减少。

校外人员闯入的暴力事件:如学生间发生纠纷,家长到校与师生发生冲突;暴徒在校门口刺伤学生以报复社会;流氓入校寻衅,收取"保护费"等。[①]

2. 危险因素识别

校园暴力与儿童经历毒性压力或长期反复的压力有关。毒性压力是指那些严重并且长期存在的压力,超出了儿童本身的承受能力,会损害儿童的身体和大脑,并可能导致终身健康问题的压力。[②]毒性压力可能来源于个体,如儿童行为控制能力差,社会认知或信息处理能力的缺陷,深受情绪症状的困扰等;也可能来源于家庭,如父母专制的教养态度,父母管教风格时而宽松、时而严厉,父母管教少;还可能来源于学校和社区,如对学校缺乏归属感和认同感,学习成绩差,社区环境混乱等。

（四）网络欺凌

近年来,社交媒体已经成为一种"青少年暴力的载体",并极大地改变了攻击行为的格局,成为公共健康问题的新场所。[③]网络欺凌,也称网络暴力,是指个体通过网络发表具有攻击性、煽动性、侮辱性、打破道德底线的言论,给当事人造成名誉受损的行为。

---

① 陶芳标.儿童少年卫生学[M].8版.北京:人民卫生出版社,2017:251.

② SHONKOFF J P, GARNER A S. The lifelong effects of early childhood adversity and toxic stress[J]. Pediatrics, 2012, 129(01): 232–246.

③ PATTON D U, HONG J S, RANNEY M, et al. Social media as a vector for youth violence: a review of the literature[J]. Computers in Human Behavior, 2014, 35(06): 548–553.

l. 常见表现

网络欺凌的主要形式包括以文字为主的网络欺凌和以图片、视频为主的网络欺凌。恶毒的言语攻击是网络欺凌最为基本也是最为广泛的表现形式，言语暴力并不是网络欺凌的专属，却是网络欺凌中最常见的手段，集中体现为恶语攻击、骂、侮辱或诅咒等。欺凌实施者主要通过以上形式，对受害者进行非理性的人肉搜索和网络审判、恶意留言的网络暴力。在虚拟社会中，有的网民甚至仅凭个人好恶而不顾道德法律，滥用网络的自由、便利，对未经证实或已经证实的网络事件肆无忌惮地以最恶毒的语言在网上发表具有攻击性、煽动性和侮辱性的言论。一些网络欺凌越限，成为违法犯罪行为。①

2. 危险因素识别

第一，人口特征。经家庭结构、父亲和母亲教育调整的多变量模型表明，与男孩相比，女孩不太可能成为网络欺凌者，更可能是遭遇严重网络欺凌的受害者。与16～18 岁相比，12～14 岁的儿童更容易成为网络欺凌者和网络欺凌的受害者。

第二，行为特征。频繁使用互联网是儿童网络骚扰的一个风险因素。② 此外，电脑在家中的位置是网络受害的一个预测因素：在家中的私人场所（如卧室）使用互联网的儿童比在家中的公共场所使用电脑的儿童更容易受到伤害。此外，研究还发现，参与网络欺凌的儿童对互联网所涉及的风险知之甚少，如与他人共用密码，或与他们在离线生活中不认识的人交谈。

第三，家庭、同伴、社会情感技能在网络欺凌中起着至关重要的作用。来自朋友和家人的支持是避免网络伤害的有利因素。社会情感技能缺失、情绪调节困难会增加网络欺凌和网络伤害的风险。

认识儿童

　　如果一个孩子出现以下情况，需要教师特别留意：（1）显得悲伤、喜怒无常或焦虑；（2）不愿意去上学；（3）退出社交活动或对社交活动缺乏兴趣；（4）学习成绩下降；（5）使用电脑或上网后显得心烦意乱；（6）看完手机后显得心烦意乱。如果孩子表现出任何这些警告信号，成人应与孩子交谈以确定网络欺凌是否发生并在需要时提供帮助。调查显示，13 ～ 17 岁的儿童最容易受到伤害。有时，表现优秀的儿童也容易成为攻击的目标。

---

①　LIM S S, CHAN Y H, VADREVU S, et al. Managing peer relationships online: investigating the use of Facebook by juvenile delinquents and youths-at-risk[J]. Computers in Human Behaviour, 2012, 29(01): 8–15.

②　MISHNA F, KHOURY-KASSABRI M, GADALLA T, et al. Risk factors for involvement in cyber bullying: victims, bullies and bully-victims[J]. Children and Youth Services Review, 2012, 34(01): 63–70.

三、教育建议

（1）有关自杀与自伤问题的教育建议。学校作为儿童的主要活动场所,应培养学生生活技能。生活技能教育旨在创造积极关系,以建设性的方式提高学生解决日常问题的能力,以增强学生的抗逆力。它有助于减少学生行为问题、攻击行为和暴力行为,提高社交能力和管理情绪的能力,并且有助于提高学习成绩。适合小学阶段的生活技能教育内容包括:沟通技巧、道德推理、控制愤怒、社交和学习技能、防止欺凌、理解认知、展露出同情心、解决问题、应对同伴压力、处理流言蜚语。针对小学高年级的学生,学校还可以通过提高生活技能开展预防学生暴力的教育活动,例如告知暴力和犯罪的后果、破除帮派义气的不良信念等。

（2）有关虐待与忽视问题的教育建议。建立未成年人保护强制报告制度是干预、介入儿童虐待的第一步,有助于政府及时发现虐童行为,提高全社会的儿童保护意识,促进儿童虐待防治体系的完善。2020年,我国《未成年人保护法》的修订,以及《关于建立侵害未成年人案件强制报告制度的意见(试行)》《关于开展全国统一的儿童救助保护热线试点申报工作的通知》的发布,标志着儿童保护强制报告制度在我国全面实施。[①] 依据这些法律和文件,中小学校及教师作为密切接触未成年人的单位和工作人员,在工作中发现未成年人身心健康受到侵害、疑似受到侵害或者面临其他危险情形的,应当立即向公安、民政、教育等有关部门报告。有关部门接到涉及未成年人的检举、控告或者报告,应当依法及时受理、处置,并以适当方式将处理结果告知相关单位和人员。

（3）有关校园暴力的教育建议。校园暴力事件的发生是各种因素交互作用的结果,一味地打击和惩罚并非防范校园暴力的有效举措,还容易激发学生的逆反心理,教师应该把对未成年人的引导和教育放在首位。为全面贯彻党的教育方针,落实立德树人根本任务,切实防治学生欺凌和暴力事件的发生,教育部等九部门下发了《关于防治中小学生欺凌和暴力的指导意见》,制定了多种校园暴力的有效措施,如开展预防欺凌和暴力专题教育、严格学校日常安全管理、强化学校周边综合治理、依法依规处置学生欺凌和暴力事件。

（4）有关网络欺凌的教育建议。家长和教师可以一起做一些事情来降低儿童成为攻击目标的可能性。比如,讨论什么是网络欺凌,与儿童讨论如何安全、负责任地使用社交媒体,以及如果在网上受到欺凌,他们应该怎么做。

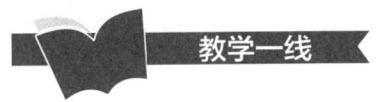

儿童如何预防网络欺凌

（1）永远不要接受陌生人网络请求。

（2）不要发布或分享你不愿意与母亲、父亲或其他重要照护者分享的照片或电影。

① 徐富海.中国儿童保护强制报告制度:政策实践与未来选择[J].社会保障评论,2021,5(03):95-109.

（3）遵循"永远"原则：假设你放在网上的所有东西都会永远存在。

（4）遵循"无隐私"原则：假设每个人都可以在网络空间查找关于你的信息。

（5）阻止有威胁或可疑的人看到你的个人资料和个人信息。

（6）不要在网上发表挑衅性、诽谤性或煽动性言论。

（7）不要回复或报复网络欺凌事件。

（8）定期更改网站和应用程序的密码，并立即删除被黑客攻击的个人资料。

（9）避免使用安全性差、易于访问个人信息或鼓励陌生人互动的网站、网络和应用程序。

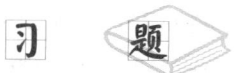

习　　题

一、填空题

1. 成瘾行为是指_____ 的行为。

2. 按照伤害发生的意图,伤害可分为_____ 和_____。

3. 非故意伤害一般具有_____、_____ 和_____三个特点。

4. 故意伤害是指_____。

5. 校园暴力是中小学安全工作的重点和难点,包括发生在_____,_____,以及其他与_____的所有暴力行为。

二、选择题

1. 我国儿童非故意伤害发生的主要场所是（　　　）。

A. 公园　　　　　　　　　　B. 家庭、学校

C. 体育运动场　　　　　　　D. 游乐场

2. 下列不属于意外伤害的行为是（　　　）。

A. 车祸　　　　　　　　　　B. 溺水

C. 自杀　　　　　　　　　　D. 运动性伤害

3. 下列不是按照实施暴力行为者的特征分类的是（　　　）。

A. 自我导向型暴力　　　　　B. 躯体虐待

C. 集体型暴力　　　　　　　D. 人际型暴力

三、简答题

1. 简述伤害的分类。

2. 请上网查寻并简要介绍《关于防治中小学生欺凌和暴力的指导意见》和未成年人强制报告制度的要求。

3. 什么是网络欺凌? 网络欺凌有哪些主要形式?

4. 网络成瘾与网络过度使用的区别是什么?

四、案例分析题

【案例 1】

2021 年 8 月 2 日 18：30 左右，广东省某镇，一名 7 岁男童在泳池浅水区玩耍时不慎溺水，经 120 送医院抢救无效死亡。

2021 年 8 月 4 日下午 6：00 许，贵州省某县消防救援中队接到群众报警，称某地有一名女孩溺水，迅速赶到现场后他们得知同行的还有两名男孩。事发前，三个人结伴下水游泳，没想到女孩突然溺水遇险，两名男孩试图救援未果。

问题：如何向学生开展溺水教育？

【案例 2】

小明是某小学六年级一名男生，学习成绩一般，但是却擅长演讲、朗诵，曾经在区级和校级的演讲比赛中获奖。此外，小明对于班级的事情也比较积极，喜欢跟女孩子玩，加上体型有些偏胖，因而成了班上几个调皮男生取笑的对象。这几个男生给小明起外号，还经常公开辱骂、嘲笑小明，在体育课上也故意往小明身上踢足球。对此小明非常苦恼，但是不敢顶嘴，更不敢还手。小明曾经通过家长向老师反映，老师也批评过那几个男生，但是没过几天，他们又开始欺负小明了。小明是家中的独子，父母平时工作繁忙，关心最多的是小明的功课。小明因为被欺负，学习成绩也受到了影响。

问题：如果你是小明的班主任，你将如何解决上述问题？

第六章
习题答案

第七章

静悄悄的变化：儿童心理卫生

健康是身心、遗传、自然环境、社会环境等因素相互影响的结果。了解儿童心理健康和心理卫生，普及心理障碍的相关知识，有助于保障儿童身心健康。

内容结构图

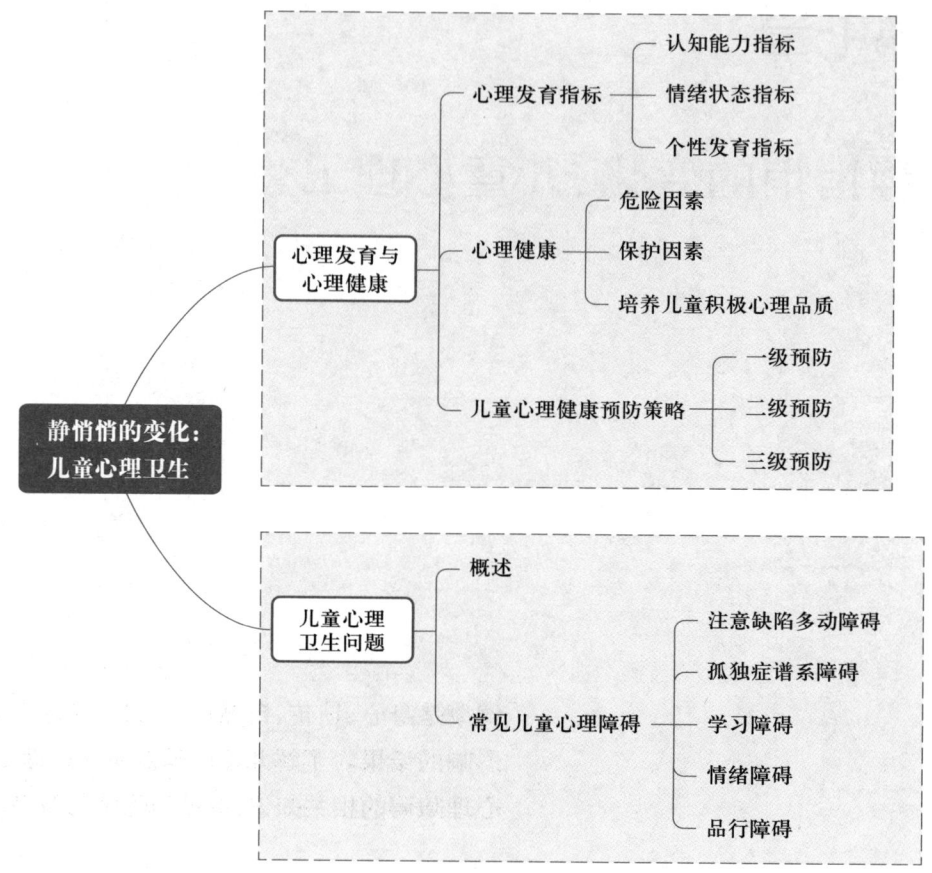

关键术语

心理健康、心理卫生、注意缺陷多动障碍、孤独症谱系障碍、学习障碍、情绪障碍、品行障碍

学习目标

1. 了解心理健康、心理卫生的定义，能够识别影响儿童心理健康的危险因素和保护因素。

2. 接受并理解存在心理障碍的儿童，以包容的心态对待此类儿童，并对其进行正确引导。

第七章
微课

第一节　心理发育与心理健康

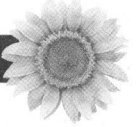

　　儿童的发展关系着国家的未来和民族的希望,儿童身心健康是"健康中国"建设的重要组成部分。儿童期身心的全面发展能够为其成年期的健康奠定良好的基础,从而全面提高人类的生命质量。因此关注儿童身心发育,促进儿童全面健康的发展,具有重大战略意义。

一、心理发育指标

　　心理发育可分为认知、情绪、个性和社会适应性等方面,这些方面的发展相互影响、相互促成,同时又受不同年龄段生理发展水平和社会生活环境的影响和制约。一般而言,心理发育指标主要分为以下四个方面。

(一)认知能力指标

　　(1)感知能力:视觉、听觉、时间知觉、空间知觉、速度知觉、运动觉、方位感等。

　　(2)记忆能力:工作记忆、短时记忆、长时记忆等。

　　(3)注意能力:集中注意能力、注意广度、注意力分配等。

　　(4)思维能力:思维是智力的核心成分,包括分析、综合、比较、抽象、概括等过程,以间接途径获得事物间的本质和规律。具体而言,思维能力有以下评价指标:① 动作思维、形象思维、抽象思维等指标,能反映思维所要解决的问题内容;② 集中(辐合)思维与发散思维指标,能反映思维活动的方向和思维成果的特点;③ 常规思维、创造性思维指标,能反映思维的新颖性和独创性;④ 直觉思维、分析思维指标,能反映思维的逻辑规律;⑤ 经验思维、理论思维指标,分别反映思维以日常生活经验为依据、以理论学说为依据。

　　(5)执行功能:强调个体的意识、行为对各种心理操作过程的监督、控制能力。执行功能主要包括工作记忆、抑制性控制、认知转换等三个要素,对人生发展具有重要意义。例如,改掉一个不良习惯需要良好的抑制性控制能力;小学生在学习"苹果"的英文单词时,先要记住苹果的英文名称,然后在英语、汉语两种语言条件下灵活进行认知转换,最后在英语条件下抑制住"苹果"的中文名称说出 apple。

(二)情绪状态指标

　　通过观察、他人评价、自我评价等,界定个体有无某种不良情绪状态,如焦虑、抑郁、恐惧、偏执等。常用的情绪评定量表有抑郁自评量表、焦虑自评量表、情绪－社交孤独问卷、艾森克情绪稳定性测验等。

(三)个性发育指标

　　个性是人在思想、性格、品质、意志、情感、态度等方面不同于其他人的特质。常用需要、动机、兴趣、理想、价值观和世界观等指标反映人的个性倾向性,用能力、气质、性格等指标反映人的个性心理特征。

（四）社会适应能力指标

社会适应能力是指人在社会上为了生存和发展而需要的身心各种适应性改变，常用社交能力、处事能力、人际关系能力等指标来反映其社会适应能力。常用社会生活能力检查表和儿童适应行为评定量表进行评定。

学龄期儿童心理全面发展，观察力提高、记忆力由无意识记向有意识记加快发展、有意注意时间延长、思维逐步过渡到抽象逻辑思维。儿童情绪发展迅速，尤其是青春期，学生生理、心理功能都发生巨大变化，成人要密切关注其心理行为问题的发生。

二、心理健康

心理健康是指心理的各个方面及活动过程处于一种良好或正常的状态。2016年国家22个部门联合发布的《关于加强心理健康服务的指导意见》提出，要重视学生的心理健康教育，培养积极乐观、健康向上的心理品质，促进学生身心可持续发展。《健康中国行动——儿童青少年心理健康行动方案（2019—2022年）》提出"青少年心理健康核心知识知晓率达80%的目标"。心理健康的儿童应具备以下特征：① 智力发育正常；② 情绪稳定且反应适度；③ 心理行为特点与年龄符合，比如小学生上课能集中注意力，进入青春期的初中生或高中生能形成自身的心理行为模式，确立社会责任感和现实的生活目标；④ 能与人和睦相处，悦纳自己，认同他人；⑤ 个性稳定健全，表现出健康的精神风貌、客观积极的自我意识，行为符合社会道德规范，能适度耐受各种压力和应激。

（一）影响儿童心理健康的危险因素

人的心理健康是一个极为复杂的动态过程，遗传、社会和环境等因素均不同程度地影响这个动态平衡。儿童在自身发展过程中，还没有形成坚定的意志和稳定的价值观，心理健康容易受外界因素的影响。表7-1-1从生物学因素、家庭因素和社会环境因素总结了可能导致儿童心理卫生问题或行为障碍的危险因素。

表 7-1-1　导致儿童心理卫生问题或行为障碍的危险因素

生物学因素	家庭因素	社会环境因素
1. 高危出生历史	1. 家庭贫困	1. 教育、卫生条件差
2. 早产、出生低体重	2. 更换养育者	2. 贫困
3. 营养不良	3. 养育者心理异常	3. 教育剥夺或不足
4. 出生缺陷	4. 家庭成员有严重疾病	4. 环境污染
5. 遗传疾病	5. 虐待、忽视和遗弃	5. 城镇化速度过快
6. 发育迟缓	6. 育儿环境恶劣	6. 竞争和学习压力
7. 慢性疾病	7. 无科学育儿知识、迷信	7. 校园暴力与欺侮
8. 体弱儿童	8. 早期亲子分离	8. 社会不良风气
		9. 战争、动乱、灾害
		10. 种族与文化冲突
		11. 电视、网络传媒影响
		12. 人员的迁徙、流动

（二）影响儿童心理健康的保护因素

除上述危险因素外,生活在较好的社区环境、拥有较好的躯体健康、具有良好的自我意识、与家人关系密切的儿童更可能心理状况良好,更可能成长为快乐而有自信的成人,惠及社会及民族健康。表7-1-2同样从生物学因素、家庭因素和社会环境因素三个方面列举了有利于儿童心理发展的因素。

表 7-1-2　儿童心理卫生的保护因素

生物学因素	家庭因素	社会环境因素
1. 适龄的躯体发育 2. 良好的躯体健康 3. 良好的智能	1. 家庭关系亲密 2. 有机会积极参与家庭生活 3. 鼓励参与家庭生活	1. 有参与学校生活的机会 2. 从学业成就中得到正强化 3. 认同教育的必要性 4. 有机会参与有益的业余活动 5. 积极的文化体验 6. 积极的角色模式 7. 宏观政策的支持

（三）培养儿童积极心理品质

对于儿童而言,积极的心理品质是实现综合能力全面发展的必要条件。只有当儿童拥有一种积极的心态后,才能在学习中全身心地投入,充分地吸收知识,拥有强大的自信,从容面对任何难关、难题。同时,积极的心理品质对学生的生活也有着很大的帮助,可以让学生更热爱生活,多发现生活中的美好,从而更加健康地成长,抵消消极心理产生的负面影响。在日常生活中,家长和教师可以从三个方面来培养儿童积极的心理品质:

1. 秉持正确的教育理念,培养儿童的积极心理品质

在学习和生活中难免遇到问题和挫折,有的儿童止步不前、萎靡不振,但是有的儿童却能以乐观积极的生活态度面对挫折,并表现出积极的心理品质。家长和教师应秉持正确的教育理念,着眼于长远发展,积极的心理品质可以为成长中的儿童提供内在心理动力和支持,拥有积极心理品质的儿童,不仅在生活与学习上有目标和动力,还能蓄积漫漫人生路所需的心理能量。

2. 建立自尊感,增强儿童的自信心

自尊,又称自尊心,是一个人基于自我评价形成的一种自重、自爱,并要求他人、集体和社会尊重的情感体验。自尊,对于儿童的成长有着举足轻重的作用,是维持儿童心理健康的基础。家长应该在家庭教育中做好孩子的自尊心教育,尊重孩子,让孩子感受到无条件的爱,引导孩子建立自信。建立儿童的自尊感,家长和教师可以从以下几个方面入手:① 平等地对待儿童,尊重儿童的选择;② 表达对儿童的爱意,为儿童提供支持;③ 发现儿童的闪光点,适当地赞美儿童。

3. 提高儿童心理弹性,发展儿童的积极力量

心理弹性,也称抗逆力,是一个人面对压力和挫折的时候可以"弹"回来的能

力。心理弹性高的儿童，可以适应和耐受成长过程中的不利因素，积极应对压力和挫折，能利用周围的资源来实现自己各方面的发展。家长和教师可以从以下几个方面提高儿童的心理弹性：① 帮助儿童正确认识挫折；② 赞扬儿童的努力过程，不过分强调结果；③ 启发儿童并鼓励儿童尝试他们认为困难的事情。

三、儿童心理健康预防策略

学校是促进儿童身心健康的主要阵地之一。教育部颁布的《中小学心理健康教育指导纲要（2012 年修订）》将心理健康教育的目标分为总目标和具体目标两个层次。总目标是提高全体学生的心理素质，培养他们积极乐观、健康向上的心理品质，充分开发他们的心理潜能，促进学生身心和谐可持续发展，为他们健康成长和幸福生活奠定基础。具体目标是使学生学会学习和生活，正确认识自我，提高自主自助和自我教育能力，增强调控情绪、承受挫折、适应环境的能力，培养学生健全的人格和良好的个性心理品质；对有心理困扰或心理问题的学生，进行科学有效的心理辅导，及时给予必要的危机干预，提高其心理健康水平。要完成以上目标，必须建立健全儿童少年心理健康预防策略和服务体系。

以社区三级预防网络为单位，开展儿童心理卫生问题干预，是对学校心理卫生工作的强有力的支持。社区干预一般分为三级，三级预防是心理卫生领域防控工作之一。

（一）一级预防

一级预防的目标是从预防角度提高儿童心理健康素质，防病于未然。很多程度较轻的儿童心理卫生问题起因于环境，尤其是家庭。父母的心理健康状况、文化素质，对儿童心理卫生问题的发生、发展、转归、预后等都有重要的影响。因此，向家长传授儿童心理卫生保健知识和科学养育方式能很好地提高儿童心理健康素质。

（二）二级预防

二级预防的重点是早发现、早诊断和早治疗，并争取在疾病缓解后有良好的预后，防止复发。针对儿童心理健康防治的二级预防工作主要是在社区和学校。比如，学校可以建立良好的筛查体系和工作规范，定期地对学生开展心理健康筛查，并建立心理健康档案，及时发现可能存在心理障碍的学生，为其提供心理援助；定期邀请专家开展学校心理健康讲座，提供咨询服务，帮助学校或学生解决疑难问题；同时，也要大力向学生普及心理健康知识，降低和消除他们对心理疾患的病耻感，减少他们的求助顾虑。当他们不抵触并能主动地寻求帮助时，才能做到及时发现、及时干预和治疗，减少心理问题对他们造成的伤害。

（三）三级预防

三级预防工作主要由专业的医疗机构承担。三级预防的目标是对存在心理卫生问题的儿童提供治疗，协助改善其境遇。学校和社区要建立便捷的转诊渠道，将心理问题严重的儿童及时转介到专业的医疗机构进行治疗。

第二节　儿童心理卫生问题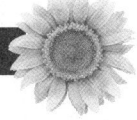

　　心理卫生也称精神卫生,是研究如何维持和促进人类心理健康的科学。儿童心理发展偏离正常轨迹,就会产生心理卫生问题,如果心理卫生问题的严重程度和持续时间达到一定的程度,就有可能进一步发展为心理障碍。在日常的生活和工作中,判断儿童心理卫生问题和心理障碍应当遵循两个原则:一是必须将儿童的心理年龄特征和教育要求结合起来;二是不能把儿童发展过程中暂时性行为表现视为心理卫生问题。

一、儿童心理卫生问题概述

　　儿童心理健康是全球普遍关注的健康问题,大约 3/4 的心理障碍出现在儿童青少年时期。[1]2015 年在全球 21 个国家和地区开展的 41 项研究表明,有 11%～16% 的儿童患有一种或者多种精神障碍。《中国中小学生心理健康素养状况分析报告》显示,2020 年调查的中小学生群体中存在不同程度的抑郁症状,占比超过 24.0%,并且有随年级升高而上升的趋势。在 6～16 岁人群中开展的一项大规模的全国性调查表明,各种精神障碍的总体患病率较高,达 17.5%。该调查由专业的精神科医生对儿童进行全面的精神评估,评估结果显示:注意缺陷多动障碍即人们常常说的多动症,患病率最高,为 6.4%;焦虑症的患病率为 4.7%;抑郁症的患病率为 3.0%。[2]

　　多数的成人精神障碍起病于 14 岁之前,加强儿童期心理健康工作对促进终身健康、全面提高我国国民总体素质具有重要意义。"健康中国行动"的主要目标之一是通过改善卫生服务来促进儿童青少年的心理健康。《健康中国行动——儿童青少年心理健康行动方案(2019—2022 年)》表明,到 2022 年底,应基本建成有利于儿童青少年心理健康的社会环境,形成学校、社区、家庭、媒体、医疗卫生机构等联动的心理健康服务模式,落实儿童青少年心理行为问题和精神障碍的预防干预措施,加强重点人群心理疏导,为增进儿童青少年健康福祉、共建共享健康中国奠定重要基础。

二、常见儿童心理障碍

　　常见儿童心理卫生问题可以大致分为发展性障碍、行为问题、身心相关问题、情

---

　　① 苑立新.中国儿童发展报告[M].北京:社会科学出版社,2021:11.

　　② 值得注意的是,前面提及的抑郁症状数据为经过心理量表筛查所得数据,而抑郁症数据则是经过专科医生确诊所得数据,故才会出现抑郁症状筛查率为 24.0%,抑郁症的患病率为 3.0%。

绪障碍四大类。发展性障碍包括智力障碍、孤独症谱系障碍和学习障碍。行为问题主要为注意缺陷多动障碍、品行障碍。身心相关问题主要包括两个方面：一是由心理因素导致的躯体表现，比如神经性厌食、神经性呕吐、消化性溃疡；二是由忽视和虐待导致的心理障碍。虐待或忽视不仅导致生理伤害，也可导致心理创伤或存在危害一生的不良情绪体验。情绪障碍表现为情绪不稳定、紧张焦虑、抑郁、强迫行为、恐惧发作等，严重时可进一步发展为焦虑障碍或心境障碍，引发自杀、自伤行为。以下将着重介绍六类常见于小学生的心理卫生问题。

（一）注意缺陷多动障碍

注意缺陷多动障碍（attention deficit and hyperactivity disorder, ADHD），也称多动综合征，简称多动症，是一种最常见的神经发育障碍类疾病。临床上表现为持续存在与年龄不相称的注意力不集中、情绪冲动、活动过度、学习困难等。多动症危害严重，个体常共患学习障碍、对立违抗障碍、情绪障碍及适应障碍等，对患儿的学业成就、职业表现、情感发展、认知功能和社会交往等多方面产生广泛而消极的影响，是一种影响终身的慢性疾病。

l. 发病趋势和病因

调查显示，在多数文化中，多动症在儿童中的患病率约为 5%，成年人的患病率约为 2.5%，男性多于女性，在儿童中男女比例约为 2∶1，在成年人中男女比例为 1.6∶1。男性比女性更容易出现多动的特征，女性比男性更容易出现注意缺陷的特征。15%～78% 的多动症会持续到成年，患病高峰在 7～12 岁。多动症病因复杂，生物学机制尚不明确。目前专家倾向于认为多动症与家族遗传、神经系统损害、孕期不利因素、环境毒物、不良的家庭环境等多种因素有关。

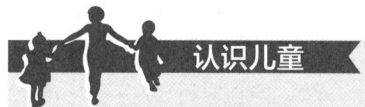

认识儿童

　　多动症儿童常出现以下行为，教师可以据此对重点儿童进行行为观察：

　　① 幼儿园：上课坐不住，好招惹同学，喜爬高爬低，翻箱倒柜，危险意识差，不爱午睡，情绪易波动，做事急躁，不考虑后果。综合来看，学前早期以过多的躯体活动为主，但在 4 岁前症状很难与正常行为相区别。

　　② 小学：多动症常在小学阶段被识别出来，同时多动症儿童注意缺陷变得更加显著，受损更加严重。以下表现可供教师参考：上课注意力集中时间短暂，常因周围一点小动静而分心；上课常常坐不住、爱扭动身体、玩东西（比如抠橡皮）、传纸条、和同学说话、教师问话还没问完就抢答；下课常奔跑喧闹，喜欢插嘴，爬高爬低，招惹同学，因为一点小事就和同学发生冲突，不能耐心等待；回家不愿意写作业，或写作业心不在焉，拖拉磨蹭，边写边玩，必须家人督促才能完成，完成作业所需时间比其他同学长很多；话多，好插话和接话茬；学业成绩不稳定，或者学

业不良。

③ 青春期：多动症的症状可能减轻，特别是多动症状。但仍然难以长时间静坐，或有坐立不安的主观感受，注意缺陷和冲动依然明显；自信心低，亲子冲突更加激烈，情绪问题及逆反、对抗问题更突出；可能出现吸烟、饮酒、药物成瘾等。

2. 症状表现

多动症起病隐匿，无明确诱发因素，主要表现：① 注意缺陷。在行为上表现为游离于任务之外，行为缺乏持续性，难以维持注意力，活动杂乱无章。其行为不是由执拗或缺乏理解力导致的。多动症儿童以无意注意为主，有意注意减弱，注意力集中时间短，注意强度弱，注意范围窄，注意的分配和转移也存在问题。② 多动，指在不恰当的时候存在过多的肢体运动，或过于坐立不安、手脚动个不停或讲话过多。在成年人中，多动可能表现为极度坐立不安或使别人在他们的活动中精疲力竭。多动症儿童的多动特点是不分场合，无目的性，在静止性游戏中表现尤为明显。③ 冲动。事先没有考虑好，就匆忙行事且该冲动行为对个体有较大的潜在伤害的可能性（如，没有观望就冲向马路）。冲动可能反映出多动症儿童对即刻犒赏的欲望或做不到延迟满足，也可能表现为社交侵扰（如，过多打断别人）。多动症儿童对不愉快的刺激反应过度，易兴奋和冲动，不分场合、不顾后果，难以自控，甚至伤害他人，不遵守游戏规则，缺乏忍耐。他们承受挫折的能力较低，常因一点小事就情绪激动或发脾气；对需要等待的事情常常急躁或无耐心；不分场合打断或闯入他人的谈话或游戏；在别人的问话还没完时就急着回答；不假思索地给出答案；不考虑后果地做出一些给安全和健康带来不良后果的事情。④ 其他。多动症儿童常存在语言、运动或社交发育的轻度迟缓。85%的多动症儿童存在至少一种共患病，60%至少存在两种共患病。多动症儿童即使没有特定的学习障碍，也常存在学习困难、学业成绩不良表现。他们的临床表现不具有特异性，多动、冲动和注意缺陷在儿童的正常发育进程也能观察到，只有当这些症状持续、广泛存在，并损害其学习能力和社会交往等重要功能时才考虑诊断为多动症。

3. 多动症的干预

第一，通过药物和行为指导相结合的方法治疗。药物遵医嘱服用。行为指导前首先确定一个突出的靶行为，如上课讲话；然后利用条件反射原理，当出现上课不讲话行为时给予奖励，鼓励其保持该行为；当出现上课讲话行为时，给予漠视，或者暂时剥夺一些权利以示惩戒。研究表明，药物结合行为指导比单独用药效果更好。

第二，教师应学会早期识别和转介多动症儿童。早期识别主要在幼儿园和小学一、二年级进行，可以从观察课堂行为、作业情况等着手。教师应该了解初步识别多动症儿童的方法。有条件的学校，可以请学校的心理辅导教师进一步鉴别，将存在症状的儿童尽早转介到医院进行诊断和治疗。

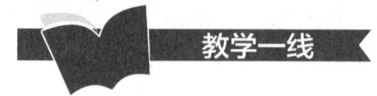

多动症儿童的日常指导要点

① 教师要向多动症儿童讲清具体的课堂规则，并强调规则是每个学生必须遵守的。鼓励和强化儿童积极的课堂行为，对违反规则的行为及时进行矫正。② 合理布置教室环境。如可以把多动症儿童的座位设在靠近教师的位置，以便教师的管理。③ 在多动症儿童周围安排一些行为表现良好且不容易受到干扰的学生，作为多动症儿童的榜样。④ 在教室里张贴一日计划表和课堂规则。使用手势信号，提醒儿童注意自己的行为等。⑤ 提高教学安排和学习任务的新颖性和趣味性。在向多动症儿童布置学习任务前，教师首先确保儿童能理解题意，必要时，教师可重复题目的要求。

第三，家校合作。家长是多动症干预的重要资源。学校可通过家长沙龙、父母培训、家长经验交流、定期随访等形式，帮助家长了解多动症的防治知识，转变家长教育理念，改善家庭教养方式，从而达到更有效、更持久地改善多动症儿童的行为、情绪和学业等问题的目的。

第四，对多动症儿童开展个别辅导。根据每个多动症儿童的实际情况，制订个别辅导计划，将他们在学校突出的行为问题作为目标行为进行干预。个别辅导应注意以下几点：① 目标合理，循序渐进。合理确定行为目标，以"通过努力能达到"为准则。② 循序渐进，规律生活。对他们的不良行为，要有耐心，循序渐进地转变行为。③ 安排班级工作，正面引导，使他们的过多精力能通过有益的活动发挥出来。④ 维护自尊，培养自信。对多动症儿童存在的行为问题给予理解，积极帮助他们提高自控能力。

第五，对多动症儿童开展团体辅导。团体辅导的目的是通过群体的游戏活动，提高多动症儿童的自我控制能力、集中注意力的能力、观察力及团队协作能力。团体辅导活动设计要具有针对性、趣味性和多样性，并运用鼓励性评价手段提高多动症儿童参与辅导活动的意愿，提高团体活动的有效性。活动形式可以是划消数字、走迷宫、踩细绳、顶纸棒、大拇指对决等小游戏。游戏中注意引导儿童遵守规范、引发儿童参与活动的兴趣、鼓励儿童交流分享。

第六，加强对多动症儿童的安全保护和安全教育。需要注意的是，多动症儿童存在一些特殊的行为表现，如较大的意外伤害发生倾向、更高的品行障碍发生率、明显的睡眠问题，青春期后更容易出现成瘾行为等。因此，成人应该加强多动症儿童的安全保护和安全教育,在青春期还要结合青少年健康危险行为开展伤害预防教育。

(二)孤独症谱系障碍

孤独症谱系障碍(autism spectrum disorder, ASD),简称孤独症,是一种以社交沟通障碍和重复刻板行为为主要特征的发育障碍性疾病,多起病于婴幼儿期。孤独症不是一种退行性疾病,通常需要终身的学习和代偿策略。只有少数的孤独症儿童在成年后可以独立地生活和工作,他们一般有较好的语言和智力,能找到匹配他们兴趣和技能的合适职业,但仍然表现出社交幼稚和易受伤害,在没有帮助时难以处理实际需求,且容易焦虑和抑郁。预后要看是否存在智力障碍、语言损害(如,5岁时具有功能性语言是一个良好的预后标志)及其他的精神健康问题。

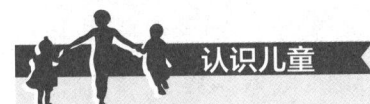

认识儿童

乐乐,男孩,6岁,因语言表达能力差就诊。母亲孕产期无异常表现,出生后乐乐身体发育正常。2岁时,乐乐不会说完整的句子,3岁进入幼儿园后很少与其他儿童一起玩耍;平时从不关注周围的同龄儿童,见到其他儿童在一起玩耍时,没有表现出参与的愿望;与亲人和周围的人很少有目光的接触,客人来访时从来没有表示迎接的行为或有感到高兴的情感反应;当需要东西时不会用语言表达出来,而是拉着大人的手走到自己想要的东西跟前;喜欢玩纸盒或排列麻将牌,有时一个人可以玩两三个小时;在玩耍时父母叫他或和他讲话,他都不予理睬,如果强行制止,会尖叫,敲桌子,踢椅子,打人,然后开始无休止地号啕大哭;经常表现出无目的活动或活动过度,注意力分散,习惯东张西望,或作伸颈、装相等怪异姿态。父母曾怀疑乐乐是先天性耳聋,到耳科就诊并接受听力检查,未发现异常。医生检查发现乐乐只会说妈妈、爸爸,或说一些物品的名字,认识100多个字,但不会说出完整的一句话,无重大疾病史、精神和神经疾病家族史,后经行为发育专家评估诊断为孤独症。

I. 发病趋势和病因

孤独症最早在1943年由美国精神科医生利奥·坎纳提出。早期人们一直认为孤独症是罕见病,患病率在0.02%~0.03%,但近些年患病率不断攀升,全球孤独症的患病率接近1%。由复旦大学附属儿科医院牵头11家单位开展的调查显示,普通学校中6~12岁儿童的孤独症患病率达0.41%。孤独症以男童居多,男、女比例为4:1。

孤独症的病因和发病机制尚未完全明确。目前认为是遗传和环境交互作用的结果。孤独症具有高度遗传性,基因变异导致胎儿早期中枢神经系统发育异常是其重要的发病机制。环境因素对发病可能起着某种"诱导"或"催化"作用,如父母高龄生育、孕期危险因素、新生儿窒息、营养素缺乏、家庭养育不当、环境毒物等。

2. 症状表现

最早从6个月起，多数在2岁左右，家长会逐渐发现患儿与同龄正常儿童不同。孤独症患儿有如下常见表现：

（1）社会交往障碍

社会交往障碍是孤独症的核心症状。患儿喜欢独处，不理睬他人的呼唤和指令，缺乏社交技巧，缺乏目光对视，不能参与合作性游戏，似乎缺乏与父母的安全依恋关系，很少主动寻求父母的关爱或安慰，不会向父母展示或炫耀自己。表达需要时常拉着父母的手到某一地方，但不能用手指物，难以通过眼神、手势引发注意。

（2）重复刻板行为

重复刻板行为主要体现在身体运动的刻板和对物件、玩具的不同寻常的喜好和方式上。如反复转圈，嗅味，玩弄开关、键盘，排列玩具和积木，双手舞动。特别依恋某种东西，如车轮、风扇，反复观看电视广告，喜欢一首或几首特别的音乐。严重者可能表现出强迫行为。如吃饭固定坐在某个位置，上学依循某一特定路径等。遭遇挫折、环境变化、焦虑、睡眠不足时，会出现撞头、啃咬指甲等自伤行为。

（3）语言障碍

语言障碍是大多数孤独症儿童就诊的原因。部分患儿通常2～3岁仍不会说话，有语言倒退或停滞现象。部分患儿具有一定的语言能力，但缺乏沟通性质，表现为重复刻板语言、自言自语或有他人难以理解的语言。部分患儿可重复他人语言，模仿其语音语调，但不理解其意义——"鹦鹉学舌"。多数患儿不会正确使用"你、我、他"等人称代词，较多使用"指令"语句，较少使用疑问语句。

（4）智力损害

孤独症儿童部分智力落后，部分智力正常或超常。智力正常或超常的孤独症谱系障碍称为高功能孤独症。部分患儿在机械记忆、计算、音乐或美术等方面能力较强，但在逻辑推理、注意力调控、制订计划、情绪判断、想象力和模仿能力等方面始终落后。青春期后，患儿易合并情绪障碍或人格障碍。

（5）感知觉障碍

大多数孤独症儿童存在感知觉异常现象。有些儿童对某些声音特别恐惧或喜好，有些对某些视觉图像特别恐惧或喜好，很多患儿不喜欢被人拥抱，常见痛觉迟钝现象。本体感觉特别，如喜欢长时间坐车或摇晃，特别惧怕坐电梯等。多数存在运动缺陷，包括怪异步态、动作笨拙和其他异常的运动体征（如用脚尖走路）等。

（6）其他

多动、注意力分散在孤独症儿童中多见。患儿还可能出现自残（如撞击头部、咬手腕），破坏或挑衅的行为。孤独症青少年和成人容易出现焦虑和抑郁。

3. 孤独症干预建议

目前，孤独症尚无特异性的治疗方法和药物，以教育训练为主，药物为辅，关键在于早发现、早诊断、早干预。教育训练的目的主要包括：改善核心症状，促进社交能力，以及言语和非言语交流能力的发展，减少刻板重复行为；促进孤独症儿童智力发展，培养生活自理和独立生活能力，减少不适行为；改善生活质量，缓解其家庭在精神、经济和照顾方面的压力，力争部分患儿在成年后可独立学习、生活和工作。孤独症儿童的预后效果取决于患儿病情的严重程度、儿童的智力、教育和治疗干预的时机和干预程度。儿童智力水平越高、干预年龄越小、训练强度适宜，效果越好。

随着我国孤独症儿童数量的不断升高，他们的教育问题成为全社会共同关注的话题。目前，孤独症儿童一般在特殊学校、普通学校或康复机构就读。其中，学前孤独症儿童主要集中于各类机构，以康复训练为主，少数孤独症儿童在幼儿园接受融合教育；义务教育阶段孤独症儿童主要在特殊教育学校和普通学校就读，以教育为主，康复为辅。

随着融合教育的发展，孤独症儿童进入普通学校学习和生活已成为多数家庭的共同选择。融合教育就是特殊儿童与普通儿童一起共同接受常规教育的形式，这种形式便于特殊儿童与普通儿童一起生活与学习。开展融合教育，教师首先要接受特殊儿童，确保孤独症儿童在普通学校中获得平等的教育机会。在教育过程中应对孤独症儿童进行生态化测评与衡量，对其各方面的能力进行系统、全面的了解，发现并发掘每个孤独症儿童的优势，因材施教、扬长避短，通过优势潜能的激发，促进孤独症儿童的全面发展。要做到上述这些，教师需要了解孤独症儿童的发育特点和学习需求，在集体教学环境中做好课程教学安排，并采取专门的教学策略来帮助有特殊需要的儿童。

（三）学习障碍

学习障碍是指学龄儿童在阅读、书写、拼字、表达、计算等认知学习过程中存在的一种或一种以上的特殊性障碍。一般学习障碍儿童智力正常，没有视力或听力障碍，但在学业方面表现出特殊的困难状态。

认识儿童

笑笑是一个乐观开朗的孩子，在上小学之前有着超出同龄人的幽默与智慧。可是就是这样一个活泼开朗的孩子，上小学之后学习成绩并不太好，在认字与记字方面困难重重。经过检查，笑笑患有学习障碍类疾病中的"阅读障碍"，也就是说读书、写字对别的孩子来说可能是一件正常且容易的事情，但对笑笑来说，却是极为困难的。用他自己的话来说，当他看书的时候，就感觉那些文字在眼前不停地跳动，好像在跳舞一样。刚看到这一行，一下子就跳到了另外一行，他没有办法把一篇文章按照正常的顺序完整地读下来。

1. 发病趋势和病因

儿童学习障碍早在 19 世纪中后期就被欧洲一些儿科医生发现。我国学龄儿童学习障碍的患病率为 10% 左右。学习障碍可以是先天性的或后天获得性的，其病因复杂，目前普遍认为其与遗传和环境因素有关。此外，其他可能的影响因素有：孕期母亲生病或接触毒物；妊娠或分娩时有并发症（例如，斑疹、毒血症、产程延长、急产等）；新生儿问题（例如，早产、低体重、严重黄疸、围产期窒息、过期产、呼吸窘迫）；出生后接触环境毒物（例如，铅）；发生中枢系统感染、恶性肿瘤、创伤、营养不良；等等。

2. 症状表现

（1）学业障碍

学习问题在早期可因与学习相关的能力发展迟缓而得以识别（如无法辨认颜色、说出物体的名称、计数、认字）。儿童语言感知可能受到限制，以较慢的速度学习，进而引起词汇量比正常儿童低。这些儿童可能不了解什么是阅读，会尴尬地拿着铅笔，非常凌乱地书写，或者出现混淆数字或误读数字的情况。

（2）认知功能障碍

视觉感知和听觉处理障碍，如空间认知问题（例如，定位、空间记忆、位置和地点的认知困难），声音辨别和分析困难。

语言和听力理解能力的障碍，可能导致入学后的学习问题。

记忆功能受损，包括短期和长期记忆、记忆的使用（如再现）、言语回忆或重现。

认知问题如在思考、推理和问题解决方面存在困难是学习障碍的特征性表现。有执行功能障碍的人通常很难组织和完成任务。

（3）行为问题

学习障碍早期有注意短暂、小动作增多、精细动作不佳等问题（例如，运笔不良），继而会出现各种行为方面的问题。

学习障碍的儿童可能发生其他一些行为问题，包括冲动控制障碍，无目的的行动和活动过多、纪律问题、攻击行为、退缩和回避行为、羞怯、过分恐惧等。学习障碍多与注意缺陷多动障碍会同时出现。

3. 学习障碍的干预

干预方式应根据儿童的年龄、障碍类型、程度、临床表现以及心理测评结果来确定。一般以接纳、理解、支持和鼓励的方式为主，迄今，应用于这类儿童的治疗方法已有多种。但公认有效的方法主要包括教育手段、药物疗法和精神（心理）疗法，综合应用效果更佳。实施矫治时应坚持个性化原则，并且忌高起点、超负荷训练，要及时进行效果／心理评估，以调整后期训练。干预要点和干预方式如下：

（1）预防为主

导致儿童学习障碍的原因多而复杂，虽然防范一切致病原因并非易事，但围产期的诱因已明确,孕妇可做到"防患于未然"。

（2）早诊断、早治疗

早诊断、早治疗的目的在于防止这类儿童因基本学习能力缺欠而出现丧失自信、自我评价低下、情绪障碍等继发性障碍。

（3）选择适宜的治疗或训练方法

学习障碍儿童常有不良的自我意识、缺乏自信、易放弃等特点。教师要根据其认知特点及发展水平确定治疗和教育计划,前提是务必理解接纳他们,增强其自信心,防止其自我评价低。如,划消训练、触觉辨认训练、电脑操作训练、视动训练、书写训练、运动等。但是超负荷的训练矫治不仅起不到干预效果,还会进一步挫伤儿童的自信心,加重其畏难情绪,对后续干预训练产生抵触心理。家校应当合作,共同改善学习障碍儿童的症状。

（4）耐心和持之以恒

学习障碍儿童的行为和不适状态往往是"冰冻三尺,非一日之寒",有些甚至可持续到成年期。因此,成人应该耐心对待,切忌急于求成。

（5）医疗保健机构的干预方法

医疗保健机构的常规干预程序包括:① 制订个别教育计划;② 进行个别指导;③ 在普通学校建立特殊教育班级;④ 提供有关时间概念的教育训练;⑤ 评估中期效果等。

具体矫治方法包括:① 感觉统合疗法;② 行为疗法;③ 正负强化疗法;④ 游戏疗法;⑤ 社会技能训练;⑥ 理解规则训练;⑦ 结构化教育训练等。

（6）运动治疗方案

可直接针对小脑发育迟缓进行干预。运动刺激小脑的自动化机制,能改善脑部管理阅读、书写、注意力、动作协调等特定区域的效率,而且一旦改善后,脑部生理特性就不会退步,这种脑部生理特性改变的可能性,称为"脑神经细胞的可塑性"。

（四）情绪障碍

儿童情绪障碍主要是由心因引起的神经功能失调,以焦虑、恐怖、抑郁为主要临床表现,过去称为儿童神经官能症、儿童神经症。

儿童情绪障碍具有以下特征:一般在长时间的精神紧张下产生;症状的发生发展与患者的素质和人格特征有关,患者通过各种心理防御机制反映既往精神创伤或当前的心理冲突;起病与重大生活事件之间不一定有明显关联,因而其致病因素可能不被患者意识到;病情反复发作。学前儿童的情绪障碍多由父母不和、分离、死亡或其他家庭纠纷,以及因教育方法不当,如对儿童经常恐吓、打骂、威胁等导致。随着年龄增长,社会环境因素作用日趋明显。

儿童情绪障碍是遗传和环境等多种因素综合作用的结果。在具有遗传易感素质情况下,社会环境的不良刺激诱发儿童产生情绪障碍,它们相互作用,影响儿童情绪障碍的发生、发展和转归。在社会环境中，家庭环境主要包括亲子关系、父母婚姻质量、父母教养方式，特别是母亲的情绪和教养态度影响较大，学校环境主要与儿童学习成绩差、不正确的教育方法、不良校风、校园欺凌等有关。

I. 焦虑障碍

焦虑障碍是个体无明显客观原因出现的以不安和恐惧为主的情绪障碍，常伴有明显的自主神经系统功能的异常，主要包括分离性焦虑障碍、选择性缄默症、特定恐怖症、社交焦虑障碍、广泛性焦虑障碍、惊恐障碍、广场恐惧等。近年来，追踪研究发现儿童早期焦虑障碍不仅有持续的趋势，而且有逐渐恶化的倾向。早期有焦虑病史者在青少年期和成年期发生抑郁症的风险增高，因而有人提出焦虑和抑郁可能是一个连续体。此外焦虑障碍可能还与学业失败、其他类型焦虑障碍、物质滥用等问题相关。

认识儿童

　　婷婷是小学三年级的一名女生，一到学校就恶心、呕吐、肚子疼，接回家就好了，到医院做了各项检查都没发现异常，父母以为孩子装病，可是强行送到学校后，婷婷又面色苍白，头上直冒冷汗，父母又不得不赶紧将她接回家，这样断断续续耽误了1年的课程。她后来到精神科就诊，被诊断为学校恐怖症。

儿童焦虑障碍为儿童最常见的心理障碍之一，患病率为10%～20%，焦虑障碍更多出现在女童身上，女童与男童比例约为2∶1。分离性焦虑障碍是12岁以下儿童中最为常见的一种焦虑障碍，儿童患病率为4%～10%，从儿童期到青少年和成人期，分离性焦虑障碍的患病率呈下降趋势。而特定性恐怖症和社交焦虑障碍随年龄增长而增多，可持续至成年。

焦虑障碍的表现包括：① 负性情绪，如紧张不安、爱哭、烦躁、易激惹等。② 生理系统，如心率加快、眩晕、脸红、疲劳、视力模糊、呕吐、呼吸加快、口干、肢体麻木、恶心、肌肉紧张、出汗、胃部不适、心悸等。③ 行为表现，如胆小退缩、缄默、回避（如拒绝上学），烦躁、哭泣且难以安抚。④ 退行性行为，如模仿婴儿，啃咬指甲、卷衣服或头发等。⑤ 有错误认知，有被害想象、觉得没有能力或能力不足、想法光怪陆离、注意力不集中、自我意识和自我评价低、健忘、觉得自己要发疯了、自己很愚蠢等。⑥ 其他：缺乏食欲，呕吐、腹痛或腹泻，夜间入睡困难、睡眠不宁、易惊醒、多梦或梦魇等。

焦虑障碍的治疗以行为治疗为主，药物治疗为辅。学校是儿童心理干预十分重要的场所。教师可通过日常聊天，了解原因，积极尝试消除诱发儿童焦虑障碍的心理应激因素；采用认知行为治疗方法，纠正其不合理想法；通过放松训练、交流技巧训练和锻炼等提高儿童问题解决能力；加强家校沟通，帮助父母提高对焦虑障碍的认识，取得父母配合，为儿童提供一个稳定和支持性的家庭环境。

2. 抑郁障碍

儿童抑郁障碍属于心境障碍的极端表现形式，它是以持久的、显著的弥散性心境低落（悲哀、空虚或易激惹心境）为基本症状的一种精神疾病，并伴有躯体和认知改变，显著影响个体功能，主要包括破坏性心境失调障碍、重性抑郁障碍、持续性抑郁障碍（恶劣心境）等。在缓解期间精神活动正常，有反复发作的倾向。儿童期起病的抑郁障碍如果得不到充分治疗，可能会导致学业成绩差、社会功能缺乏，自杀行为、酒精和物质成瘾的风险性增高等问题。

年龄越小，抑郁障碍患病率越低，重度抑郁症越少见。成年人抑郁症常始于青少年期，儿童期发病率无明显性别差异，青春期后女性高于男性，约为 2∶1。

儿童抑郁障碍的核心症状与成人相似，但受儿童认知和情绪发展水平限制，其症状表现具有一定的年龄特征。儿童抑郁的常见表现有：情绪低落、兴趣或愉快感减退甚至缺失、精力不足或乏力、易激惹、有睡眠障碍、食欲改变、缺乏自尊和自信、自我评价低等。儿童抑郁障碍会表现出更多焦虑症状（包括恐惧和分离焦虑）和躯体主诉（如腹痛、头疼），抑郁经常被躯体症状所掩盖。青少年抑郁常见表现有：情绪消极、易激惹、缺乏主动性、坐立不安、负性的自我评价、注意力集中困难、睡眠障碍、躯体不适。严重者有精神病性症状，如多疑、偏执、幻觉、妄想。

现代医学观点认为，如果抑郁存在，不论是原发性还是继发性，也不论是否与其他疾病同病，均应予以抗抑郁治疗，越早治疗，疗效越好。不论是采取什么方法的治疗，都有必要先进行家庭心理教育，家长或儿童要知晓抑郁障碍的病因、病程等相关知识和治疗计划。在经过环境调整、心理治疗、行为治疗亦无明显改善时，建议使用比较系统的药物治疗以尽快有效地控制症状，恢复社会功能，避免继发行为和个性问题的出现。一般 12 岁以上儿童方可使用抗抑郁药物。学校教师要深入了解抑郁障碍的病因和症状表现，及时关注儿童的抑郁表现，及时引导，加强家校沟通，建议家长带有症状的儿童及时就医。

3. 创伤后应激障碍

创伤后应激障碍（post-traumatic stress disorder, PTSD）是一种与遭遇威胁性或灾难性心理创伤有关，并延迟和（或）长期持续出现的精神障碍。PTSD 可以出现在 1 岁以后的任何年龄，多由突发灾难事件（如强地震）、目睹恐怖性场景、遭受虐待（如性侵犯）、战争等所致。

PTSD 儿童多表现为创伤后的急性或持续性心理创伤，潜伏期从数周至数月不等，一般在创伤事件发生 1 个月后出现。病程有波动，多数可恢复，少数则表现为多年不愈的慢性病程或持久的人格改变。主要症状表现为警觉性增高、持续回避等。不同的年龄阶段对相同或相似的伤害性事件会有不同的认知，相应的身心反应也各异。通常年龄较大儿童对伤害性事件的耐受力较好，产生的 PTSD 症状也相对较轻。学前儿童 PTSD 的反应有：急躁、呆滞、睡眠失调与畏惧夜晚、发育退化、黏人；学龄儿童 PTSD 的反应有：拒绝上学、在家或学校出现攻击性行为、注意力下降、成绩下降、做噩梦等。儿童因为语言表达尚不成熟，通常无法叙述噩梦的内容，时常从噩梦中惊醒、尖叫，也会主诉头痛、胃肠不适等躯体症状。

及时处理危机、提供心理支持能有效缓解 PTSD 症状。尤其是在灾后，面对学生可能出现的身心症状，如何安抚其情绪及进行辅导，便成为教师一项重要的课题。事实上，在教学的过程中，教师可以扮演心理辅导员的角色，针对学生在重大灾害中可能出现的任何心理创伤，及时发现、辅导，避免学生在心中留下阴影，有碍其日后的正常发展。教师可以引导学生正确认识情绪、掌握宣泄情绪的方法。

（五）品行障碍

品行障碍指反复、持续出现的攻击性和反社会性行为。儿童品行障碍主要表现有易激惹、固执、爱寻衅、恶作剧、侵犯和攻击他人、违拗对抗、故意破坏财物、虐待动物、撒谎欺诈、持续而顽固的偷窃、厌学逃学、离家出走等，严重时可进一步发展为暴力伤人、性侵犯、诈骗、偷盗、吸毒等违法犯罪行为，此时多伴有反社会人格障碍。这些行为均违反了与年龄相适应的社会行为规范和道德准则，危害社会安定及他人、公众利益，而且对障碍者自身的学习、生活和社会化功能也造成严重不良影响。

1. 发病趋势和病因

从儿童期到青春期的品行障碍的患病率有升高的趋势，男女比为 6∶1～9∶1，我国各地报道的患病率在 1.45%～13.6%，高发年龄在 13 岁。品行障碍可在学龄前起病，但症状通常是在儿童中期到青春期中期的阶段才明显出现，16 岁以后起病的较罕见。对立违抗障碍是常见的儿童期品行障碍起病的先兆。青少年起病和症状较少、较轻的个体，成年后通常能够适应社会和职业生活。

目前该病的病因及发病机制尚不完全清楚，可能与遗传生物学因素、心理因素和社会文化因素等多种因素共同作用有关。主要的危险因素有：① 遗传生物因素。有家族史的儿童更易患品行障碍，遗传度约为 71%。大脑中与情感调节有关的区域结构可能是其神经生物学基础。② 儿童气质。婴儿期难养型气质和智力特别是言语智力低于正常值的儿童更容易出现品行障碍。③ 家庭因素。忽视、虐待、苛刻、父母婚姻危机、家庭氛围不良、贫困和低收入，都与品行障碍有直接关联。④ 同伴的影响。儿童有攻击性同伴或参与不良团伙更容易产生反社会行为，被同伴拒绝的儿童也更容易产生品行问题。⑤ 其他。如恶劣的师生关系、不良的班级风气、学校管理不善、纪律松懈和不良的社会文化都可能增加品行障碍的发生率。

2. 症状表现

品行障碍可分为"儿童型""青春期型""未特定起病型"，在童年期发病的多是男孩，表现出更多的攻击性特征，有一定比例的违法行为，而且随着时间的推移，反社会行为仍会持续。相反,青春期发病的青少年,有男孩也有女孩,他们没有严重的品行问题或者不具备童年期发病儿童的精神病理特征。有品行障碍的儿童或青少年,其行为有着不同程度的破坏性与违规性,如抱怨、咒骂、发脾气,恣意破坏公物、偷窃,甚至是校园暴力。

有品行障碍的个体常常启动攻击性行为或对他人反应过度:欺负、威胁或恐吓行为(包括通过网络社交进行威胁);经常打架;使用能引起严重躯体伤害的武器(如棍棒、砖块、破碎的瓶子、刀、枪);在躯体上残忍地对待他人或动物;当着受害者的面夺取(如抢劫、敲诈、持械抢劫);强迫他人发生性行为;故意破坏他人财产(如砸碎汽车窗户的玻璃,故意损坏学校财物),目的是造成严重的损失。有品行障碍的儿童,通常在13岁之前开始起病,无视父母的管教。

3. 教育建议

品行障碍比较顽固,矫治比较困难,因此尽早发现、尽早干预很重要。父母应营造良好的家庭环境,避免暴力管教,建立良好的亲子关系;应避免儿童接触不良的社会环境。学校应营造良好的学校环境,如建立良好的师生关系,避免儿童受到歧视和排斥。

在学校,教师对品行障碍儿童的管理可遵循以下原则:

(1)注重行为的早期阶段,实施早期干预

教师是最早注意到学生品行障碍预警信号和风险的人之一。在制订早期干预计划时,首先要对问题行为进行预测,详细描述学生的异常行为表现和动机,不断地提示学生教师所期待的行为表现。比如,观察到学生经常打人,教师要了解他为什么打人,再对打人行为的持续时间、频率以及行为的强度加以记录,定期监控学生的进步,逐步改善学生打人的行为。

(2)加强课堂纪律管理,减少问题行为

对品行障碍儿童的行为障碍,教师需制订一个课堂管理计划,利用严格的教学程序来管理问题行为,并做好记录。通过重复指导和反馈,帮助学生发展适当的行为。

(3)实施以学校为主,多方参与的行为管理策略

学校在教育品行障碍学生时:可以在全校范围内建立积极行为支持计划,以辅助教师对品行障碍学生进行干预;注意与家长建立良好的协作关系,为家长提供支持和指导,学校和家长协作越多,对品行障碍儿童产生积极影响就越大。

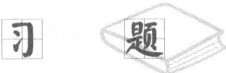

习　　题

一、填空题

1. 注意缺陷多动障碍是一种最常见的＿＿＿＿＿＿＿＿＿＿。

2. 义务教育阶段,孤独症儿童主要在特殊教育学校和普通学校就读,以＿＿＿＿＿

_____为主,_____为辅。

3. 儿童情绪障碍是以____为主引起的神经功能失调。

4. _____是常见的儿童期品行障碍起病的先兆。

二、选择题

1. 以社交交流障碍和重复刻板行为为核心症状的儿童心理障碍是(   )。

A. 注意缺陷多动障碍 　　　　B. 特殊性学习障碍

C. 孤独症谱系障碍 　　　　　D. 品行障碍

E. 抑郁障碍

2. 下列症状不属于注意缺陷多动障碍的是(   )。

A. 多动 　　　　　　　　　　B. 冲动

C. 注意缺陷 　　　　　　　　D. 学习困难

E. 重复刻板行为

3. 大多数孤独症谱系障碍儿童就诊的原因是(   )。

A. 社交交流障碍 　　　　　　B. 语言障碍

C. 智力损害 　　　　　　　　D. 感知觉运动障碍

E. 受限的重复行为

4. 更常见于女童的心理障碍是(   )。

A. 焦虑障碍 　　　　　　　　B. 特殊性学习障碍

C. 孤独症谱系障碍 　　　　　D. 品行障碍

E. 注意缺陷多动障碍

5. 品行障碍最早可在(   )起病。

A. 学龄前 　　　　　　　　　B. 学龄期

C. 青少年期 　　　　　　　　D. 青年

E. 成年

三、案例分析题

7岁的朵朵,从小一到陌生的地方,就会拼命哭闹。现在到了陌生的地方,仍然心理恐慌。前段时间考试不理想,父母严厉地训斥了她,朵朵就变得不愿意说话,甚至不愿意上学,说同学会嘲笑她。最近妈妈因为出差没有陪朵朵睡觉,朵朵出现了食欲不振、气促、出汗、尿频、头痛等症状。房间一黑,就不敢一个人走,晚上睡不好觉,经常做噩梦,并出现夜间遗尿。请问:多多可能是什么心理障碍? 作为教师,你可以为朵朵做些什么?

第七章
习题答案

第 三 篇

保障篇：学校支持性环境与突发公共卫生事件处理

第八章

为健康成长护航：学校支持性环境

学校是为儿童提供教育、促进儿童健康成长的重要场所之一，学校卫生工作的根本任务是保障儿童的健康与发展。

● 内容结构图

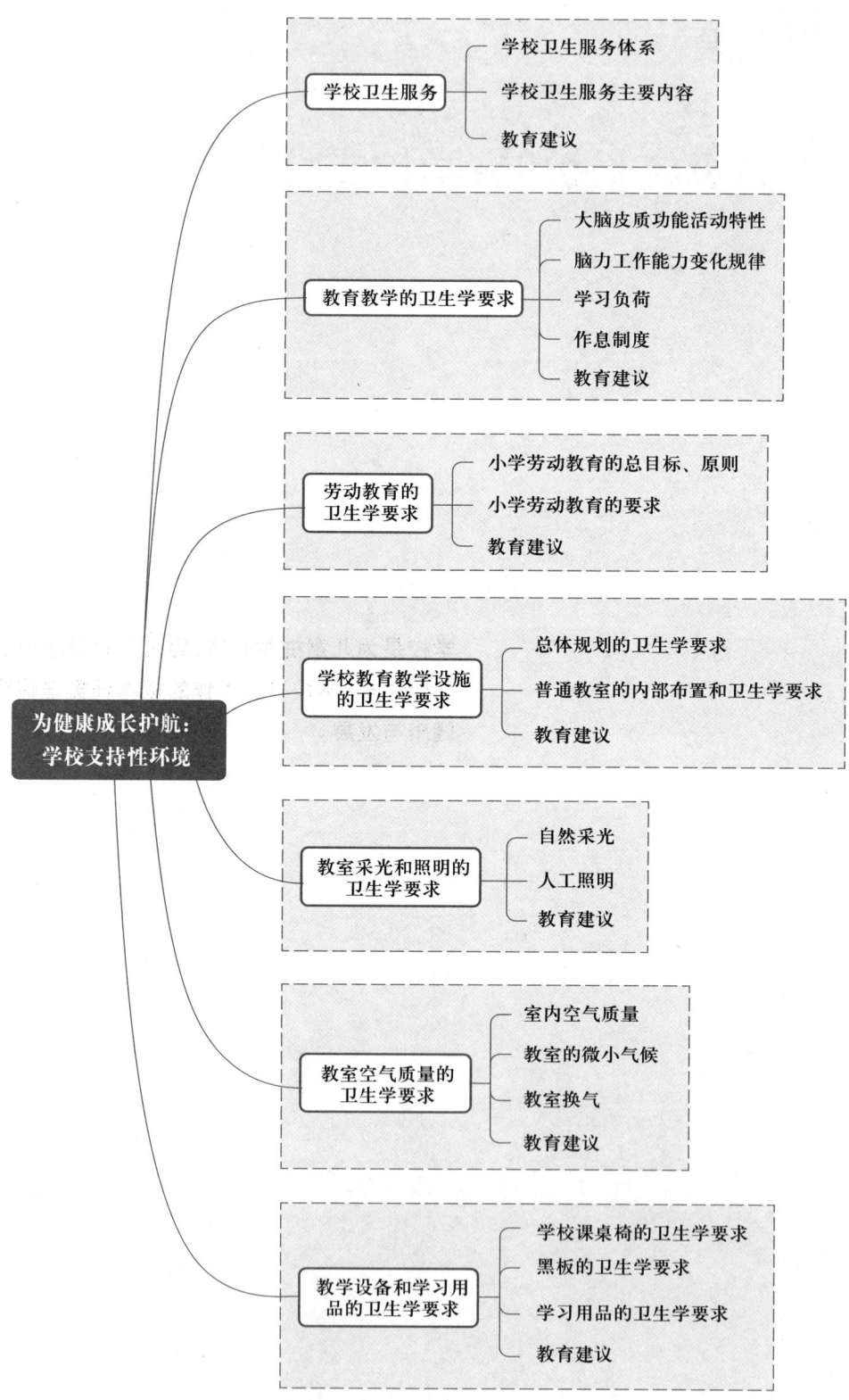

- 关键术语

学校卫生服务体系、始动调节、优势法则、动力定型、镶嵌式活动、保护性抑制、终末激发、学习负荷

- 学习目标

1. 了解学校卫生服务体系的主要组成部分。
2. 了解学校卫生服务的主要内容。
3. 掌握大脑皮质功能活动特性。
4. 掌握脑力工作能力变化规律及其与作息制度的关系。
5. 理解小学劳动教育的总目标、原则。
6. 了解校址的选择及教学用房的卫生学要求。
7. 掌握教室采光和照明的卫生学要求。
8. 了解教室空气质量的卫生学要求和教室换气的具体措施。
9. 了解课桌椅和教学用品的卫生学要求。

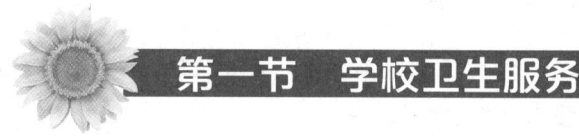

第一节　学校卫生服务

学校卫生服务是所有学生都有机会获得的以学校为基础或与学校相关的综合的卫生保健服务，能满足学生身体、情感、心理和教育的健康需求。[①]1999年，《中共中央　国务院关于深化教育改革全面推进素质教育的决定》指出："健康体魄是青少年为祖国和人民服务的基本前提，是中华民族旺盛生命力的体现。学校教育要树立健康第一的指导思想。"2021年，《教育部等五部门关于全面加强和改进新时代学校卫生与健康教育工作的意见》指出："构建高质量学校卫生与健康教育体系。"世界卫生组织和联合国教科文组织在2021年发布的《让每一所学校都成为健康促进学校：全球标准与指标》中指出，发展促进学生健康的学校，不仅需要政府的政策和资源，还需要学校的支持性环境。我国学校卫生服务在国务院的领导下，在各级教育、卫生健康及其他相关部门的密切协作下，构建了一个多部门参与的学校卫生服务体系，贯彻"大卫生、大健康"的理念，开展学校卫生与健康工作，为学校师生提供全面综合的卫生服务，促进师生的健康。

一、学校卫生服务体系

学校卫生服务体系包括行政管理、技术指导和服务提供三部分，学校卫生服务体系示意图见图8-1-1。行政管理由各级教育行政部门负责。技术指导由各级卫

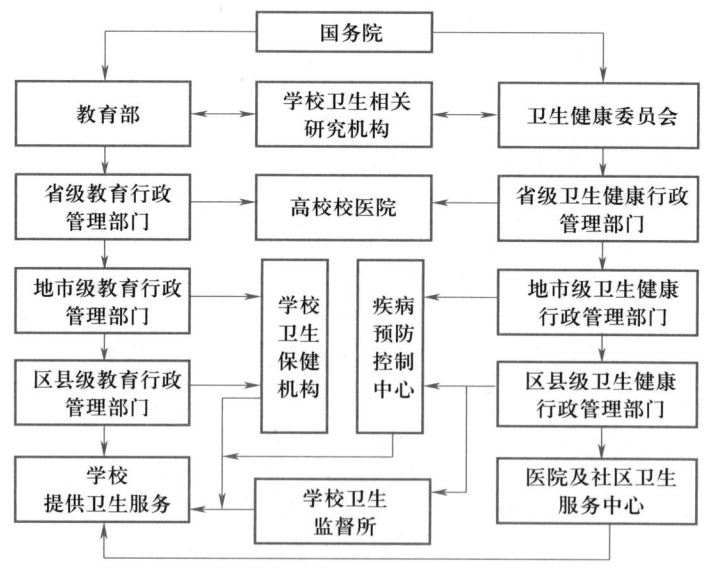

图8-1-1　学校卫生服务体系示意图[②]

①　陶芳标.儿童少年卫生学［M］.8版.北京：人民卫生出版社，2017：262.
②　张芯，余小鸣.学校健康教育实践与理论［M］.北京：北京大学医学出版社，2011：14.

生健康行政部门和专业机构负责。学校是服务提供的主要力量。根据《学校卫生工作条例》，城市普通中小学、农村中心小学和普通中学设卫生室，按学生人数 600∶1 的比例配备专职卫生技术人员。学生人数不足六百人的学校，可以配备专职或者兼职保健教师，开展学校卫生工作，提供学校卫生服务。目前，中小学校卫生人员队伍建设尚存在很多缺口。[①]

从本质上讲，学校卫生服务是政府为学校提供的一项基本公共卫生服务。[②]2021年《教育部等五部门关于全面加强和改进新时代学校卫生与健康教育工作的意见》指出，区域性中小学卫生保健机构、疾病预防控制机构为学校卫生服务提供专业指导和技术支持；国家鼓励选聘医务工作者担任健康副校长；国家要将具备医疗机构执业许可证的中小学校医室建设纳入政府公共卫生体系；推广医务托管、医校协同等经验做法，或通过政府购买服务提供学校医务服务。

二、学校卫生服务主要内容

《"健康中国 2030"规划纲要》提出，健康融入所有政策。新时期我国儿童健康问题呈现了鲜明的时代特征，根据儿童的健康需求，学校卫生服务体现三个全面：一是服务对象的全面覆盖，覆盖每一名学生和教职工；二是服务内容的全面覆盖；三是全面融入学校的政策。学校卫生服务主要内容包括以下几个方面：

（1）创建符合国家有关标准的教学卫生条件，包括教学建筑、环境噪声、室内微小气候、采光、照明，以及黑板、课桌椅的设置等。

（2）创建符合国家有关标准的环境卫生条件，包括厕所、洗手设施、健康的饮用水等。

（3）学校体育场地和器材符合卫生和安全标准。促进学生健康，防止伤害事故发生。

（4）制定学校卫生与安全管理制度。加强对学生个人卫生、环境卫生以及教室、宿舍卫生的管理。加强校园安全管理，预防校园伤害及暴力事件，创建友好的支持性的校园文化环境。

（5）认真贯彻执行食品卫生法律、法规，加强饮食卫生管理，科学制定学生食谱，加强学生营养指导。

（6）制定科学合理的学生作息制度，避免学生课业负担过重。

（7）制定学生劳动管理制度。根据学生的年龄，组织学生参加适当的劳动，并对参加劳动的学生进行安全教育，提供必要的安全和卫生防护措施。

（8）学校在安排体育课以及劳动等体力活动时，针对女生的生理特点，给予必要的照顾。学校对残疾、体弱学生，应当加强医学照顾和心理卫生工作。

①　姚海舟，朱广荣，张芯，等.中国 16 省中小学校校医配备现状分析［J］.中国学校卫生，2018，39（10）：1455-1458.

②　陶芳标.厘清学校卫生职能　深化学校卫生服务［J］.中国学校卫生，2015，36（1）：1-5.

（9）开展健康教育和健康促进，把健康教育纳入教学计划。完善以课堂教学为主渠道、以主题教育为重要载体、以日常教育为基础的学校健康教育推进机制。

（10）中小学校要结合相关课程开展心理健康教育。一方面，要充分发挥相关课程教学作用，分层分类开展心理健康教育，关注学生个体差异，帮助学生掌握心理健康知识和技能，树立自助、求助意识，学会理性面对困难和挫折，增强心理健康素质。另一方面，要全方位开展心理健康教育，发挥少先队、学生会、学生社团、学校聘请的社会工作者等的作用，多渠道、多形式开展心理健康教育，增强同伴支持，使师生、同学关系融洽。

（11）建立学生健康管理制度。定期开展学生体检，建立学生健康档案。根据学生中存在的健康问题，制定相应的干预措施，开展健康干预，促进学生健康。

（12）积极做好近视眼、弱视、龋齿、脊柱弯曲、沙眼、肠道蠕虫感染、营养不良、贫血等学生常见疾病的群体预防和矫治工作。做好高血压、糖尿病等成年期疾病的早期预防。

（13）认真贯彻执行传染病防治法律、法规，做好急、慢性传染病的预防和控制管理工作，同时做好地方病的预防和控制管理工作。

（14）多渠道加强学校卫生室或保健室建设，加强学校卫生人员队伍建设，为师生提供一般性的医疗卫生服务和多层次的卫生保健服务。

（15）其他维护和促进师生健康的相关服务。

三、教育建议

学校卫生服务的主要力量在于学校卫生工作人员，同时，学校其他教师都有责任为学生提供力所能及的卫生服务。在日常的教育教学互动中，教师需要将健康融入所有活动，在各方面为学生做好健康教育和卫生服务。

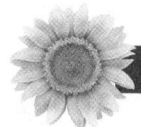

第二节　教育教学的卫生学要求

教育教学卫生的主要任务是根据学生的身心发育特点、大脑皮质功能活动特性、脑力工作能力变化规律，提出合理组织教学过程的卫生学要求，预防和控制不良因素，避免疲劳和过劳，提高学习效率。

一、大脑皮质功能活动特性

大脑皮质有特定的功能活动特性。教师如果能充分利用这些特性，合理组织教学过程，可显著提高学生的学习效率，促进学生的身心发育和健康。大脑皮质的功能活动特性主要有以下几个方面。

（1）始动调节。大脑皮质的工作能力在工作开始时水平很低,需要一定的时间启动,才能逐渐提高,这种现象称为始动调节。

（2）优势法则。大脑皮质可按不同的结构和功能分为许多区域,不同的脑力和体力活动在大脑皮质上都有相应的代表区域。大脑皮质能从众多的信息刺激中,选出最重要、最符合自己目的和愿望的少数刺激,在大脑皮质形成优势兴奋灶,这种现象称为优势法则。优势兴奋灶具有最佳的反应能力,能提高学习能力和效率。优势兴奋灶的保持时间受到多种因素的影响,一般年龄越小,有意注意时间越短,优势兴奋灶的保持时间也越短,见表8-2-1。

表 8-2-1　不同年龄儿童的有意注意时间

年龄 / 岁	有意注意时间 / 分钟
3	7
5	15
7	20
10	25
12	30
>15	≥35

（3）动力定型。当各种内部和外部的条件刺激按照一定顺序有规律地重复多次后,大脑皮质上的兴奋区和抑制区,以及相关的神经环路就会相对固定下来,这种在一定的条件下形成的、依据一定的先后顺序和强弱配置而构成的暂时的神经联系,称为动力定型。动力定型后,儿童可以获得最大的学习效果。动力定型的形成需要反复的较长时间的训练。年龄越小,可塑性越大,动力定型越容易形成。因此,儿童要从小培养健康行为习惯和健康生活方式。

（4）镶嵌式活动。学习时,大脑皮质部分区域为兴奋（工作）状态,另一部分则为抑制（休息）状态。随着学习性质的改变,大脑皮质上的兴奋区与抑制区会进行轮换,称为镶嵌式活动。镶嵌式活动可使大脑皮质各个区域轮流休息,维持较长时间的工作能力。

（5）保护性抑制。学习时大脑皮质会有机能损耗,当机能损耗过程超过机能恢复过程时,工作能力会逐渐下降,大脑皮质进入保护性抑制。比如,疲劳、瞌睡等都是保护性抑制的表现形式。保护性抑制是一种生理状态,对保护大脑皮质免受功能衰竭有重要的作用。

（6）终末激发。大脑皮质在持续较长时间的功能活动后,兴奋性逐渐降低,但即将结束工作任务的喜悦可反射性引起大脑皮质一过性的兴奋性增高,这种现象称为终末激发。

二、脑力工作能力变化规律

脑力工作能力包括工作速度的快慢及其准确性，它直接反映大脑皮质功能状态。脑力工作能力在学习日、学周、学期和学年中，处于动态变化过程，并具有一定的变化规律。

（1）学习日变化。学习日脑力工作能力变化通常有四种类型，见图8-2-1。Ⅰ型的表现是学习日开始后，由于始动调节作用，工作能力逐步升高，约两小时后达到高峰，然后逐渐下降；午间休息后回升，随后又逐渐下降；在学习日末时，低于学习日开始水平。Ⅱ型与Ⅰ型类似，但在学习日末时产生终末激发。Ⅲ型表现为兴奋性持续升高，比如由于考前复习情绪紧张，大脑皮质兴奋性在学习日内持续升高。这种持续升高的情况，使学习负荷过重，时间长了会破坏大脑的工作能力，反而不利于工作能力的有效发挥。Ⅳ型表现为兴奋性迅速地下降，可能是由于个体失去学习兴趣和动力。Ⅰ型和Ⅱ型符合大脑皮质功能活动的特性，学日末工作能力无严重下降，经过短时休息即可恢复，是理想的神经类型。Ⅲ型和Ⅳ型都属于不良情况。

（2）学周变化。学周中，脑力工作能力变化最常见的是：开始由于始动调节的需要，星期一工作能力不太高，星期二才逐渐升高，星期三和星期四达到并维持高峰，星期五工作能力下降或出现终末激发，周末得到休息后工作能力逐渐恢复。这种脑力工作能力变化是神经生理活动的正常表现，有利于提高学习效率，发挥学生学习潜能。

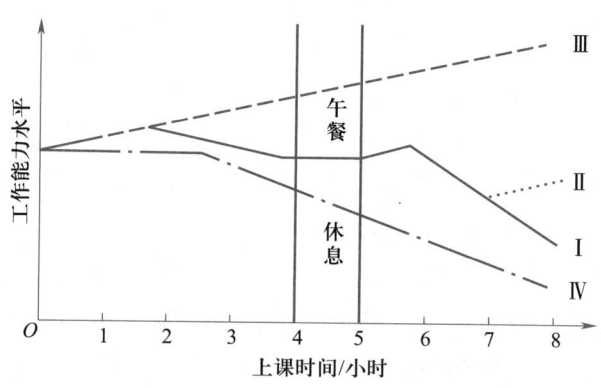

图8-2-1　学习日工作能力变化类型示意图

（3）学期、学年变化。学期开始时脑力工作能力较低，经始动调节作用后逐渐上升，学期中段工作能力出现高峰并维持在较高水平，期末工作能力下降或出现终末激发。学生脑力工作能力在第一学期、第二学期分别出现一次高峰，但第二学期比第一学期相对低，第二学期末（暑假前）为全学年工作能力最低点。

儿童学习能力的发挥很大程度上取决于脑力工作的能力，因此，教学计划的制订,应根据脑力工作能力学习日、学周、学期、学年变化规律,科学、合理地安排教学活动。

三、学习负荷

学习负荷是指学习时脑力工作的强度和时间。通常以学习疲劳作为评价学习负荷的指标。评价学习负荷的目的是及时发现早期疲劳并采取适当措施,如及时组织休息,以防止显著疲劳和过劳。

疲劳是由脑力工作的强度或(和)时间超负荷导致的大脑皮质产生保护性抑制的现象。早期疲劳时,学生会有坐立不安、小动作多、注意力转移等表现。显著疲劳时,学生会有打哈欠和瞌睡等表现。疲劳是一种客观的生理现象,经过短暂休息便能恢复。疲劳常导致疲倦。疲倦是一种主观的感觉,疲倦时多有疲劳的出现,但疲劳不一定会导致疲倦。过劳是由于长期学习负荷过重所引起的慢性疲劳,是一种病理状况,较难恢复。过劳可使学生学习能力及身体抵抗力全面下降,甚至生病,影响正常的生长发育。

如果学习负荷评价的结果显示早期疲劳性变化,则认为学习负荷合理;如果结果显示为显著性疲劳变化,则提示学习负荷过量。在教学中,教师要注意在课堂上观察学生的表现,发现疲劳常见的客观指征,如做小动作、打哈欠等,要及时调整教学进度。

四、作息制度

作息制度一般指一日生活制度,即对学生一昼夜内学习、工作、业务活动、进餐、睡眠、休息等时间的分配和交替顺序的安排。合理的作息制度能满足学生生理、生活和教育的需要,促进生长发育,提高脑力工作能力,预防疲劳。

学校作息制度应符合以下基本原则:(1)根据大脑皮质的功能特点和脑力工作能力变化规律,合理安排学习、活动与休息的交替。(2)对不同年龄阶段和不同健康状况的儿童应区别对待,为其分别制定作息制度。(3)既能满足教育的需求,又要保证学生德智体美劳全面发展。(4)学校与家庭的作息制度相互协调、统一。(5)作息制度一经确定,不要轻易改变。

我国现行卫生标准《中小学生一日学习时间卫生要求》(GB/T17223—2012)对于每日学习时数(包括自习和课外作业)的规定是:小学一、二年级不应超过4小时,三、四年级不应超过5小时,五、六年级不应超过6小时,初中各年级不应超过7小时,高中各年级不应超过8小时。课时安排:小学生每节课时间不应超过40分钟,上午4节,下午1~2节;中学生每节课时间不应超过45分钟,上午4节,下午2~3节。每日睡眠时间:小学生不应少于10小时,初中生不应少于9小时,高中生不应少于8小时;中小学生确保每天锻炼1小时。

五、教育建议

小学教师需要了解小学生的大脑皮质功能活动特性，在教育教学过程中，注意以下几个方面：第一，利用始动调节的特性，在安排学日、学周、学期、学年的学习内容时，开始时的学习难度和学习强度不宜太大。第二，利用优势法则特性，每次教学活动的时间不宜过长，以有效激发学生学习兴趣，使学生形成优势兴奋灶。第三，根据镶嵌式活动的特性，教师在安排课程时，应交叉安排不同性质的课程，相同性质的课程不能连排，以便学生的大脑皮质各区域能够轮流休息，减少疲劳，提高学习效率。第四，根据保护性抑制的特性，在教育过程中，教师要注意观察学生早期疲劳的表现，适当组织休息和其他的活动，以促进大脑皮质功能的迅速恢复。第五，利用终末激发的特性，提高学习效率。比如，在一节课结束前进行本课内容小结，学生更容易记住，以获得良好的教学效果。

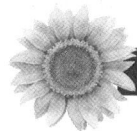

第三节　劳动教育的卫生学要求

劳动教育是发挥劳动育人功能，对学生进行热爱劳动、热爱劳动人民教育的教育活动。劳动教育是整个学校教育中重要的环节之一。《中共中央　国务院关于深化教育改革全面推进素质教育的决定》指出，教育与生产劳动相结合是培养全面发展人才的重要途径。教育部印发《义务教育劳动课程标准（2022 年版）》，将劳动从原来的综合实践课程中完全独立出来，正式成为中小学的一门独立课程。

一、小学劳动教育的总目标、原则

小学劳动教育的总目标：（1）使学生形成基本的劳动意识，树立正确的劳动观念；（2）发展学生初步的筹划思维，形成必备的劳动能力；（3）养成良好的劳动习惯，塑造基本的劳动品质；（4）培育积极的劳动精神，弘扬劳模精神和工匠精神。脑力劳动和体力劳动适当交替，符合大脑皮质镶嵌式活动的功能特点，有利于消除学习疲劳，巩固和丰富文化课内容，提高学习效率。

小学劳动教育的原则：（1）符合小学生的身心发育特点。小学生的身心发育尚不成熟，安排劳动任务时，要考虑工种选择、劳动负荷、劳动场所、劳动设备等方面。（2）做好安全防护，避免劳动带来伤害。在劳动姿势和安全保护方面需要特别注意，避免劳动对学生造成伤害；（3）校医和教师要巡回指导，密切观察，必要时采取相应的调整措施，保护学生健康。

二、小学劳动教育的要求

学校应该在劳动教育原则的指导下，制定劳动制度，适当安排学生进行劳动，通过劳动教育促进学生健康发展,并避免劳动带来的伤害。

(一)劳动制度

劳动制度包括建立健全安全教育与管理并重的劳动安全保障体系;以安全、适度为原则,合理安排劳动任务的强度和时长,在场所和设施选择、材料选用、工具设备和防护用品使用、活动流程等方面制订详细、科学的操作规范,强化劳动过程中每个岗位的管理,明确各方责任,防患于未然;加强对师生的劳动安全教育,强化学生劳动安全知识的学习,建立劳动风险意识、提升应急处理能力,培养学生在场所和设施的安全性判断、劳动实践中的安全操作、劳动全程的安全防护等方面的基本能力;科学评估劳动实践活动的安全风险,制订风险防控预案,完善应急与事故处理机制。

(二)内容选择

劳动的工种选择要适合小学生年龄特点。小学生的脊柱、胸廓、骨盆、足弓都未骨化定型,不良的体位、长久站立或过量负重,均会导致疲劳,并容易使骨骼弯曲变形。年龄越小,上述弱点越明显。小学生对环境因素的影响十分敏感。因此,小学生禁止从事下列劳动:① 高空、易燃、易爆等危险性较大的工种;② 易引起硅肺、尘肺的粉尘作业;③ 在高噪声、高震动、高频电磁场和放射性场所的工作;④ 频繁接触各种具有破坏代谢功能和致癌、致突变作用的化学物质的工作;⑤ 需繁重体力、强迫体位、高速度和高精确度的工种。

(三)劳动负荷

劳动负荷取决于劳动时间、劳动定额、劳动强度三个要素,还受劳动环境和劳动组织等因素的影响。学校应根据儿童心血管的发育状况进行年龄分组,科学合理地确定劳动负荷。在劳动过程中,需要注意男女生性别差异和学生健康状况差异。

(四)劳动姿势、场所、设备

正确的劳动姿势需要符合以下原则:尽量减少肌肉静力性紧张和能量消耗;避免神经、血管、内脏挤压;防止脊柱异常弯曲;保护视力;操作中经常变换姿势;站立或坐着劳动时,支撑身体重心的面积要尽量大。室内劳动场所应干燥、开阔、通风,有良好的采光照明并远离易燃易爆物品,劳动环境及装备应符合卫生和安全的技术要求。户外劳动需要预防牲畜、蛇、蜂、牛虻、水蛭、蜈蚣等的伤害。劳动设备应符合儿童的体型和骨骼发育特点,设备布局时应充分考虑安全问题,不宜使用过大过重的工具。

三、教育建议

小学教师需要创新教研方式,提升课程实施水平,使劳动课程内容丰富、涉及面广、指导方式灵活,同时,学校要充分重视小学劳动教育的卫生学要求和原则,把健康和安全融入所有劳动中,做好安全预案,使劳动教育取得预期的效果。

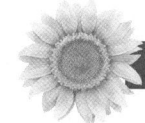 **第四节　学校教育教学设施的卫生学要求**

学校作为学生学习、成长的主要人工建筑空间环境之一，应能最大限度满足不同的教育需求，并以此为基础，有效利用其教学空间，按照"功能分区合理、节约资源、保护环境、绿色校园"的原则，创造安全、科学、可拓展和富有活力的教学育人环境。其中，学校的选址及教学用房与学生的学习和身心健康尤为相关。

一、总体规划的卫生学要求

根据《学校卫生工作条例》要求，新建、改建、扩建的学校校舍，其选址、设计应当符合国家的卫生标准。

（一）校址的选择

普通小学的规划建设，应根据城乡及城镇化建设规划要求，结合人口密度、生源分布、市政交通、周边环境、地形地貌等条件综合确定、合理布点。

1. 适宜和安全性

学校应选在阳光充足、空气流通、场地干燥、排水通畅、地势较高的地段；严禁建设在地震、地质塌裂、洪涝等自然灾害及人为风险地段和污染超标的地段；校址与易燃易爆场所间的距离应符合《建筑防火通用规范》（GB 55307—2022）的有关规定；严禁高压电线、长输燃气管道、输油管道及通航河道穿越或跨越学校校园。

2. 防噪和便利性

教学区的声环境质量应符合国家标准《民用建筑隔声设计规范》（GB 50118—2010）。根据《中小学校设计规范》（GB 50099—2011），学校主要教学用房的外墙与铁路路轨的距离不应小于 300 m，与高速路、地上轨道交通线或城市主干道的距离不应小于 80 m。当距离不足时，应采取有效的隔声措施。

普通小学的服务范围应以就近入学为原则，根据学校办学规模和方便学生就读等因素确定。根据《中小学校设计规范》，城镇完全小学的服务半径宜为 500 m，城镇初级中学的服务半径宜为 1 000 m，对于靠步行较远距离上学的农村学校，设置储物柜更为必要。山区及人口稀少的地区，宜规划建设寄宿制学校。

（二）校园总平面布局

普通小学应按照必配用房和选配用房进行校园总体规划。总体规划设计应因地制宜，合理利用地形、地貌，并根据需要适当预留发展用地，具体而言应符合下列要求。

1. 功能分区

校园总平面布局应按教学、体育运动、生活等不同功能进行分区，各区之间联系方便,互不干扰。教学区的教室、图书室(馆)等应设置在校园安静区域;体育活动场地与教学用房应有合理的间距。学校主要出入口应有利于人员疏散,不宜紧靠交通主干道。

2. 安全、通行与疏散

中小学校应安装周界视频监控、报警系统,有条件的学校应接入当地的公安机关监控平台。小学安防设施的设置应符合《安全防范工程通用规范》(GB 55029—2022)规定。各教学用房的门均应向疏散方向开启,开启的门窗不得因挤占走道的疏散通道,而影响安全疏散。小学校园应设置两个出入口,出入口的布置应避免人流、车流交叉。

3. 学校用地

学校用地应包括建筑用地、体育用地、绿化用地、道路及广场、停车场用地,彼此用绿化带隔开,有条件时宜预留发展用地。其中,体育用地应能容纳全校学生同时进行课间操,小学每名学生不宜小于 2.88 m²。运动场地宜铺设弹性地面,如铺设合成材料跑道要符合《中小学合成材料面层运动场地》(GB 36246—2018)的规定,其有害物质应低于相应限量值。

(三)教学用房

学校建筑物包括校舍、教学用房、教学辅助用房、办公用房及设施等。其中教学用房是主体,根据《中小学校设计规范》要满足以下卫生学要求:① 普通教室冬至日满窗日照不应少于 2 小时,实验室以南向为宜,美术教室应有良好的北向天然采光。② 各类小学的主要教学用房不应设在四层以上,各教室前端侧窗窗端墙的长度应达到 1.00 m。③ 疏散楼梯不应采用螺旋楼梯或扇形踏步,便于行走和疏散;梯段宽度应为人流股数的整数倍,不应小于 1.20 m,并应按 0.60 m 的整数倍增加梯段宽度。楼梯坡度不得大于 30°,楼梯井净宽超过 0.11 m 时必须采取有效的安全防护措施。④ 教室窗与校园噪声源的距离为 25 m 时,教室内的容许噪声级不超过 50 dB(相当于普通的室内聊天声音),两排教室的长边相对时,间距不应小于 25 m(图8-4-1)。⑤ 低年级班应安排在楼下,高年级班在楼上,教室不得设在地下室或半地下室。

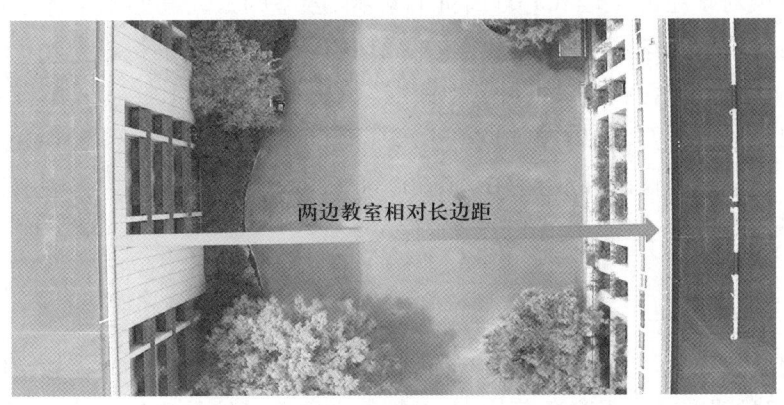

图 8-4-1　两排教室相对长边距示意图

二、普通教室的内部布置和卫生学要求

普通教室是教师向学生传授课业和学生学习的主要场所。教室布置应有利于教师讲课和巡回辅导，便于学生通行、就座和疏散。教室应达到相应的卫生学要求，以保证学生的发育和健康，提高其学习效率。

（一）普通教室的内部布置

小学座位排距不应小于 0.85 m，座位的宽度不应小于 0.55 m。教室最后一排座椅前沿与前方黑板的水平距离不应大于 18.00 m，最前排座椅的前沿与前方黑板间的水平距离不应小于 2.50 m。普通教室除设黑板、讲台外，还应设置投影仪接口、投影屏幕、窗帘杆、展示园地、广播音箱和储物柜，宜设置清洁柜等。

（二）普通教室的卫生学要求

小学普通教室内部的设计应符合以下卫生学要求：① 面积应根据同时在教室内上课的学生人数决定，普通教室每名小学生在教室内占地面积应为 1.36 m²（按每班45 人排布测定），教室最小净高为 3.00 m。② 教室应具有良好的采光照明和室内微小气候。③ 教学用房和教学辅助用房内的噪声都应小于 50 dB。④ 自最后排桌后沿至后墙面或固定家具应留有不小于 1.10 m，教室内纵向走道宽度不应小于 0.60 m。

三、教育建议

小学校址选址及教学用房设计必须符合国家相关标准要求，以保障师生身心健康。为了贯彻预防第一、保护师生健康的目标，学校的选址和建筑设计宜通过当地卫生行政部门的预防性监督，同时对校园环境设备应进行经常性监督，避免由选址不当或教学用房设计不符合要求导致的意外伤害事件。

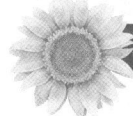

第五节 教室采光和照明的卫生学要求

光环境对学生的生理和心理有显著影响，教室的采光和照明条件直接影响学生的视力发育和视觉功能，以及教学效果、环境质量和能量消耗。为此我国发布实施了《中小学校教室采光和照明卫生标准》（GB 7793—2010）、《儿童青少年学习用品近视防控卫生要求》（GB 40070—2021）、《建筑采光设计标准》（GB 50033—2013）、《建筑照明设计标准》（GB/T 50034—2024）等国家标准，为创造良好的教室光环境，守护学生眼健康提供了基本保障。

一、自然采光

学校是学生学习、生活的重要场所，学生在校期间大部分时间在教室度过。在学习时，视觉器官常处于高负荷状态，而教室的照明环境与视觉活动的清晰程度存

在直接关联。自然光是教室光环境的重要组成部分,在相同照度水平下,人在自然光环境下的视觉功效比在人工照明条件下的高 5%～20%,因此充足的教室采光是保障学生正常学习秩序和视力良好发育的重要条件之一。

(一)教室自然采光的卫生学要求

教室自然采光的卫生学要求主要是使课桌面和黑板面不仅有足够的照度,而且照度的分布比较均匀,避免出现眩光现象。单侧采光的光线应自学生座位左侧射入,双侧采光也应将主要采光窗设在左侧(图 8-5-1),所以我们见到教室的窗户一般设置在学生的左手边。为使课桌面有较大的照度,教室采光窗的面积要适当加大,窗上缘应尽可能高,以便教室获得充足的采光。

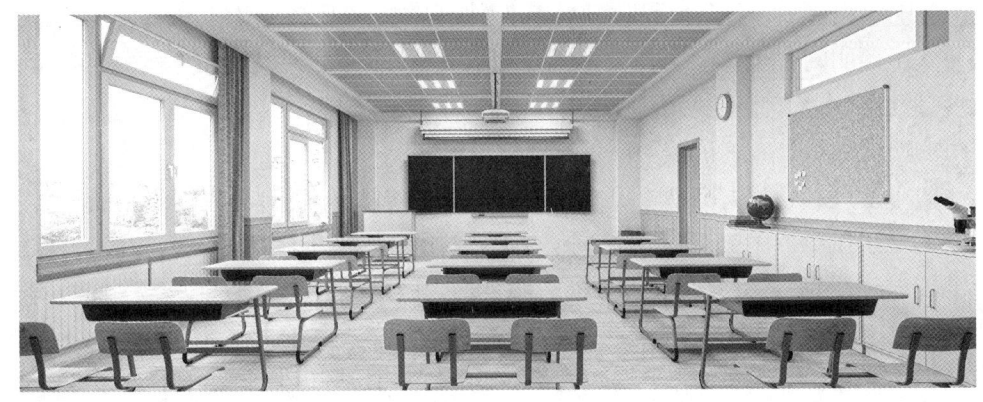

图 8-5-1　双侧采光教室

(二)自然采光影响因素

(1)光线和采光标准。光线充足是教室采光的重要标准,学校应保证教室黑板面和所有课桌面有学习所需的足够的照度。照度指某工作面入射光的光通量与该工作面的面积之比,单位是勒克斯(lx)。室内照度受室外天然光影响经常变化,因此国际上一般采用采光系数来评价采光效果。采光系数指室内给定工作面的天然光照度与同时室外开阔天空漫射光的水平照度之比。《建筑采光设计标准》(GB 50033—2013)要求普通教室的采光不应低于相应的采光标准值。除了受地理气候等自然因素影响,室内采光还受到透光面积、室深、窗外遮挡物、棚壁颜色等其他因素影响。

(2)采光均匀性。视野范围内照度分布不均匀可使视功能降低,易产生视疲劳,影响学习效率。采光的均匀性与窗口形状有关,采光口面积相等、窗台高度一样时,正方形的窗口采光最高,竖长方形次之,横长方形最小。此外,窗间墙越宽,教室横向均匀性越差,特别是近墙处。为了弥补靠内墙侧照度不足,可在该侧安一组人工照明,以改善室内采光均匀性。

(3)采光方向。教室的朝向宜视各地的地理和气候条件而定。我国大部分地区以南向(或南向偏东或偏西)为宜,最好采用南北向双侧采光(图 8-5-1)。

（4）避免眩光和直射光线。夏日阳光直射下的课桌面，照度值可达 20 000 lx，人眼难以适应这种亮度，极易产生视疲劳。眩光是指在视野范围内形成不舒适的干扰或容易使视觉产生疲劳的光亮。

二、人工照明

根据《建筑照明设计标准》，学校建筑照明可分为教室照明、实验室照明、美术教室照明、多媒体教室照明以及教室黑板照明五类。为创造舒适愉快的视觉环境，教室除良好的自然采光外，还应有适宜的人工照明以补充自然采光的不足。良好的教室照明质量对营造健康的学习环境，保护学生视力具有积极作用。

《中小学校教室采光和照明卫生标准》明确规定"凡教室均应装设人工照明"。教室人工照明的卫生学要求与自然采光基本一致，即保证课桌面和黑板面上有足够照度，照度分布均匀，避免产生阴影或眩光，不因人工照明导致室内温度过高而影响空气的质量和安全。评价照明质量的指标主要有：

（1）照度和照度均匀度。工作面的照度和照度均匀度对学生视觉功能和学习效率有直接影响。随着灯具的长期使用，工作面上的平均照度呈降低趋势，当低于标准要求时，照明装置必须进行更换。照度均匀度是指教室最小照度与平均照度之比，也是影响人工照明质量的重要因素。《中小学校教室采光和照明卫生标准》规定，普通教室课桌面的维持平均照度不应低于 300 lx，照度均匀度不应低于 0.7；教室黑板面的维持平均照度不应低于 500 lx，照度均匀度不应低于 0.8。照度均匀度与灯的数量、灯具形式、布置方式（尤其是灯的悬挂高度）有关（图 8-5-2 和图 8-5-3）。一般而言，在灯数相同的情况下，教室照明的均匀度随悬挂高度的升高而加大；而课桌面的照度随高度的升高而降低。

（2）亮度对比度。舒适的照明环境也需要对教室内各表面的反射系数做出规定，以增加光的利用效率和改善教室照明效果。《中小学校教室采光和照明卫生标准》规定，教室顶棚、地面、课桌面、黑板的表面反射比分别为 0.70～0.80、0.20～0.40、0.25～0.45、0.15～0.20。

（3）相关色温。色温是照明光学中用于定义光源颜色的一个物理量，单位是 K（开尔文）。根据《儿童青少年学习用品近视防控卫生要求》规定，普通教室照明的相关色温应不小于 3 300 K，且不大于 5 300 K。

（4）显色指数。显色指数反映显色失真的程度，《儿童青少年学习用品近视防控卫生要求》要求，普通教室照明的一般显色指数 R_a 不应小于 80，LED 灯具特殊显色指数 R_9 应大于 0。

（5）频闪。频闪可使用波动深度来评价。光通量的短期过度波动可能在心理上吸引和影响学生的注意力，使人产生不舒服的感觉；长期过度波动可引发视觉疲劳，影响学生视力。因此，《儿童青少年学习用品近视防控卫生要求》针对不同光输出波形频率的教室照明给出了波动深度限值要求。

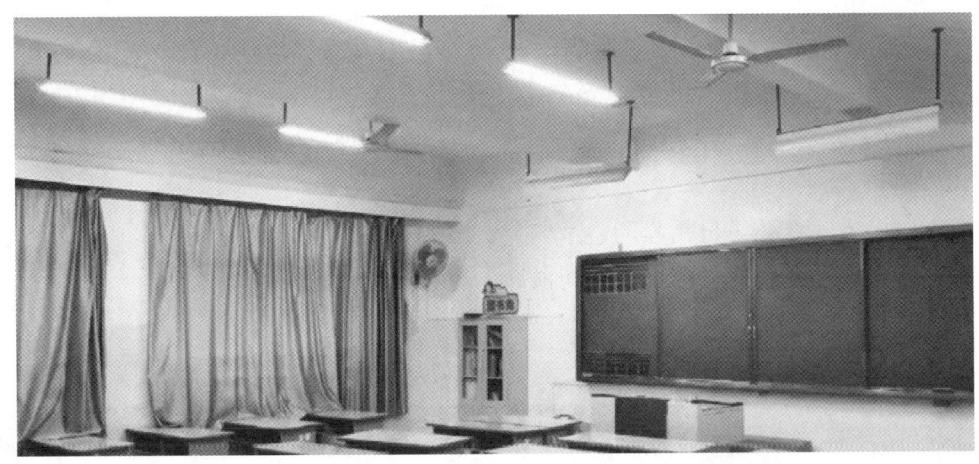

图 8-5-2　教室照明改造前

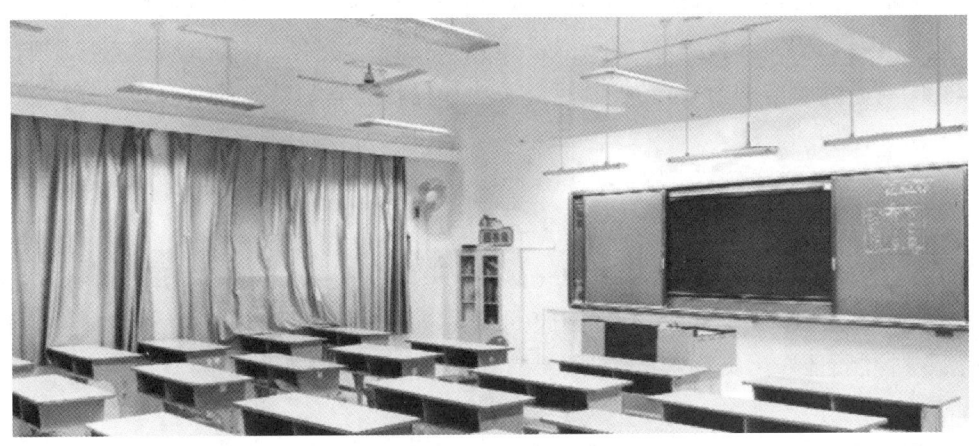

图 8-5-3　教室照明改造后

（6）控制眩光。通常使用统一眩光值（unified glare rating, UGR）来评价教室眩光。为减少照明光源引起的直接眩光，教室不宜用裸灯照明，宜在灯具上使用遮光或漫射材料（如磨砂灯泡），使用带有金属或塑料格片的灯具或带有不低于30°（最好为45°）保护角的灯具。对于阶梯教室，前排灯不应对后排学生产生直接眩光。

三、教育建议

中国儿童近视检出率居高不下、逐年增长，并呈现低龄化趋势。小学低年级是做好近视防控的重要时期。研究显示，教室照明不仅与学生的视力水平有关，还会影响学生的学习表现和成绩。为了更好地保护学生的视力和健康水平，学校应积极改善教学设施和条件，为学生提供符合用眼卫生学要求的学习环境，严格按照普通小学建设标准，落实教室、宿舍、图书馆（阅览室）等采光和照明要求，配备利于学生视力健康的照明设备。

教师应随时关注教室采光照明状况，发现教室外光线过强或有眩光时，应及时提醒学生拉上窗帘；发现教室采光不佳时，应打开人工照明；发现教室照明下降时，应及时联系学校后勤或相关部门，通过清洁灯具或更换灯管等方法，保证教室良好的采光照明水平。

此外，家长在孩子日常学习、生活中应当做好用眼、用光的提醒工作。晚上看书写字时，要同时使用书桌台灯和房间顶灯。

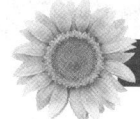

第六节　教室空气质量的卫生学要求

室内空气质量即建筑物内及其周围空气质量的术语，与建筑物使用者的健康和舒适程度密切相关。教室是学生在校学习活动的重要场所，其空气质量直接影响着学生的身心健康与学习效果，控制污染源头和稀释污染物是改善室内空气质量的主要方法。

一、室内空气质量

室内空气质量受气体（如一氧化碳、氡气、挥发性有机物气体）、颗粒物、微生物污染源（霉菌、细菌等）等有害健康的相关物质或能源等的影响。对室内空气进行源头控制、稀释污染物、过滤室内空气与通风等手段是改善室内空气质量的主要方法。

根据《室内空气质量标准》（GB/T 18883—2022），反映室内空气质量优劣的常用指标包括：① 物理性参数，如温度、相对湿度、新风量等；② 化学性参数，如二氧化硫（SO_2）、二氧化碳（CO_2）、甲醛（HCHO）等；③ 生物性参数，如菌落总数等；④ 放射性参数，如氡 ^{222}Rn。为保障师生身体健康，教室内空气质量应达到相应的限值要求。

二、教室的微小气候

教室的微小气候包括：气温、气湿和气流等，其中适宜的教室温度是保护学生健康和提高学习效率的重要环境条件。我国幅员辽阔，南北方气候相差悬殊。在冬季寒冷地区，教室设计要考虑采暖、保暖和通风换气的问题；在夏季炎热地区，教室设计要考虑通风换气和隔热防暑问题。

（一）寒冷地区教室温度标准

确定教室温度标准的主要依据是：① 使大多数室内学生感到舒适；② 使身体的体温调节处于相对的平衡状态；③ 与国家的经济发展情况相适应，有可行性。

学校教室通常有几十名学生同时上课,室温上升较快,考虑到学生处于生长发育旺盛的阶段,因此室温不能太低也不能太高。《中小学校设计规范》规定了冬季采暖的普通教室的室内温度不应低于 18 ℃。2017 年 11 月发布的《中小学校采暖教室微小气候卫生要求》(GB/T 17225—2017)规定:在学习时间内,教室中部(距地面 0.8～1.2 m)的气温为 18 ℃～22 ℃,教室水平温差和垂直温差均不宜超过 ±2 ℃;在学习时间内,教室中部(距地面 0.8～1.2 m)的相对湿度为 30%～70%;在学习时间内,教室中部(距地面 0.8～1.2 m)的风速应 <0.3 m/s。

在北方寒冷地区的冬季,既要通过合理的采暖方式来维持教室的适宜温度,又要通风换气,使教室空气保持一定清洁度。

(二)炎热地区的隔热和防暑问题

设计炎热地区小学建筑时,屋顶、外墙要采取隔热措施,窗户要有遮阳板或窗帘,房间要有良好的自然通风条件,利用穿堂风、电扇等增加室内风速,调节微小气候。此外,校园还要合理、充分绿化。

三、教室换气

自改革开放以来,我国各地供暖条件和中小学校的建筑环境都发生了很大的变化。根据国内外室内二氧化碳浓度标准及相关规定,结合我国学校教室的实际情况和试验结果,《中小学校教室换气卫生要求》(GB/T 17226—2017)规定教室空气中二氧化碳日平均最高容许浓度 ≤0.10%,该标准也和《室内空气质量标准》等国家标准对室内空气二氧化碳含量的要求一致。

(一)换气形式

教室换气的目的是通过空气流动,排出室内污浊空气,送入室外新鲜空气。换气的形式包括自然换气和人工换气两种,自然换气是利用室内门窗缝隙、通风管道等直接导入室外空气,置换室内污染空气;人工换气主要采用排风扇等设备进行强制性对流通风。教室主要采取开窗自然通风的形式,排除 CO_2 等污浊空气,以创造良好的学习环境,提高学生的学习效率。在炎热地区一年四季都可开窗,以降低室内的温度,形成较大的风速使学生感到舒适和凉爽;夏热冬冷地区可根据天气和季节情况,采用开门与开窗或开气窗相结合的形式;寒冷地区则实行室内无人时开气窗或窗和门的换气方式。不同地区、不同季节差别很大;教室换气的方式要因时、因地制宜。

(二)换气制度

换气制度,即开窗制度,包括开窗面积的大小和时间的长短等内容。《中小学校教室换气卫生要求》规定,要根据季节采用开窗或开气窗与开门相结合的方式换气。寒冷季节在课前和课间休息 10 分钟期间,利用教室和走廊的气窗或窗和门进行通风换气。开窗换气由专人负责,开窗换气时学生应离开教室,到室外活动。中内廊的教学楼,每天由专人负责打开走廊的窗户,以便教室在课间换气时,进入新鲜空气。

（三）通风设计及规定

在寒冷的冬季，为使教室有充足的新鲜空气，必须借助人工换气。为此设计教室时必须考虑通风窗等通风设计。《中小学校设计规范》规定，寒冷地区的冬季，条件允许时应采用排风热回收型机械通风方式，普通教室新风量不应低于 19 m^3/（h·人）。寒冷地区在冬季采用自然通风方式时，宜在外围防护结构的下部设置进风口，在内走道墙上部设置排风口或在室内设附墙排风道，并应可调节；进风口面积不应小于房间面积的 1/60，当房间采用散热器采暖时，进风口宜设在进风能被散热器直接加热的部位；当排风口设于内走道时，其面积不应小于房间面积的 1/30。此外，通风窗最好采用风斗式小窗，避免冷空气直接吹到学生身上，同时注意教室散热不要过多。

（四）新风净化系统

在大气污染严重的地区，部分学校安装了新风净化系统，该系统将室外空气过滤后，通过风管机部件送入室内，以改善教室内空气质量。根据《中小学新风净化系统技术规程》（T/CAQI 38—2017），小学教室每人所需最小新风量根据人员密度，在 22～28 m^3/（h·人）之间。此外，小学新风净化系统宜对室内外 $PM_{2.5}$ 和 CO_2 浓度、空气净化过滤装置前后 $PM_{2.5}$ 浓度、空气净化过滤装置进出口静压差的超限报警或静电模块的电流报警进行监测，并根据室内二氧化碳浓度进行新风量的调节。

除了新风净化系统，有的学校也使用空气净化器去除空气中颗粒物等空气污染物，改善教室内空气质量。在采购空气净化器时，建议参照《空气净化器》（GB/T 18801—2022）的相关要求选购。

四、教育建议

教室的空气质量影响着学生的健康与学习生活。污浊、气味不佳、闷热的空气会使学生疲倦、精神不振、注意力不集中。因此，教室要经常换气，为室内提供必需的新鲜空气，同时注意维持室内的温度和湿度，保证教室内空气质量优良。为了控制室外空气中的污染物，有的学校通过安装新风系统或使用空气净化器等方法，改善教室内空气质量。但无论是新风系统还是空气净化器，都无法改变大气污染的现状。因此，每个人都要有保护环境的意识，从根本上解决大气污染问题。

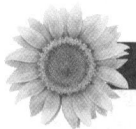

第七节　教学设备和学习用品的卫生学要求

课桌椅、黑板、教科书、作业本等是学校教学和学生学习的基本用品。小学生正处在身体成长发育的重要时期，这些教学设备和学习用品的卫生状况，对预防学生近视、脊柱弯曲异常和其他疾病的发生具有影响作用。

一、学校课桌椅的卫生学要求

课桌椅是小学的基本设备。小学生每天有五六个小时使用课桌椅进行学习。如果长期使用不符合卫生学要求的课桌椅,容易引起学习疲劳、学习效率低下、脊柱弯曲异常以及视力低下。所以重视小学生课桌椅配置情况,对小学生身体健康以及提高学习效率有着重要意义。

(一)学校课桌椅的基本要求

对课桌椅的基本要求是既能满足学生以良好的姿势写字、看书和听课,又能够适合就座学生的身高,同时还应坚固、安全、美观、价廉,便于教室的清扫。

学生以坐姿上课时能保持良好的姿势看书、写字和听课,是课桌椅卫生学要求的最基本出发点。其中,学生将上体重心落在坐骨结节之上或其前方的姿势称为"前位坐姿";上体重心落在坐骨结节之后称"后位坐姿"。前位坐姿适用于写字,但上体不能过度前倾;后位坐姿适用于休息、听课和看书,不容易引起疲劳。课桌椅的大小及设计应便于学生采取微前倾和微后倾的坐姿,并能适度变换体位,以减少疲劳。课桌椅功能尺寸是否符合卫生学要求,要从座面高、桌椅高差、椅靠背等指标进行评价。例如:适宜的座面高应与腓骨头等高或低 1 cm(穿鞋情况下),使腘窝下没有明显压力;桌面高与座面高之差(桌椅高差)应为学生坐高的 1/3 左右,以保护学生的脊柱健康;椅子靠背以向后倾斜 10° 为宜,以便就座学生的腰背肌肉得到休息。

课桌椅可分为连式和分离式,固定式和升降式等各种形式。不同形式的课桌椅各有特点,如连式课桌椅有固定的高差和距离,便于管理,但较笨重;分离式课桌椅管理较难,但可根据学生的生长发育选择调整;固定式课桌椅常常应用在阶梯教室;升降式课桌椅,可根据就座学生的身高自由调节。无论采用哪种形式的课桌椅,都要由正规厂家制造,让学生坐得舒适。

(二)学校课桌椅的卫生标准

国际标准化组织(ISO)下属的家具技术委员会(ISO/TC136)制定了教育机构课桌椅的国际标准,该标准将课桌椅分为 7 种型号。德国、英国、日本等国家均以 ISO 5970—1979 为基本模式,制订了本国的国家课桌椅标准。

1983 年,我国在参考了 ISO 5970—1979 和日本工业规格 JIS S 1021—1980 的基础上,制定了第一部课桌椅国家标准——《学校课桌椅功能尺寸》(GB 3976—83)。该标准中关于桌面高、座面高等尺寸均以国人的人体测量资料为依据,兼顾当时人们使用较高桌椅高差的习惯。2002 年我国对该标准进行了修订,发布了《学校课桌椅功能尺寸》(GB/T 3976—2002);2014 年再次修订发布了《学校课桌椅功能尺寸及技术要求》(GB/T 3976—2014),该标准的修订对改善我国学生的身体发育起到了很大的促进作用,对该标准的数次修订也适应了我国儿童身高不断增长的实际情况。

(三)学校课桌椅的卫生管理

学校课桌椅在出厂前应附有永久性标牌,标明型号和使用者身高范围,标牌的颜色应符合《学校课桌椅功能尺寸及技术要求》的要求(表 8-7-1)。

表 8-7-1 学生课桌椅各型号的标准身高、身高范围及颜色标志

课桌椅型号	桌面高 /mm	座面高 /mm	标准身高 /cm	学生身高范围 /cm	颜色标志
0 号	790	460	187.5	≥ 180	浅蓝
1 号	760	440	180.0	173～187	蓝
2 号	730	420	172.5	165～179	浅绿
3 号	700	400	165.0	158～172	绿
4 号	670	380	157.5	150～164	浅红
5 号	640	360	150.0	143～157	红
6 号	610	340	142.5	135～149	浅黄
7 号	580	320	135.0	128～142	黄
8 号	550	300	127.5	120～134	浅紫
9 号	520	290	120.0	113～127	紫
10 号	490	270	112.5	≤ 119	浅橙

注 1：标准身高指各型号课桌椅最具代表性的身高。对正在生长发育的学生而言，常取各身高段的组中值。

注 2：学生身高范围厘米以下四舍五入。

注 3：颜色标志即标牌的颜色。

在课桌椅的分配使用过程中，应遵循表 8-7-1 的要求。由于生长发育水平存在地域差异，不同地区在配备课桌椅时应考虑当地学生的实际情况。每所学校同一间教室需设 2 种以上不同型号的课桌椅，有条件的学校建议配齐 11 种型号的课桌椅，以提高课桌椅分配合格率。学校在预置课桌椅时，各班教师可根据现有学生学年中期和末期的身高组成比例情况，确定不同型号课桌椅的数量，保证课桌椅分配合格率达到 80% 及以上。

$$课桌（椅）分配合格率 = \frac{课桌（椅）与就座学生身高相符合的人数}{被检测人数} \times 100\%$$

分配课桌和课椅时，原则上同型号的课桌与课椅搭配。对于少数需要较大桌椅高差的学生，可在表 8-7-1 规定的学生身高范围内，选择相邻型号的大课桌和小课椅进行搭配。

校医和保健教师在每学年开学初，应协助班主任排好学生座次，使身高矮的在前，高的在后，视力、听力不佳的学生在前。各列课桌之间、课桌与前后墙壁间都应留出足够宽的通道，便于师生出入。排好课桌椅后，班主任应注意定期横向轮换座位，以免学生经常向一侧扭身，引起姿势不良。

二、黑板的卫生学要求

黑板是主要教具,要求书写流畅、无眩光、易擦拭、书写时不产生眩光。常用的黑绿色磨砂玻璃黑板及木制树脂涂面黑板的使用效果好,普通木制黑板、水泥或白色涂漆的铁皮书写板等,不符合要求,不宜采用。《书写板安全卫生要求》(GB 28231—2011)规定了教学用书写板的安全卫生学要求、书写板外观质量、结构、分类、安装、标志、说明书和试验方法等;《中小学校设计规范》主要对黑板表面采用的材料、黑板的宽度和高度、黑板下边缘与讲台面的垂直距离及讲台规格作出了规定。

三、学习用品的卫生学要求

教科书、作业本、铅笔、钢笔、墨水、书包等是学生日常使用的学习用品,这些用品的卫生状况对预防学生常见疾病的发生发展,保障儿童青少年的身心健康有直接影响。

(一)教科书

教科书是学生在校学习的主要学习用品,书的纸张、字体、排版的合理性及印刷的清晰度等对学生的视觉器官会产生直接的影响,它不仅影响学习效果,而且对保护学生视力也有重要意义。

《儿童青少年学习用品近视防控卫生要求》规定了教科书、教辅材料、学习用杂志等印刷品、出版物的纸张、印刷质量、文字排版等方面的卫生学要求。如该标准规定,小学一、二年级正文用字应不小于 16 P(3 号)字,字体以楷体为主;小学三、四年级用字应不小于 14 P(4 号)字,字体以楷体和宋体为主,由楷体逐渐过渡到宋体;五至九年级和高中用字应不小于 12 P(小 4 号)字,字体以宋体为主。

《中小学生教科书卫生要求》(GB/T 17227—2014)还对学生教科书的幅面尺寸、文字排版、单本重量和可迁移元素限量等进行了卫生学要求,如该标准要求小学单本教科书重量不宜超过 300 g 等。

(二)文具用品

文具用品包括课业簿册(作业本)、铅笔、钢笔、墨水、修正液等。

学生作业本应符合《儿童青少年学习用品近视防控卫生要求》和《学生用品的安全通用要求》(GB 21027—2020)。作业本纸张应结实、平滑、洁白而不反光,墨水在上面不会渗散,从纸的背面不应看到正面的字。作业本应装订牢固、页数不宜太多。

铅笔是学生的主要文具。学生宜用中等硬度的铅笔芯,铅笔杆涂料中可溶性元素不超过国家卫生标准《铅笔涂层中可溶性元素最大限量》(GB 8771—2007)和《学生用品的安全通用要求》规定限量。

三年级以上的学生开始用钢笔写字。学生用的钢笔的重量、长度、直径都应适合学生骨骼肌肉发育的年龄特征。钢笔直径在 8 mm 左右,吸水钢笔长 10~12 cm 为宜。过短的钢笔易引起手指疲劳,过粗的钢笔不利于手指长时间把握。

学生宜使用浓黑色或蓝黑色墨水,墨水中不应含有毒色素或其他毒性物质。小学低年级学生不宜使用圆珠笔。

各种涂改制品（如修正液、修正带、修正笔等）中苯含量不应超过 10 mg/kg，锑、砷、钡、镉、铬、铅、汞、硒等可迁移元素的最大含量应不超过《学生用品的安全通用要求》的限制要求。

书包也是学生的基本学习用品，学生宜使用双肩书包。长期使用单肩书包，易导致一侧肩背部发育中的肌肉过度紧张挛缩，造成脊柱侧凸。《学生用品的安全通用要求》对书包面料和辅料中有害物质限量进行了要求，如游离甲醛不应超过 300 mg/kg，有害芳香胺不应超过 20 mg/kg 等。《中小学生书包卫生要求》（WS/T 585—2018）规定学生书包重量限制在学生体重的 10% 以内。

四、教育建议

课桌椅和各类学生用品是学生每天都会接触到的用品。从卫生学的角度而言，这些用品的规格与造型应最大限度地适合学生的年龄特点，使用方便，用料和涂料应安全无毒，不会导致学生发生外伤。除此之外，课桌椅还应方便调节，以适应学生不断生长发育的特点。生产厂家在生产学生用品时，应按国家标准生产符合标准尺寸和用料的产品；学校配备课桌椅等教学用品时，应根据当地学生学年中期至末期的身高组成比例状况，确定各种型号的数量，有条件的学校应按学生的身高配备多种型号课桌椅。校医在每学年的开学初，要协助班主任让全校学生用上合适的课桌椅。家长在选择学生用书桌椅、笔、作业本等用品时，也应选购正规厂家生产的符合标准的产品，以保证孩子在快乐学习的同时，能健康成长。

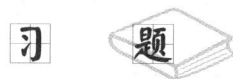

习　题

一、填空题

1.《中共中央　国务院关于深化教育改革全面推进素质教育的决定》中指出：学校教育要树立_____第一的指导思想。

2. 2016 年《"健康中国 2030"规划纲要》提出，_____融入所有政策。

3. 普通教室每名小学生在教室内占地面积应为_____ m²。

4. 普通教室课桌面的维持平均照度不应低于_____ lx，照度均匀度不应_____于 0.7。

5. 普通教室内的空气二氧化碳日平均最高容许浓度应不超过_____ %。

6. 小学一、二年级教科书的正文用字应不小于_____号字，字体以_____体为主。

二、选择题

1. 什么部门负责学校卫生工作的行政管理？（　　　）

A. 教育行政部门　　　　　　　B. 卫生健康行政部门

C. 党团部门　　　　　　　　　D. 人力资源部门

2. 大脑皮质的工作能力在工作开始时水平很低，需要一定的时间启动，才能逐渐提高，这种现象称为（　　）。

A. 始动调节　　　　　　　　　B. 优势法则

C. 镶嵌式活动　　　　　　　　D. 动力定型

3.（多选）下列哪些现象表示学生已经出现了显著疲劳？（　　）

A. 小动作多　　　　　　　　　B. 坐立不安

C. 东张西望　　　　　　　　　D. 打哈欠

4.（多选）下列哪些劳动适合小学三年级学生？（　　）

A. 刺绣　　　　　　　　　　　B. 学习烹饪

C. 包装食品　　　　　　　　　D. 喂小动物

5. 学生晚上在家做作业时，为保护视力，下列哪个做法是正确的？（　　）

A. 开台灯　　　　　　　　　　B. 开房间大灯

C. 同时开台灯和房间大灯　　　D. 开多盏台灯

6. 冬季采暖普通教室的室内温度不应低于多少？（　　）

A. 18 ℃　　　　B. 20 ℃　　　　C. 22 ℃　　　　D. 24 ℃

7. 适宜的桌面高与座面高之差（桌椅高差）与学生坐高的比例应为多少，才能保护学生的脊柱健康？（　　）

A. 1∶2　　　　B. 1∶3　　　　C. 1∶4　　　　D. 2∶5

三、案例分析题

下面是某小学的课表，请你根据大脑皮质功能活动特性，对该课表的科学性进行评价和分析。

时间段	时间	星期一	星期二	星期三	星期四	星期五
上午		晨读				
	第一节	语文	数学	语文	安全与健康	语文
		大课间				
	第二节	数学	语文	数学	语文	数学活动
	第三节	数学	美术	数学	音乐	美术
下午	第四节	道德与法治	信息科技	语文	道德与法治	语文
	第五节	队会、班会	音乐	体育	语文活动	体育
	第六节	体育	劳动	写字	数学活动	科学

第八章
习题答案

第九章

危机处理：学校突发公共卫生事件

突发公共卫生事件不仅损害学生的身心健康，干扰学校的教学秩序，还会直接影响社会的安定。因此，处理突发公共卫生事件是学校重要的卫生工作。

- 内容结构图

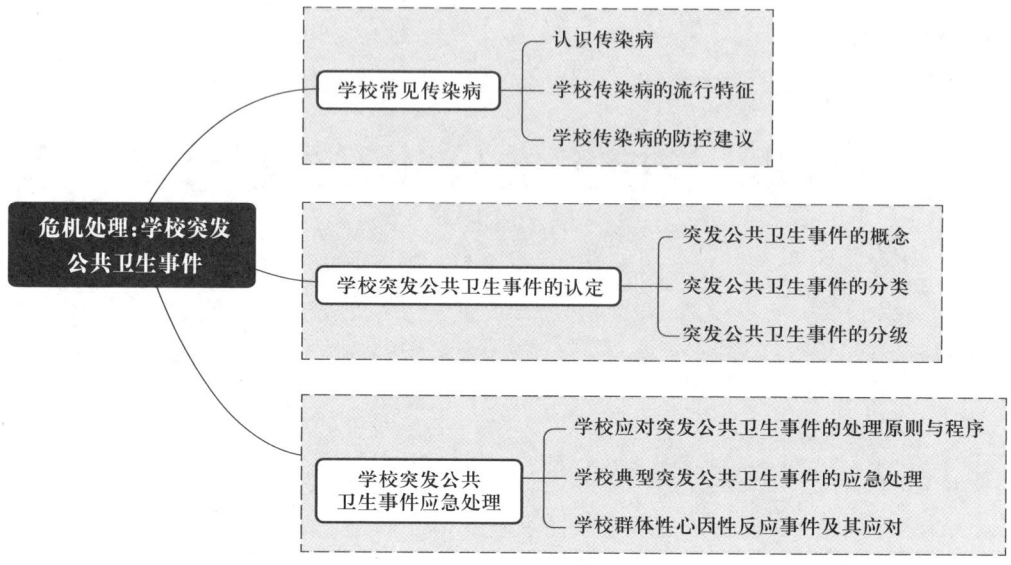

- 关键术语

传染病、突发公共卫生事件、突发公共卫生事件的分级、群体性心因性反应

- 学习目标

1. 了解 41 种传染病、学校传染病流行特征及其防控的建议。

2. 了解突发公共卫生事件的分类、分级，发现生活中可能存在的突发公共卫生事件隐患。

3. 掌握学校突发公共卫生事件应急的处理原则与程序。

4. 掌握学校典型突发公共卫生事件的应急处理方法。

第一节　学校常见传染病

　　传染病不仅损害学生的身心健康,干扰学校的教学秩序,还直接影响社会的安定。因此,预防控制传染病是学校最重要的卫生工作。

　　传染病是由特异病原体(细菌、病毒、立克次氏体、螺旋体等)引起的,能在人与人、人与动物或动物与动物之间相互传染的疾病,它是许多疾病的总称。

一、认识传染病

　　根据《中华人民共和国传染病防治法》的规定,传染病分为甲类、乙类和丙类。截至 2024 年 8 月,甲、乙、丙类传染病共 41 种:

　　(1)甲类 2 种,包括鼠疫、霍乱;

　　(2)乙类传染病 28 种,包括传染性非典型肺炎、艾滋病、病毒性肝炎、脊髓灰质炎、人感染高致病性禽流感、麻疹、流行性出血热、狂犬病、流行性乙型脑炎、登革热、炭疽、细菌性和阿米巴性痢疾、肺结核、伤寒和副伤寒、流行性脑脊髓膜炎、百日咳、白喉、新生儿破伤风、猩红热、布鲁氏菌病、淋病、梅毒、钩端螺旋体病、血吸虫病、疟疾、人感染 H7N9 禽流感、新型冠状病毒感染、猴痘;

　　(3)丙类传染病 11 种,包括流行性感冒、流行性腮腺炎、风疹、急性出血性结膜炎、麻风病、斑疹伤寒、黑热病、包虫病、丝虫病、其他感染性腹泻病、手足口病。

　　2022 年,全国共报告甲类、乙类传染病(除新型冠状病毒感染外)发病 243.1 万例、死亡 2.2 万人,报告发病数居前 3 位的是病毒性肝炎、肺结核、梅毒。全国共报告丙类传染病 421.0 万例,死亡 27 人,报告发病数居前 3 位的病种依次为流行性感冒、其他感染性腹泻病、手足口病。

(一)学校常见传染病

　　传染病根据其病原体传播途径分为:经空气传播(呼吸道传染病,如新型冠状病毒感染、肺结核、流行性感冒等),经水、食物传播(消化道传染病,如病毒性肝炎、细菌性痢疾等),经血液、性传播(血源性及性传播传染病,如疟疾、流行性乙型脑炎、艾滋病等)和经生物媒介传播(自然疫源及虫媒传染病,如狂犬病、新生儿破伤风等)。

　　学校常见传染病如表 9-1-1 所示。全国学生传染病发病按传播途径统计,2020 年在甲类、乙类传染病中,呼吸道传染病的报告发病数为 53 093 例,报告发病率为 20.49/10 万,占所有甲类、乙类传染病报告发病数的 65.17%;第二位是血源性及性传播传染病,报告发病数为 19 055 例,报告发病率为 7.35/10 万,占所有甲乙类传染病报告发病数的 23.39%;第三位为肠道传染病,报告发病数为 7 649 例,报告发病率为 2.95/10 万,占所有甲乙类传染病报告发病数的 9.39%;自然疫源及虫媒传病最少,报告发病数为 1 674 例,报告发病率为 0.65/10 万,只占所有甲类、乙类传染病报告发病数的 2.05%(图 9-1-1)。

表 9-1-1　学校常见的传染病

传染病类别	病名		病原体	临床症状
呼吸道传染病	流行性感冒(简称流感)		流感病毒	起病急,全身中毒症状明显,有发热、头痛、乏力、全身酸痛等症状
	肺结核		结核杆菌	缓慢起病、低热、盗汗、乏力、食欲不振、咳嗽、咯血等
消化道传染病	病毒性肝炎		肝炎病毒	食欲减退、恶心、上腹部不适(或肝区痛)、乏力,肝脏多肿大,肝功能障碍,部分有黄疸
	细菌性痢疾		痢疾杆菌	急起高热、腹痛、腹泻、排脓血便及里急后重等
血源性及性传播传染病	疟疾		疟原虫	周期性发冷、发热、出汗、脾肿大与贫血等
	流行性乙型脑炎(简称乙脑)		乙型脑炎病毒	发病急骤,有高热、意识障碍、惊厥、脑膜刺激征及其他神经系统症状
自然疫源及虫媒传染病	狂犬病		狂犬病病毒	兴奋、恐水怕风、咽肌痉挛、进行性瘫痪等
	破伤风		破伤风毒素	牙关紧闭、强制性痉挛、阵挛性痉挛等
	癣	手癣	表皮癣菌或毛癣菌	水疱、脱屑、皮肤增厚和裂开等
		甲癣	多为毛癣菌少为表皮癣菌或念珠菌	甲板常失去光泽、增厚、变形

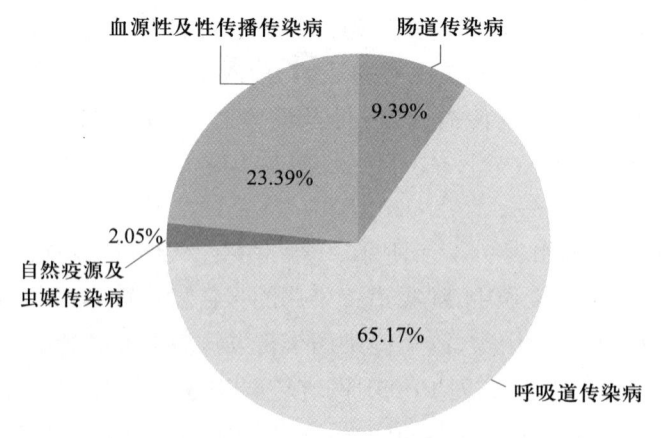

图 9-1-1　2020 年全国学生甲类、乙类传染病报告发病数分类构成比

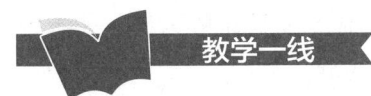

教学一线

　　学校开展学生晨（午）检，由班主任或班级卫生员对早晨到校的每名学生进行观察、询问，了解学生出勤、健康状况。如发现学生出现发热、咳嗽、腹泻、出现皮疹等症状，应及时告知校医（或疫情报告人），"做到四早"，即早发现、早报告、早隔离和早治疗，将排查情况进行详细登记。如果是传染病流行季节，还要增加午检，检查内容和晨检相同。

（二）传染病的基本特征

　　传染病具有病原体特殊、传染性、流行性、免疫性等基本特征。

　　（1）病原体特殊：每种传染病都有其特殊的病原体，包括细菌、病毒、真菌、立克次氏体、螺旋体和原虫等。

　　（2）传染性：病原体从宿主排出体外，通过一定方式，到达新的易感者体内，呈现出一定传染性，其传染强度与病原体种类、数量、毒力、易感者的免疫状态和进入宿主体内的方式等因素有关。

　　（3）流行性：按传染病流行过程的强度和广度分为四个等级。

　　等级一：散发。发病率与历年比较没有明显增加，病例间在发病时间和地点上没有明显的关联。

　　等级二：流行。某一地区在某一时期内，某种传染病发病率与历年比较明显增加，病例间在发病时间和地点上存在明显的关联。

　　等级三：大流行。某种传染病在一个短时期内迅速传播、蔓延，涉及地区广泛，跨省、跨国，超过"流行"的强度。

　　等级四：暴发。某一局部地区或单位，在短期内出现众多的同一种疾病的病人，这些病人具有相同的传染源或者传播途径。

　　（4）免疫性：大多数人体感染病原体后，人体的免疫系统对同一种病原体产生抗体，使人体不再感染，称为免疫。传染病痊愈后，一般均有免疫性，不同的传染病的病后免疫状态有所不同，有的传染病患者患病一次后可终身免疫，有的还可再次感染。

（三）传染病流行的必备条件

　　传染病在人群中发生和蔓延，必须具备三个基本条件：传染源、传播途径和易感人群。

　　传染源是指体内有病原体生长、繁殖并能排出病原体的人或动物，包括传染病患者、病原携带者和受感染的动物。

　　传播途径是指病原体从传染源排出后，在侵入新的易感宿主前，在外界环境中停留和转移所经历的全部过程，即病原体更换易感宿主在外界环境中所经历的全过程。

易感人群是指对某种传染病的病原体缺乏免疫力而易受感染的人群。如未出过麻疹和未接种过麻疹疫苗的人群就属于麻疹的易感人群。

二、学校传染病的流行特征

传染病的暴发或流行会严重影响儿童的身心健康和安全,造成严重社会影响。传染病在儿童中的流行有其自己的特征,了解这些特征是有效预防学校传染病发生和发展的前提。

（一）季节分布特征

儿童传染病全年均有发生,但学校传染病的发生有明显的季节特征。2020 年 1~12 月,全国学生甲类、乙类传染病报告月发病率波动在 1.68/10 万~3.27/10 万,2 月的报告发病率为全年最低,3~5 月份的报告发病率逐渐增高,5 月之后开始降低,直至 8 月份又开始略微升高,1 月报告发病率为全年最高（图 9-1-2）。与 2019 年同期相比,2020 年全国学生除 1、8 月份外,其他月份甲类、乙类传染病报告发病率均低于 2019 年报告发病率（图 9-1-2）。全国学生丙类传染病报告发病数和发病率表现出与甲类、乙类相同的特征。

不同传染病高发月份不同,这与传染病本身的季节性特点相吻合。如图 9-1-3 所示,呼吸道传染病发病高峰在秋冬季（9 月~次年 1 月）和春季（4 月~6 月）,1 月最高,7 月最低;血源及性传播传染病发病整体上较稳定,2 月最低,8 月最高;肠道传染病在夏秋季发病率较高,冬季较低;自然疫源及虫媒传染病发病高峰波动不大。

（二）人群分布特征

l. 学段

不同传播途径和高发传染病在各学段中的分布不同。2020 年学生中呼吸道传

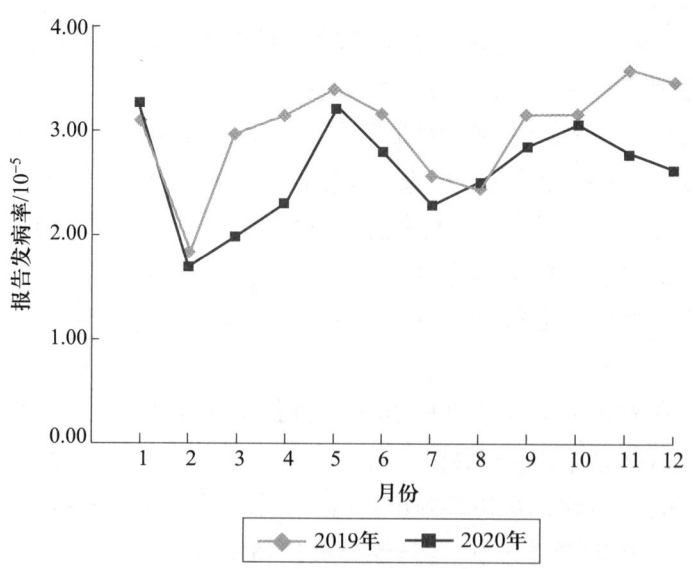

图 9-1-2　2020 年全国报告学生甲类、乙类传染病月发病率

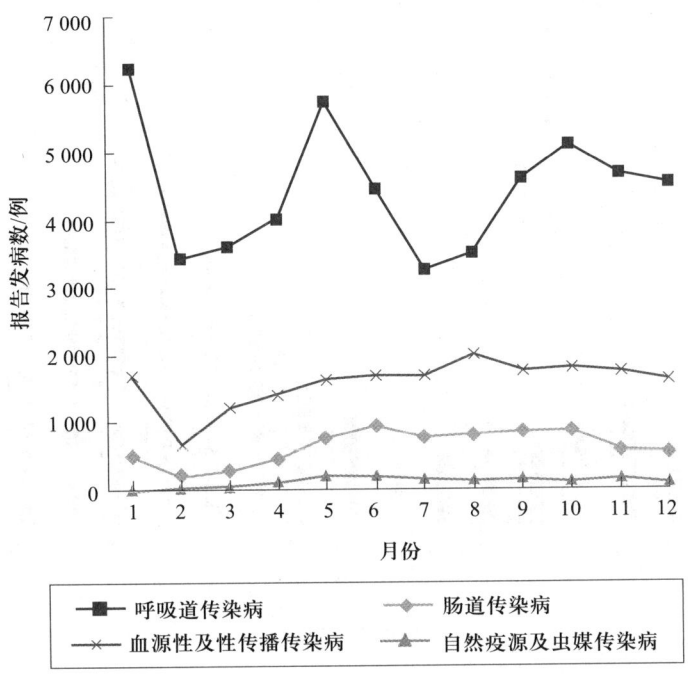

图 9-1-3 2020 年全国报告学生甲类、乙类传染病不同传播途径发病月分布

染病的报告发病数以高中生最多,大学生和小学生次之,初中生最少;肠道传染病以小学生最多,其余学段基本持平,并随年龄增长略有降低;血源性及性传播疾病报告发病数以大学生最多,高中生和初中生次之,小学生最少;自然疫源及虫媒传染病随学段升高,报告发病数随年龄增长而逐渐减少,以小学生最高,大学生最低。

甲类、乙类中的高发传染病除猩红热报告发病率以小学生最高外,其余均为大学生报告发病率最高。丙类主要传染病中流行性腮腺炎、手足口病、流行性感冒和急性出血性结膜炎的报告发病率均以小学生最高,其他感染性腹泻病报告发病率以大学生最高。

2. 性别

学生中甲类、乙类传染病报告发病数各年龄组男生均高于女生。2020 年各年龄甲类、乙类传染病报告发病数男女性别比为 1.02∶1.00～1.70∶1.00。随着年龄的增长,男生报告发病率增长趋势大于女生。

3. 年龄

学生甲类、乙类传染病发病数的年龄分布呈"马蹄形",在 6～22 岁形成两个发病高峰,第一个高峰年龄为 7 岁,然后随年龄增长而降低,在 11～12 岁时最低,之后再随年龄增长而升高,18 岁时达到第二个高峰,随后逐渐下降(图 9-1-4)。丙类传染病发病数呈现随年龄增长而逐渐下降的分布特点,高发年龄在 7 岁。

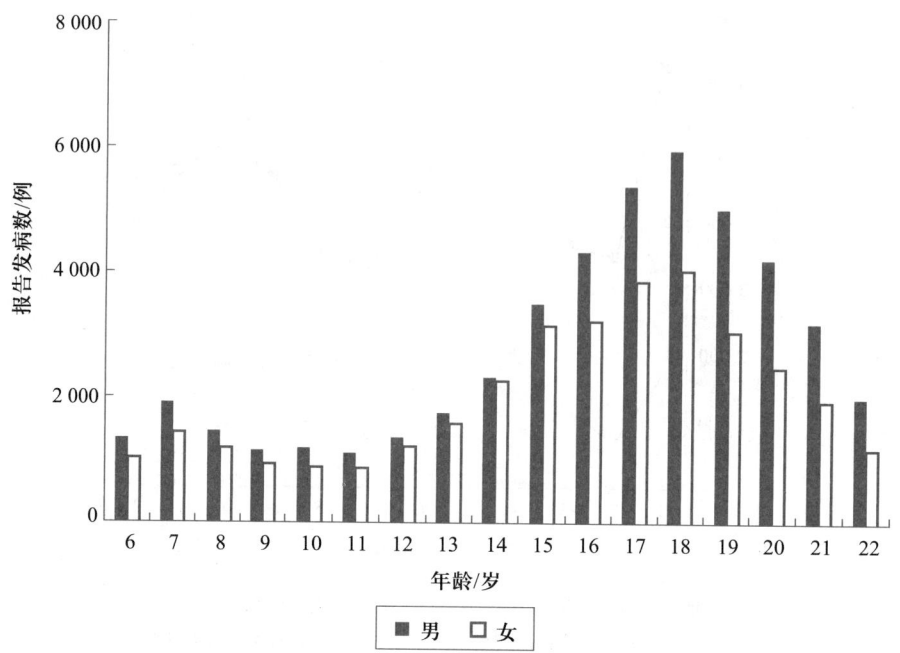

图 9-1-4　2020 年全国报告学生甲类、乙类传染病发病数年龄、性别分布

三、学校传染病的防控建议

第一，开展常见传染病预防的健康教育。对学生、教师及其他工作人员开展健康教育，培养良好的个人卫生习惯，提高师生的自我保健能力。充分利用板报、校报、校园网、广播、主题班会、文艺汇演等形式对学生开展传染病预防的健康教育，切实增强学生的卫生防病意识和社会公共卫生的责任感；利用家长会、家长学校、告家长书等形式，宣传传染病预防知识，以取得家长的配合和支持。

第二，开展学生晨（午）检，做到"四早"，并做好因病缺课登记。由班主任或班级卫生员对早晨到校的每个学生进行观察、询问，了解学生出勤、健康状况。如发现学生出现发热、咳嗽、腹泻、皮疹等症状，应及时告知校医，校医要进一步排查，以确保做到对传染病病人的"四早"措施，即早发现、早隔离、早报告和早治疗，将排查情况进行详细登记。如果是传染病流行季节，还要增加午检，检查内容和晨检相同。

第三，对师生定期体检。中小学每年要进行一次健康监测，小学对新入学的学生要及时检查疫苗接种情况，发现缺漏应及时通知家长进行补种。学校要对新生进行结核病、乙肝等的筛查。

第四，改善卫生条件。学校卫生条件的好坏直接影响传染病的发生与流行。教室、宿舍（寄宿制学校）、餐厅要经常通风，食堂建筑、设备、环境应符合卫生标准；厕所应有冲洗和洗手设施；给学生提供符合卫生标准的饮用水，配备校卫生室，定期对教室、宿舍、图书馆、食堂及使用频率高的公共设施如饮水机、卫生间、楼道扶梯进行消毒。

第五,建立学校公共卫生事件应急领导小组。学校主管校长作为领导组成员,能够对日常传染病预防和疫情发生后的控制进行科学管理。

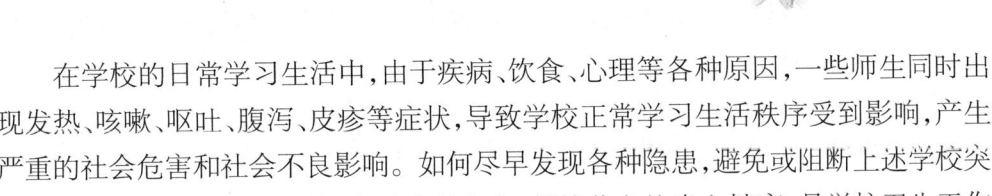

第二节 学校突发公共卫生事件的认定

在学校的日常学习生活中,由于疾病、饮食、心理等各种原因,一些师生同时出现发热、咳嗽、呕吐、腹泻、皮疹等症状,导致学校正常学习生活秩序受到影响,产生严重的社会危害和社会不良影响。如何尽早发现各种隐患,避免或阻断上述学校突发公共卫生事件的发生或传播,减少其危害,保护儿童的身心健康,是学校卫生工作的重点。

一、突发公共卫生事件的概念

突发公共卫生事件属于突发公共事件。《国家突发公共事件总体应急预案》指出:"突发公共事件是指突然发生,造成或者可能造成重大人员伤亡、财产损失、生态环境破坏和严重伤害危害,危及公共安全的紧急事件。"如汶川地震、郑州特大暴雨等自然灾害,踩踏等事故灾难。

突发公共卫生事件属于突发公共事件的一种,主要包括传染病疫情、群体性不明原因疾病、食品安全和职业危害、动物疫情,以及其他严重影响公众健康和生命安全的事件。符合下列情况时才可以界定为突发公共卫生事件:

(1)波及范围至少为某个自然村或者城市某个社区;

(2)患病人数较多,甚至导致人员死亡;

(3)如不采取有效控制措施,事态可能进一步扩大;

(4)需要政府领导,多部门参与,统一协调社会整体资源。

二、突发公共卫生事件的分类

我国将突发公共卫生事件分为四大类。

重大传染病疫情是指传染病在集中的时间、地点发生,导致大量的传染病病人出现,其发病率远远超过平常的发病水平。

群体性不明原因疾病是指在短时间内,某个相对集中的区域内同时或者相继出现具有共同临床表现的患者,且病例不断增加,范围不断扩大,又暂时不能明确诊断的疾病。

重大食物和职业中毒是指由于食品污染和职业危害的原因而造成的人数众多或者伤亡较重的中毒事件。

其他影响公众健康的事件，包括医源性感染暴发，药品或免疫接种疫情的群体性反应或死亡事件；严重威胁或危害公众健康的水、环境、食品污染；有毒有害化学物质、生物毒素等引起的集体急性中毒事件；放射性、有毒有害化学物质丢失、泄漏等事件；学生中发生自杀或他杀事件，出现 1 例及以上的死亡病例；严重火灾、爆炸、重大交通伤害等突发灾害或伤害事件；等等。

三、突发公共卫生事件的分级

《国家突发公共卫生事件应急预案》明确指出，根据突发公共卫生事件性质、危害程度、涉及范围，突发公共卫生事件可划分为特别重大（Ⅰ级）、重大（Ⅱ级）、较大（Ⅲ级）和一般（Ⅳ级），但仅明确了Ⅰ级的范围。参照有关文件，突发公共卫生事件的分级、事件性质、涉及范围等，可总结为表 9-2-1。①

表 9-2-1　突发公共卫生事件的分级

级别	事件性质	涉及范围	处置方式	事件举例
Ⅰ级	特别重大	1. 一次事件出现重大人员伤亡，且危重人员多；或者核事故和突发放射事件、化学品泄漏事故导致大量人员伤亡 2. 跨省（区、市）的有特别严重人员伤亡的突发公共卫生事件 3. 国务院及其有关部门确定的其他需要开展医疗卫生救援工作的特别重大突发公共卫生事件	由国务院组织实施，各省级人民政府在国务院统一领导和指挥下组织协调省内应急处置工作	（1）肺鼠疫、肺炭疽在大、中城市发生并有扩散趋势，或肺鼠疫、肺炭疽疫情波及 2 个以上的省份，并有进一步扩散趋势； （2）发生传染性非典型肺炎、人感染高致病性禽流感病例，并有扩散趋势； （3）涉及多个省份的群体性不明原因疾病，并有扩散趋势； （4）发生新传染病或我国尚未发现的传染病发生或传入，并有扩散趋势，或发现我国已消灭的传染病重新流行； （5）发生烈性病菌株、毒株、致病因子等丢失事件； （6）周边以及与我国通航的国家和地区发生特大传染病疫情，并出现输入性病例，严重危及我国公共卫生安全的事件； （7）国务院卫生行政部门认定的其他特别重大突发公共卫生事件

---

① 陶芳标.儿童少年卫生学[M].8 版.北京：人民卫生出版社，2017：348-349.

级别	事件性质	涉及范围	处置方式	事件举例
Ⅱ级	重大	1. 一次事件出现重大人员伤亡,其中,死亡和危重病例超过5例的突发公共卫生事件 2. 跨市(地)的有特别严重人员伤亡的突发公共卫生事件 3. 省级人民政府及其有关部门确定的其他需要开展医疗卫生救援工作的重大突发公共卫生事件	由省级人民政府领导和指挥本行政区域内的应急处置工作	(1)学校发生集体食物中毒,一次中毒超过100人并出现死亡病例,或出现10例及以上死亡病例; (2)学校发生肺鼠疫、肺炭疽、腺鼠疫、霍乱等传染病病例或血吸虫急性感染病例,发病人数及范围达到省级以上卫生行政部门确定的重大突发公共卫生事件标准; (3)乙类、丙类传染病在短期内暴发流行,发病人数及疫情波及范围达到由省级以上卫生行政部门确定的重大突发公共卫生事件标准; (4)群体性不明原因疾病,扩散到本县(市)以外的地区; (5)因预防接种或群体预防性用药造成人员死亡; (6)因学校实验室(或工厂)有毒物(药)品泄漏,造成人员急性中毒在50人及以上,或死亡5例及以上
Ⅲ级	较大	1. 一次事件出现较大人员伤亡,其中,死亡和危重病例超过3例的突发公共卫生事件 2. 市(地)级人民政府及其有关部门确定的其他需要开展医疗卫生救援工作的较大突发公共卫生事件	由市级人民政府领导和指挥本行政区域内的应急处置工作	(1)学校发生集体食物中毒,一次中毒100人及以上,或出现10例以下死亡病例; (2)学校发生肺鼠疫、肺炭疽、腺鼠疫、霍乱等传染病病例或血吸虫急性感染病例,发病人数及范围达到市(州)级以上卫生行政部门确定的较大突发公共卫生事件标准; (3)乙类、丙类传染病在短期内暴发流行,疫情局限在县(市)域内的学校,发病人数达到市(州)级以上卫生行政部门确定的较大突发公共卫生事件标准; (4)在一个县(市)域内学校发现群体性不明原因疾病; (5)发生在学校因预防接种或群体预防性用药造成的群体性心因性反应或不良反应; (6)学校实验室(或工厂)有毒物(药)品泄漏,造成人员急性中毒在10~49人,或出现5例以下死亡病例

续表

级别	事件性质	涉及范围	处置方式	事件举例
Ⅳ级	一般	1. 一次事件出现一定数量人员伤亡,其中,死亡和危重病例超过1例的突发公共卫生事件 2. 县级人民政府及其有关部门确定的其他需要开展医疗卫生救援工作的一般突发公共卫生事件	由县级人民政府领导和指挥本行政区域内的应急处置工作,上一级政府可根据实际情况给予下级人民政府指导和支持	(1)学校发生集体食物中毒,一次中毒99人及以下,无死亡病例; (2)学校发生肺鼠疫、肺炭疽、腺鼠疫、霍乱等传染病病例或血吸虫急性感染病例,发病人数及范围达到县级以上卫生行政部门确定的一般突发公共卫生事件标准; (3)学校实验室(或工厂)有毒物(药)品泄漏,造成人员急性中毒,中毒在10人以下,无死亡病例

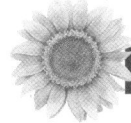

第三节　学校突发公共卫生事件应急处理

学校突发公共卫生事件应遵循《中华人民共和国突发事件应对法》《中华人民共和国传染病法》《突发公共卫生事件应急条例》《国家突发公共事件总体应急预案》《国家突发公共卫生事件应急预案》《教育系统公共卫生类突发事件应急预案》等相关法律法规,开展学校突发公共卫生事件应急管理工作。

一、学校应对突发公共卫生事件的处理原则与程序

学校的主要职责是在卫生部门指导下,根据当地政府和上级教育行政部门的突发公共卫生事件应急预案,制定本校的突发公共卫生事件应急预案,建立健全应对突发公共卫生事件的工作责任制度,建立一把手总负责与分管校长具体抓的责任制,并将责任分解到部门、落实到人,充分动员校医、班主任、教师员工和学生参与,形成突发公共卫生事件应急工作网络。学校应:明确并落实突发公共卫生事件的信息报告人;具体实施对突发公共卫生事件的应对与处置工作,配合卫生部门对事件原因进行调查;及时向上级教育行政部门及卫生等有关部门报告学校突发公共卫生事件的进展与处置情况。

(一)应对原则

根据《教育系统公共卫生类突发事件应急预案》,学校突发公共卫生事件后,应遵循以下几个原则:

第一,以人为本,生命至上。处置突发公共卫生事件要坚持以人为本的原则,始终把保护师生健康和生命安全放在第一位,特别是对危重病人要不惜代价地迅速组

织救治。

第二，统一领导，快速反应。教育部与省级及以下教育行政部门、学校分别成立突发公共卫生事件应急处理工作领导小组，在领导小组统一领导下，与卫生部门密切配合，全面负责本区域教育系统突发公共卫生事件的处置工作，依法依规形成处置突发公共卫生事件的快速反应机制，确保发现、报告、指挥、处置等环节的紧密衔接，做到快速反应，正确应对，果断处置。

第三，分级负责，属地管理。教育系统发生突发公共卫生事件后，应遵循属地化管理原则，省级及以下教育行政部门和学校应在当地党委和政府的统一领导下，及时采取应急响应措施，并逐级及时报告上级教育行政部门和属地疾病预防控制机构。

第四，预防为主，及时控制。立足防范，抓早、抓小，各级教育行政部门和学校要认真排查各类卫生安全隐患，强化信息的广泛收集，对各类可能引发突发公共卫生事件的情况及时进行分析、预警，落实各项防范措施，做好人员、技术、物资和设备的应急储备工作，做到早预防、早发现、早报告、早处理，把事件危害降到最低程度。

第五，系统联动，群防群控。发生突发公共卫生事件后学校（幼儿园）负责人要立即深入第一线，掌握情况，开展工作，控制局面。教育行政部门要及时与学校联系，协助并指导应急处置工作；或赶赴现场直接参与实施应急处理。学校和教育行政部门要迅速与卫生、食品药品监管等部门联系，形成各级各部门系统联动、群防群控的有效处置工作格局。

（二）学校突发公共卫生事件处理程序

出现突发公共卫生事件时，学校应按照相关规定及时应对。

l. 信息报告与核实

严格执行报告制度，并实行首接负责制，应详尽接报、分析评估、准确定性、及时报告，做好突发公共卫生事件接报和报告制度。各个部门要保持通信畅通，接听人员要认真接听报告，务必登记报告单位、报告人和联系电话，并且立即向相关单位和所有参加诊治的医疗卫生机构核实登记情况。

2. 早期处置

接到报告后，应急处理工作领导小组要立即组织专家对情况进行分析、评估，初步判断事件的性质，研究是否启动突发事件应急预案及响应的级别；召集现场处置工作组，布置卫生监督应急处置工作任务，召集、组织和协调现场卫生监督处置小组、信息管理小组以及后勤保障小组等多部门、多学科进入现场进行卫生监督应急处置工作，并根据事件发展和应对需要，调集人员和物资，提供后勤保障；保持通信畅通，及时收集和报告事态进展情况。

3. 现场调查和处置

在当地政府和卫生行政部门的部署下，学校要配合相关部门开展流行病学调查，如果必要可以启动学校因病缺勤日报告和零报告制度，摸清情况，采取措施进行应急处理。要详细了解事件发生、发展情况，包括发病日期、人数，近期学习、生活、劳动、预防保健情况等；查清全部病例，特别是对首批发病者，进行病例调查和登记；摸清学校基础设施存在的重大隐患；采集必要的检验样本，并作实验室检查；进行必要的监督取证；对上述信息进行初步分析，并向上级汇报情况；制定综合性防治方案，确定控制和预防措施，并开展相关工作，如对校内教室、食堂、厕所等公共场所开展消毒消杀工作，限制或停止校内聚集性活动，隔离高危人群；停课；封闭或者封存被传染病污染的公共饮用水源、食品以及相关物品；封闭可能造成传染病扩散的场所；如果未能有效控制，需要根据情况及时调整方案。

4. 应急终止

当导致突发公共卫生事件隐患或相关危害因素消除，或末例传染病病例发生后经过最长潜伏期无新的病例出现后，按照突发公共卫生事件不同级别相关规定执行终止，提交结案报告。

二、学校典型突发公共卫生事件的应急处理

以下主要介绍两类学校典型突发公共卫生事件的应急处理。

（一）食物中毒应急处理

食物中毒严重影响人类健康，甚至造成死亡。学校是食物中毒的高发场所，是学校突发公共卫生事件的第二位原因。

1. 食物中毒的判定

食物中毒是指食用了被生物性、化学性有害物质污染的食品或者食用了含有毒、有害物质的食品后出现的急性、亚急性食源性疾病。食物中毒属于食源性疾病范畴，不包括由暴饮暴食引起的急性胃肠炎、食源性肠道传染病和寄生虫病，也不包括食物过敏等。

如果短期内有多名学生出现恶心、呕吐、腹痛和腹泻等相同症状，发病急，病程也比较短；并且发病学生有共同食用某些食品的情况，而没有食用该食品者不发病；一般情况下人与人没有直接传染性，则疑似食物中毒。

2. 食物中毒的种类

食物中毒分为微生物性食物中毒（包括细菌性食物中毒和真菌性食物中毒）、化学性食物中毒、有毒动植物性食物中毒和致病物质不明的食物中毒等。

（1）微生物性食物中毒中最常见的是细菌性食物中毒。细菌性食物中毒主要是由摄入被细菌或细菌毒素污染的食物导致的食物中毒，分为细菌型中毒和毒素型中毒。其中细菌型中毒除胃肠道有症状外，还多伴有发热，而毒素型中毒以恶心、呕吐为主，很少伴有发热。学校集体食堂引起的食物中毒多为细菌型中毒，多发生于天气炎热的夏季，其影响大，发病率高。常见的细菌性食物中毒包括沙门氏菌、葡萄球菌、副溶血弧菌和肉毒杆菌引起的，主要症状和流行特点见表9-3-1。如2019年9月，广东省某幼儿园发生百人食物中毒事件，致病食物为该幼儿园食堂制作的"三明治"，致病菌为肠炎沙门氏菌。

表 9-3-1 常见食物中毒特点及预防措施

	沙门氏菌食物中毒	葡萄球菌食物中毒	副溶血性弧菌食物中毒	肉毒杆菌食物中毒
高发季节	7～9 月	夏秋季	6～9 月	3～5 月
潜伏期	一般 4～48 小时	一般 2～5 小时	一般 14～20 小时	1～7 天或更长
易感人群	人群普遍易感，多见于老人、婴儿和体弱者	人群普遍易感	人群普遍易感	人群普遍易感
临床特点	恶心、呕吐、腹泻、腹痛、头疼，常伴发热，最高达 39 ℃及以上。急性腹泻以黄色或黄绿色水样便为主，每日数次到十余次，有恶臭。重者可引起抽搐、脱水、休克甚至死亡。病程一般为 3～7 天	急性起病，恶心、剧烈频繁呕吐、呕吐可呈喷射状，同时伴有中上腹痛和腹泻，以呕吐最为显著。剧烈吐泻导致虚脱、肌痉挛及严重失水等现象。体温大多正常或略高。一般在数小时至 1～2 天内迅速恢复	急性起病，主要表现为上腹部阵发性绞痛、腹泻、呕吐，洗肉水样便，有时脓血便，腹泻每日 5～6 次，体温一般为 37.7～39.5 ℃。重症者可出现脱水、意识不清、血压下降等。病程 1～2 天	起病突然，主要表现为神经症状，病初可有头痛、头昏、眩晕、乏力、恶心、呕吐；稍后，出现眼部症状，如视力模糊、复视、眼睑下垂、瞳孔散大，对光反射消失；同时或稍后伴有咽红、咽痛，吞咽困难，严重者伴有呼吸困难，头向前倾或倾向一侧等肌力低下症状
主要引起的食物	多为动物性食物，包括畜肉及其制品，禽肉、蛋、奶及其制品	种类很多，如乳、肉及其制品，或剩饭、糯米凉糕、凉粉等被葡萄球菌污染的食物	主要是海产品或者盐渍食品，如鱼、虾、咸肉、禽蛋类、咸菜或凉拌菜等	多为家庭自制的发酵的豆或谷类食物；其次为被污染的肉类和罐头食品
预防措施	防止食物被污染，不食用病死畜禽肉；生熟分开；严禁员工带病上岗	防止带菌人群（如有化脓性感染或接触化脓性感染动物者）污染各种食物；严格处理局部化脓性感染的畜禽肉；在低温、通风良好条件下储存食物，食用前彻底加热	防止食品被污染；低温储藏食物；鱼虾蟹贝类等海产品要烧熟煮透，需 100 ℃加热并持续 30 分钟；凉拌菜清洗干净后要在醋中浸泡 10 分钟或在 100 ℃水中反复漂烫数分钟；生熟分开	食品加工前应对食品原料彻底清洁处理，自制发酵类食品时盐量要达到 14%以上；食品加工后应避免再污染，以及在较高温度或缺氧条件下存放；对可疑食物彻底加热

（2）化学性食物中毒，指食用化学性中毒食品引起的食物中毒，化学性中毒食品包括被有毒有害的化学物质污染的食品。其季节性和地区性不明显，中毒食物无特异性；在剩余食品、呕吐物、血或尿等样品中可以检测到有关的化学毒物。化学性食物中毒发病特点与进食时间、进食量有关，一般表现为发病快，潜伏期短；多人同时发病，有相同临床表现；中毒程度严重，病程长，发病率与病死率较高；不同食物中毒会有不同表现，如亚硝酸盐食物中毒表现为口唇、舌尖、指尖青紫等缺氧症状，严重者面部及全身皮肤青紫；自觉症状为头疼、头晕、乏力、心率加快、呼吸急促，并伴有恶心、呕吐、腹痛和腹泻等；全身抽搐、口吐白沫、小便失禁、意识丧失。

（3）有毒动植物性食物中毒，指食用了天然含有有毒成分的动物（或其某部分）、植物（或其加工制品）而引起的中毒。如食用河豚内脏、毒蘑菇以及霉变的甘蔗等；在一定条件下产生大量有毒成分的可食的动物性或植物性食品，如腐败的含高组胺的鱼类、发芽的马铃薯等；在加工过程中，将未破坏或未除去有毒成分的植物当作食品，如生豆浆、未煮熟的扁豆、生苦杏仁等。

（4）致病物质不明的食物中毒，指食入可疑中毒食品后引起的食物中毒。由于取不到样品或取到的样品已经无法查出致病物质，或者在学术上中毒物质尚不明确的食物中毒。其诊断标准总则主要依据流行病学调查资料，有潜伏期和食物中毒特有的中毒表现，必要时由三名副主任医师以上的食品卫生专家进行评定。

3. 食物中毒处理

学校应当建立集中用餐食品安全事故应急管理和突发事故报告制度，制定食品安全事故处置方案。对于重大食物中毒，任何人都有权进行举报，各级各类医疗卫生机构和疾病预防控制机构均为责任报告单位。

当学校发生集中用餐食品安全事故或者疑似食品安全事故时，在县级以上地方人民政府依法统一领导、组织、协调学校食品安全监督管理工作以及食品安全突发事故应对工作的前提下，学校应当立即采取下列措施：

（1）停止供餐，防止事故扩大，并按照规定向所在地教育、食品安全监督管理、疾病控制、卫生健康等部门报告；食品安全监督管理部门依法会同有关部门开展事故调查处理；教育部门积极协助相关部门开展工作。

（2）积极协助医疗机构进行救治；发生食物中毒后，卫生健康主管部门组织医疗机构救治由学校食品安全事故导致人身伤害的人员，并依法进行处置。

（3）封存导致或者可能导致食品安全事故的食品及其原料、工具、用具、设备设施和现场，并按照食品安全监督管理部门要求采取控制措施。

（4）配合食品安全监督管理部门进行现场调查处理。

（5）配合相关部门对用餐师生进行调查，加强与师生家长的联系，通报情况，做好沟通、引导工作。

（二）自然灾害发生后学校突发公共卫生事件应急处理

自然灾害具有形式多样、发生突然、危害严重和处置任务艰巨等特点，可导致霍乱、伤寒、副伤寒、痢疾、甲型肝炎等肠道传染病,流行性出血热等人畜共患病,流行性乙型脑炎等虫媒传染病和血吸虫等寄生虫病发生,给国家环境安全、社会稳定和人民群众身体健康带来极大的威胁。因此,开展公共卫生应急服务,是避免大灾后必有大疫的必要措施。

I. 自然灾害对饮水的影响

地震、洪涝灾害以及干旱等自然灾害,可使学校校舍、厕所、饮水井大面积倒塌,供水设施或市政供水输配水系统受损,学校不再具备净水、供水能力。学校所在地污水处理厂、校内外排污管道、化学实验室等损毁,泥沙树木、人畜粪便、垃圾、动物尸体等大量污染物冲入水中,从而导致水质感官性状恶化、致病微生物污染和有毒化学物质污染饮用水等,造成饮水卫生问题。

因此,一旦发生自然灾害,学校应在相关部门指导下,按照《自然灾害环境卫生应急技术指南》在灾害预警后对水源进行保护,确认受到破坏或污染严重时应重新选择水源,如配备一体化供水设备,移动式应急供水车等,建立临时集中式供水点;待水退或修复后,原有供水设施经彻底清洗消毒和检验合格后方可恢复供水。灾后初期生活饮用水供应量不得少于每人每天 7.5 L,以满足饮用、烹饪和个人卫生用水需求。随着供水能力的提高,供水量提高到每人每天 15～30 L 的水平,以维持正常的生活和生产用水。一般每 250 人至少应有一个供水点。灾区居民到供水点的距离不应超过 500 m。

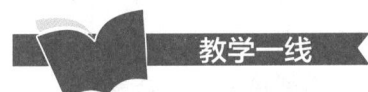

个人应注意以下事项,以确保获得安全饮用水,包括:不喝生水,尽量喝烧开的水、瓶装水或经救灾指挥部认可的饮用水(净化设备现场制备或送来的桶装水)。不喝来源不明或被污染的水,不用来源不明或被污染的水漱口、洗菜等。缸、桶、盆等盛水器具要经常消毒,消毒后用干净的水冲洗。自觉保护生活饮用水水源及环境,在指定地点堆放生活垃圾、倾倒生活污水和大小便。

2. 自然灾害后如何获得安全的食物

自然灾害后,生态环境被严重破坏,食物资源短缺和食物结构发生变化,膳食质量明显下降,食品需求失衡,人群营养状况普遍下降,特别是妇女、儿童等营养不良发生率明显增加;同时灾害本身可造成食物腐烂变质,有毒有害物质扩散而污染食物;由于缺乏基本的社会、饮水和居住卫生设施,苍蝇、老鼠等大量繁殖、四处活动,容易造成食物污染和传播疾病,使受灾人群出现食物中毒,暴发食源性疾病和传染病。

自然灾害发生后,学校应加强对食物供应的安全管理,包括加强对食品卫生的监督管理,从食物选择、制作、运送、储存和分发等五个方面采取措施。首先,应选择清洁的饮用水、饼干、方便面、肉干等可直接入口定型的包装主食，干燥或含水量少的主副食。新鲜的瓜果蔬菜以及新鲜的肉、蛋和鱼类等易腐食物不宜作为救援食品。在应急食物制作过程中，严格规范生产加工过程，避免将不符合食品要求的食物作为应急食物。在食物运送过程中，一定要注意运输过程中的防腐、防雨、防蝇、防尘，采用冷藏车或加冰袋等措施防止食物污染、变质，所有运输工具都必须经洗刷消毒，不得使用运送过化学品和生活垃圾等有毒有害物质的车辆运送食物。食物储藏场所要选择地势高、干燥、内部清洁干燥处，周边环境无污染，食物离墙、离地存放，并且要注意通风、防虫、防鼠、防蝇、防尘、防霉变等。在食物分发过程中，应尽量采用小包装、少量多次分发，避免无保障食物在食用前被污染，同时要根据不同年龄、健康状况人群特点，合理分配食物，优先满足婴幼儿、孕产妇、老人等重点人群的食物需求，并给予受灾人群合理烹调、食用和储存方法的指导。

对于个人，应加强饮食卫生教育，注意饮食安全，防止病从口入，做到食物来源不明谨慎吃、食物放置较长时间避免吃，食物霉变、发馊不能吃，食物正确烹调消毒后再吃，水果洗干净再吃，时刻保证食物和饮食不被污染，防止食用毒蘑菇、野菜和野果等，要注意手部卫生，做到饭前、便后洗手。

三、学校群体性心因性反应事件及其应对

儿童青少年心理认知水平发展未成熟，心理自控和调节能力比较差，依从性强，容易受外界环境的干扰和影响，容易接受心理暗示，是群体性心因性反应事件的高发人群。尽管绝大多数患者不会受到永久性损害，但其在群体中聚集发生和有暴发流行倾向，严重影响学校教学秩序，容易导致社会恐慌，产生严重不良社会影响。

（一）学校群体性心因性反应事件概述

群体性心因性反应是一种群体精神性反应，指因某种强烈刺激导致神经系统暂时性功能失调而出现的一组以精神或神经系统为主的症候群；表现为一个人或几个人先出现躯体不适症状或情绪反应，然后在人群中迅速扩散，所有患者症状相同或相似。精神医学界曾称之为流行性癔症。患者最大的特点是检查不出器质性变化，主观症状与客观体征不符，即只有自觉症状而无阳性体征，这种反应与精神因素、身体素质有很大的关系。预防接种、群体预防性服药等公共卫生事件是引发此类反应的重要原因，疑似食物中毒和迷信谣传也占有一定比例。

我国儿童青少年群体心因性反应事件全年均有发生，春秋季节比较多见。中小学生，特别是7～14岁组、女童高发。群体性心因性反应事件的潜伏期长短不一，首发病例多在30分钟内发病；续发病例潜伏期多在首发病例发生后1天内出现，由公共卫生事件引发的群体性心因性反应事件较单纯性精神因素引发的群体性心因性反应事件潜伏期短。受干预力度和效果的影响，群体性心因性反应事件持续时间长短不一，如干预效果恰当，力度大，持续时间短至1～2天；如果方法不恰当，时间可持续数月。经济文化比较落后的偏远乡村地区比较多见，可能与群体所处的经济、

文化、群体行为模式等有关。

我国儿童青少年群体性心因性反应事件病例的临床症状主要以头晕、恶心、头痛、四肢无力和腹痛等为主,且容易复发。主要诱因是紧张和恐惧,少数伴有上呼吸道感染、身体局部炎症反应等;续发病例受多种因素影响,其中首发病例出现后受他人言语暗示、媒体渲染和处置不当等因素影响较大,并且持续时间、发病人数、症状严重程度等都与首发病例发病后处置情况密切相关。

（二）群体性心因性事件的早期识别

对于群体性心因性反应事件的早期识别尚无界定的标准。陶芳标等在归纳国内外文献的基础上,提出以下 15 条流行特征,符合条数越多,事件作为群体性心因性反应事件的可能性就越大。在逐步排查生物因素并最终作出诊断前,应对者应先按群体性反应事件应对原则进行处置。

（1）无明确诱因,如未食用某食物或药物、未吸食某种气体,近期未接种疫苗。

（2）有间接诱发因素,如疲劳、虚弱、环境拥挤、通风不良、潮湿等。

（3）首发者通常为女性,而且女性患者所占比例比较高。

（4）发病者多为心理弱势群体,如学习成绩不佳及经常受人批评、欺凌等。

（5）病例最初出现在有相同生活文化背景的群体中,病例常见于关系亲密或相互熟悉者,居住在同一或临近村庄、学校或社区。

（6）未接触某疑似病因者也有发病,如未食用某种食物,未接种某种疫苗等。

（7）部分病例经他人暗示而相继发病,如目睹他人发病、听他人或媒体描述发病过程,被他人追问是否有某种反应等。

（8）发病时间相对集中,症状出现和消失快,表现为一发都发,一停都停。

（9）病人的先后出现顺序与该群体接触某疑似病因（如药物、疫苗或其他）的先后顺序不一致。

（10）停止接触某疑似病因后,新病例持续出现。

（11）在其他学校或幼儿园,接触过同类、同生产批次的疑似物品（如食品、疫苗）的学生没有类似病例出现。

（12）发病以"离心"趋势扩散。如首先发生在同一寝室、班级、村庄或社区,接着临近场所的人发病,之后距离远的场所的人也发病。

（13）病例出现时间分布呈现时多时少的规律,而非起初少,逐渐增多达到高峰,然后逐步下降直至消失的单峰分布。

（14）病例主诉、临床症状和体征与体检和实验室结果检查不符。

（15）经非特异性治疗（如隔离、精神安慰、心理疏导,使用维生素 C 等非特异性药物）后,症状很快好转或消失。

（三）学校群体性心因性反应事件应对

在我国虽然各种群体性心因性反应事件时有发生,但教育行政部门和学校尚未对其给予充分重视,低估其造成的影响。各级政府、教育及卫生部门和学校应建立群体性心因性反应事件的应急预案,正确处置,消除其不良影响,保证儿童青少年的健康。

　　一旦确诊为学校群体性心因性反应事件,学校则尽快采取现场处置和对症治疗,包括隔离患者,将首发病例和继发病例转移出现场,安置在不同的房间并相互隔离,避免相互影响及效仿;引导其他学生从该环境撤离,安抚其激动的情绪,消除来自周围环境的不良言语暗示、动作暗示,包括家属或周边人的恐惧、焦虑和过度照顾,同时充分发挥媒体的作用;医务人员通过详细检查、解释病情、鼓励和承诺,使学校领导、教师、家属等对治疗建立信心,在事态已经扩大的情况下,用权威机构的检验结果平息事件;待症状缓解后,帮助患者分析发病的主客观原因,指导患者和家属解除不良精神因素,有针对性地改善生活环境,减少复发;同时针对患者出现的躯体症状给予止吐、止泻、止痛等对症治疗,对少数精神反应强度特别大的患者给予镇静药物治疗。

　　心理治疗和辅导是群体性心因性反应的主要治疗措施,也是控制儿童青少年不良反应复发,提高其心理健康水平的重要举措。学校针对患者、敏感人群,开展心理治疗和辅导。采用符合患者心理需求的内容和形式,鼓励其参加感兴趣的活动或转移其注意力,当其症状减轻、紧张度消失时,抓住时机向他解释该异常反应的起因及其与器质性病变的区别,提高其战胜疾病的信心;采用暗示疗法,如言语暗示、药物暗示和催眠疗法等改善其症状,帮助其解决心因性因素,培养其健全人格;重点治疗关键患者,即首发病例,使其痊愈,再通过其现身说法,介绍自己战胜疾病的经验,帮助其他患者解除思想负担,树立信心,榜样的力量可以使事件处置工作事半功倍;同时争取家长的配合,医护人员向家长阐明共同运用良性诱导方式的重要性,使患儿尽早康复,防止复发;学校建立心理辅导室,经常开展心理健康教育,通过各种途径,缓解学生压力。

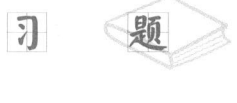
习　题

一、填空题

1. 传染病在人群中发生和蔓延,必须具备三个基本条件:_____、_____、_____。

2. 突发公共卫生事件的种类包括_____、_____、_____、_____。

3. 《国家突发公共卫生事件应急预案》中明确指出,根据突发公共卫生事件性质、危害程度、涉及范围,突发公共卫生事件从重到轻可划分为_____、_____、_____、_____四个级别。

4. 学校突发公共卫生事件的应对原则是_____;_____;_____;_____;系统联动,群防群控。

二、选择题

1. 一所学校发生了集体食物中毒,中毒人数超过 100 人,出现 1 人死亡。这属于(　　)突发公共卫生事件。

A. Ⅰ级　　　　　B. Ⅱ级　　　　　C. Ⅲ级　　　　　D. Ⅳ级

2. 夏天食用未煮熟的鱼虾蟹贝类等海产品后,短时间内上腹部绞痛,并有腹泻、呕吐和高烧等症状时,最可能是什么原因导致的食物中毒?(　　)

A. 诺如病毒感染　　　　　　　B. 沙门氏菌感染

C. 副溶血弧菌感染　　　　　　D. 葡萄球菌感染

3. 自然灾害发生后,供水系统受到破坏,需建立临时供水点,学校内共有 1 000 人的学生,应建立几个临时供水点?(　　)

A. 2 个　　　　　B. 4 个　　　　　C. 6 个　　　　　D. 8 个

三、连线题

请将下列传染病种类与常见传染病连线:

呼吸道传染病　　　　　　　　　　狂犬病

消化道传染病　　　　　　　　　　流行性感冒

血液及性传播传染病　　　　　　　乙型肝炎

自然疫源及虫媒传染病　　　　　　艾滋病

四、案例分析题

2021 年 11 月 27 日下午 2:00 至 30 日下午 5:00,某职业技术学校陆续有 315 名师生出现腹痛、腹泻、呕吐、伴随发热等症状,分别在学校附近的市第一医院、市妇幼保健院、市第二医院就诊,被诊断为"急性胃炎""急性胃肠炎""腹泻待查"等。

典型病例:张某某,2021 年 11 月 27 日中午在学校食堂就餐后,于下午 2:00 出现呕吐、腹泻(水样便),每日腹泻 3 次及以上,体温 38.5 ℃,第二日到市第一医院就诊,医生结合临床表现和实验室检查结果诊断为诺如病毒感染。

问题:学校针对突发公共卫生事件应采取哪些措施控制疫情?

第九章
习题答案

第 四 篇

教育篇:学校健康教育与体育运动

第十章

健康校园：学校健康教育和健康促进

学校不仅是传授知识的地方，也是促进学生健康成长的场所。学校健康教育是全民健康教育的重要组成部分，健康教育和健康促进工作从学校开始，扩展到社会各个层面，对推动全社会健康具有重要的现实意义。

- 内容结构图

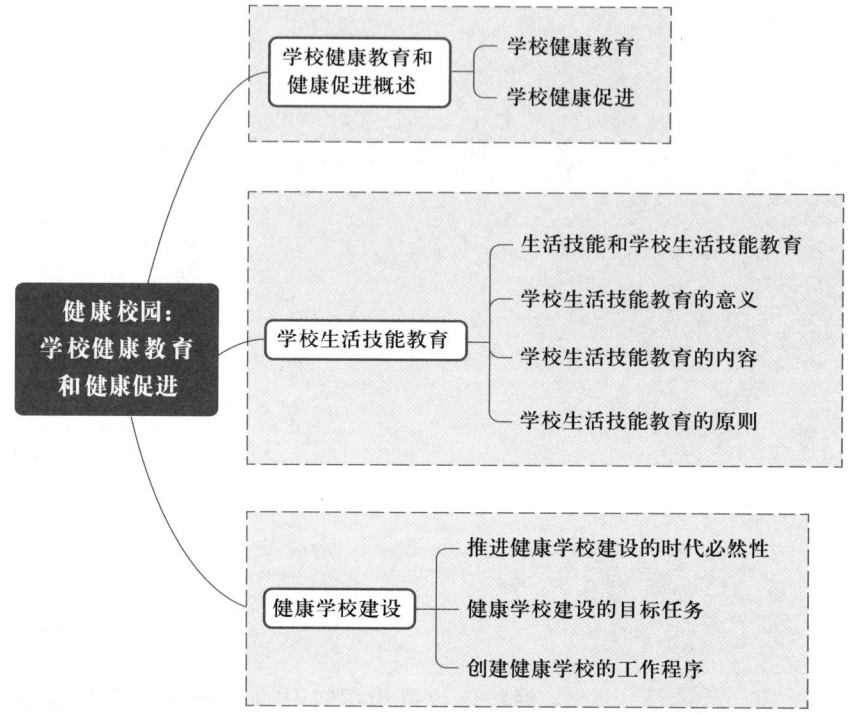

- 关键术语

    学校健康教育、学校健康促进、生活技能、学校生活技能教育

- 学习目标

    1. 理解学校健康教育和学校健康促进的概念、目标。
    2. 掌握学校生活技能教育的内容。
    3. 了解健康学校建设的目标任务和工作程序。

第一节　学校健康教育和健康促进概述

在学校开展健康教育具有悠久的历史,是现代健康教育的起源。1995 年世界卫生组织首次提出"健康促进学校"概念,倡导学校必须让各年龄段儿童学习健康知识和生活技能。直至现在,各国仍然都在致力于通过多种方法加强从幼儿园到大学的健康教育工作。

一、学校健康教育

处于生命准备阶段的儿童时期是良好生活方式、健康行为习惯形成的关键时期,这一时期的行为习惯对其一生的健康都会产生深远的影响。

据 2022 年全国教育事业发展统计公报[①],我国共有义务教育阶段学校 20.16 万所,义务教育阶段招生 3 432.77 万人,其中小学阶段招生 1 701.39 万人。

(一)学校健康教育的概念

学校健康教育是学校根据一定的社会要求、条件和规范,通过各种教育手段所进行的有目的、有计划、有评价和有针对性的健康教育活动。学校健康教育是以促进学生健康成长和终身健康为核心的教育,覆盖生理、心理和社会适应领域,关注影响生长发育的自然环境与社会环境因素,帮助学生树立关爱生命、热爱生活的观念,形成健康意识,自觉地采纳和保持有益于健康的行为和生活方式,减少或消除影响健康的危险因素,提升健康素养,为其一生的健康奠定坚实的基础。

(二)学校健康教育的目标

在儿童青少年时期培养良好的健康素养,树立健康的行为习惯,对于促进生命全程健康,预防和控制急、慢性病都有着重要意义。学校健康教育要把培养学生健康意识和健康素养,让学生自觉采纳并形成健康行为习惯作为根本的出发点。具体地说,学校健康教育有以下目标。

(1)提高学生的健康素养水平。通过课堂内外各种教育方式,向学生传授卫生和健康科学知识是学校健康教育的主要任务。这里,健康素养是指个人获取和理解基本的健康信息和服务,并运用这些信息和服务做出正确决定,以维护和促进自身

---

① 不包括香港特别行政区、澳门特别行政区和台湾地区。

及周围人健康的能力。学校健康教育的首要任务,就是要通过系统的基本健康知识学习,使学生了解并掌握各种卫生、保健、体育锻炼等知识和手段,以便利用正确的方法有效地维护自身健康。

(2)改善学生对待个人和公共卫生的态度。学生对待卫生与健康的正确态度是通过健康知识学习和周围人影响而逐步形成的,一旦形成就难以改变。为此,学校要抓住生命早期这一有利时机,启发学生理解并认同良好的行为生活方式,使学生牢固树立健康生活意识,树立正确的健康价值观念,以逐步形成良好的个人和公共卫生行为习惯。

(3)培养学生的健康行为和自我保健能力是健康教育的主要目的。健康教育要使学生产生和形成各种有益于自身、社会和民族的健康行为,抵制各种不健康的行为,增强自我保健能力;要指导学生掌握各项健康行为和自我保健技能,比如合理选择和搭配膳食,进行适宜的体育锻炼,正确对待来自社会环境的压力,以及防范意外伤害等。

(4)降低常见病的患病率,排除各种健康危险因素。一些学生常见病,例如近视、肥胖、龋病、脊柱弯曲异常、贫血和营养不良等,由于早期对日常生活和学习影响不大,所以很容易被忽略,错失预防和控制的良好时机。学校健康教育应该通过对学生及时普及各类常见病的预防知识,并结合定期的健康体检,以便早发现和早治疗,降低患病率。同时,环境因素对儿童各种疾病的诱发作用越来越凸显,学校健康教育要使学生了解危险因素与疾病的关系,帮助学生从维护自身健康的角度出发,积极地改变那些不利于健康的行为和习惯。

(5)预防各种心理障碍,促进心理健康发展。心理健康问题也是当前儿童面临的较普遍的问题。学校可按照儿童不同年龄段的心理发育水平,采用有针对性的教育及训练方法,有计划、有目的地将心理发展知识传授给儿童和家长,培养儿童健康的心理状态和适应环境的能力。

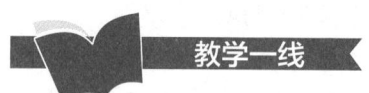

教师在日常的学校健康教育中,应遵循以下原则:(1)坚持健康知识传授与健康技能传授并重;(2)健康知识和健康技能呈螺旋式递进关系;(3)健康知识传授、健康意识与健康行为相统一;(4)总体要求与地方实际相结合;(5)健康教育理论知识和学生生活实际相结合;(6)问题导向与健康需求相衔接;(7)课堂教学与课外实践相协调;(8)维护个体健康与增强社会责任相统一。

二、学校健康促进

经过长时间的健康教育实践,人们发现,仅靠健康教育往往很难建立健康行为。

20世纪80年代中期,现代健康促进的概念和理论框架开始建立。2019年7月,国务院颁布的《关于实施健康中国行动的意见》,倡导"每个人是自己健康第一责任人"的理念,明确提出"实施中小学健康促进行动"。教育部也印发了《中小学健康教育指导纲要》等多个文件,要求并指导中小学校开展健康教育和健康促进活动。学生学好健康知识、技能之后,还可能以"小手拉大手"的形式向家庭、社区发挥辐射作用。

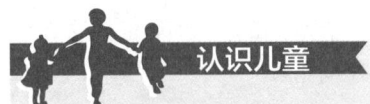

认识儿童

小学生处于生长发育阶段,身心发育尚未完善,其自制力相对较弱,注意力集中时间也相对较短,在完成某一任务时,通常需要外部监督,而不是自觉行动。他们通常愿意听取年龄相仿,知识背景、兴趣爱好相近的同伴、朋友的意见和建议。特别在一些敏感问题上,他们往往能够听取或采纳同伴的意见和建议。

(一)学校健康促进的概念

学校健康促进就是学校内的全体成员为保护和促进师生健康而共同努力,为学生提供完整的、有益的经验和知识体系(包括正式的或非正式的健康教育课程),创造安全、健康的学校环境和氛围,提供适宜的卫生服务,动员家庭和社区等更广泛地参与,从而促进师生健康的完好状态。

(二)学校健康促进的工作目标

教育的根本目标是育人,提升学生健康水平理应成为学校素质教育的重要目标。学校健康促进的工作目标就是针对学生身心发育的各种影响因素,动员学校、社区相关的各利益群体积极参与,通过制定并实施学校健康促进的政策,采取各种积极的卫生和健康干预措施,改善学校内外的各种物质和社会心理环境,减少和控制健康不利因素,以达到增强学生体质、促进其身心健康发展的目的,为生命全周期健康奠定良好基础。

学校教育在促进儿童身心健康、营造和谐稳定的社会环境方面起着至关重要的作用。学校是为儿童少年增权赋能的有效场所,因而对学校健康促进的投资是必要且收益巨大的。健康促进容易对在校学生起作用,具有低投入、高效益的特点。在校学生能够作为改变现状的力量来改善他们的家庭和社会的健康状况。

(三)学校健康促进的主要工作内容

学校健康促进是在学校场所开展的,旨在提升学生健康与教育成就的一种全校性工作策略。经过全球各地广泛的研究和实践,2021年6月世界卫生组织与联合国教科文组织共同发布的《让每一所学校都成为健康促进学校:全球标准与指标》,全面、系统地阐述了健康促进学校建设的背景、目标、具体实施领域及其对应标准等，强调了以学校为主、配合家庭和社区的健康预防和管理战略对实现儿童青少年健康的重要性。

1.《让每一所学校都成为健康促进学校：全球标准与指标》

该文件倡导的健康促进学校，指的就是能为学生搭建完整有益的知识体系，创造安全健康的学校环境，提供适宜的卫生服务，并动员家庭和社区更广泛地参与，从而有效促进学生及教职员工健康完好状态的场所。《让每一所学校都成为健康促进学校：全球标准与指标》指出了建设健康促进学校的8个方面的全球标准。这8个方面的核心标准从宏观到微观，彼此紧密相连（图10-1-1）。

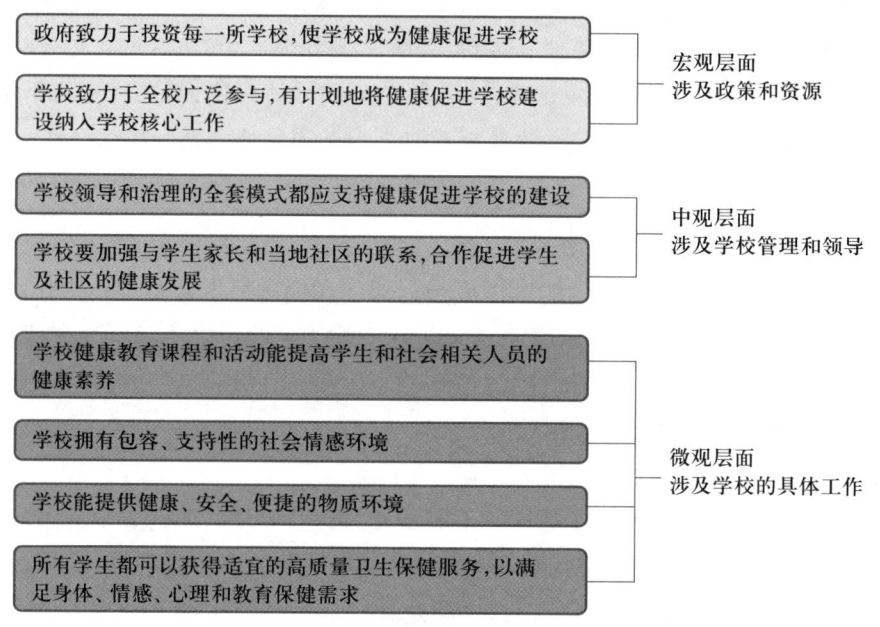

图 10-1-1　健康促进学校全球标准

理想的健康促进学校具有全面性、包容性、循证性，注重公平，存在多个利益相关方的紧密合作，因而不仅利于儿童青少年的健康成长，对家长、学校教职员工、社区的健康状态也有着积极影响。《让每一所学校都成为健康促进学校：全球标准与指标》为世界各国开展健康促进学校的建设提供了良好指导，但在实际操作过程中，各国仍要注意结合本国国情，因地制宜、合理落实。

2. 中国各地健康促进学校的实践内容

与《让每一所学校都成为健康促进学校：全球标准与指标》中的健康促进学校建设的8个核心标准相呼应，中国各地在健康促进学校建设实践中，围绕中观层面的学校管理和领导，微观层面的学校的具体工作，开展了适合我国国情的实践探索。

（1）制定健康政策。学校根据健康促进学校的实施方案,为保障目标的实现,制定和完善学校健康促进规章制度,引导群体和个人形成健康的行为和生活方式。

（2）提供基本的、健康和安全的物质环境,包括:提供清洁宜人的校园环境;营造能够避免意外伤害发生的安全环境;提供适宜的卫生设施,保障食品和生活饮用水安全;提供无损于健康的学习环境(涉及教室采光照明、课桌椅、教学用具等);提供符合营养卫生要求的午餐。

（3）营造有利于健康的社会情感环境,包括:建立教师和学生之间平等、互爱的关系,关爱有特殊需要学生的成长,畅通健康诉求渠道,实施合理教学管理,提高健康知识的可及性。

（4）联合学校所在社区,包括:学校与所在社区建立沟通机制和渠道,与社区共享资源,让社区了解健康促进学校的工作内容和要求;将学校的工作计划、教育活动、学生的健康状况与家庭沟通,鼓励家庭参与学校的健康促进工作。

（5）培养健康生活技能,包括:开设健康教育课程,开展与学生的认知水平、身心发展需要相适应的多种健康教育活动,使学生和教职员工掌握必要的健康知识和技能。

（6）提供适宜卫生服务。学校主要通过学生和教职工体检,学生常见病和传染病监测,校园环境卫生、食品安全、营养卫生监测,以及健康相关行为调查,伤害报告、死亡登记、休退学登记等工作,进行师生个体和群体健康和危险因素评估,提供必要的预防保健服务和/或医疗服务,改善学生和教职员工的健康状况。

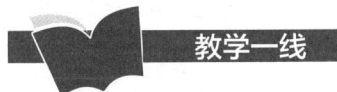
教学一线

1. 如何在日常教学活动和学生管理中全方位开展健康促进活动?

学校健康促进工作不应只局限在健康教育课程设置上,还应该通过多种多样的健康教育和健康促进活动,帮助学生树立正确的卫生保健信念、形成健康行为和习惯。学校教师可以设计家校活动促使家庭介入学生行为习惯的培养过程;充分利用校园物质环境、社会情感环境、校园氛围和风气建设积极的学习环境;把社区的健康服务与学校联系起来,进而全方位地促进和保护学生的健康。

2. 表 10-1-1 是一种简单的收集学生对健康教育和健康促进活动满意度的方法。

表 10-1-1 近期效果快速评估

活动		☺
活动一		
活动二		
活动三		
活动四		

参考表 10-1-1，准备一个评估表格，树代表收获，笑脸代表满意度，请学生用投票的方式选出所有活动中自己感觉收获最大和最满意的活动，或者运用 5 分制评分的方式，针对每一个活动中的收获和满意度打分。

第二节 学校生活技能教育

生活技能教育是学校健康促进活动重要且富有活力的组成部分。2021 年 6 月世界卫生组织和联合国教科文组织发布的《让每一所学校都成为健康促进学校：全球标准与指标》，倡导将所有学校打造为促进健康、保障健康、培养健康的场所，要让学校能够营造安全的学习环境并提升学生和教职工福祉，让学生能够掌握生活技能、提高认知能力和社会情感能力并培养学生的健康生活方式。

一、生活技能与学校生活技能教育

学校生活技能教育以生活技能为基础。《让每一所学校都成为健康促进学校：全球标准与指标》实施领域 8、9 分别将生活技能纳入课程资源和教师培训模块。

（一）生活技能

生活技能是指一个人的心理社会能力。世界卫生组织将"心理社会能力"解释为：一个人有效地处理日常生活中的各种需要和挑战的能力；是个体保持良好的心理状态，并且在与他人、社会和环境的相互关系中，表现出适应和产生积极行为的能力。根据这个定义，许多种能力都可以称为"生活技能"，而且在不同的文化和背景条件下，生活技能的性质和定义也可能不一样。

生活技能使儿童更好地了解自己和他人，做出更佳的选择，学会应对生活中不断变化的事件。具体而言，学习生活技能可以帮助儿童更加了解：① 他们在做什么；② 他们是如何做事的；③ 他们是如何获取信息的；④ 其他人及其思维、感受和行为方式。所有这些对保护和促进身心健康都很重要。

总体而言，生活技能是一个人心理素质的重要表现，是适应性强、积极向上的行为所蕴含的能力。拥有这些能力,人们能更好地认识自己、他人和周围环境,与他人友好交流,建立良好的人际关系,培养健康的生活方式,有效处理、对待生活中的各种需求和挑战,做出理性决策来解决问题,并能以健康、积极的方式对待自己的人生。

(二)学校生活技能教育

学校生活技能教育通常指以发展知识、态度和社会心理适应能力为目的的学习经历。这种经历可以使儿童积极地发展和维持健康的生活行为、生活环境和生活质量。与传统教育内容相比,生活技能教育具有以下特点。

(1)生活技能教育不仅关注传递知识和信息,更关注培养儿童的态度和技能;

(2)以儿童为中心,提供传统社会教育很少提供的能力训练机会;

(3)致力于儿童健康行为的促进和不良行为的改善;

(4)生活技能教育特别注重知识、态度与技能发展的平衡,这意味着教育后的改变不单单是在知识方面,也包含态度和技能改变;

(5)生活技能教育是灵活的,它能在广泛的领域内得到应用。

二、学校生活技能教育的意义

儿童时期的生活技能教育,不仅能够帮助儿童解决现有的困惑和问题,还能为他们成年期的健康与发展奠定坚实的基础。开展学校生活技能教育,对儿童具有下列现实意义。

l. 提高心理社会能力

当前社会,儿童同样承受着各种身心压力,但他们缺乏经验(尤其是挫折经历),如果这些压力处理不当就会使其身心健康受到危害。学校生活技能教育能帮助他们正确认识自我和环境,从而做出正确的决策,提高心理社会能力。

2. 增强儿童的自我意识,促进心理健康

学校生活技能教育是连接健康知识、态度、价值观和健康行为的桥梁。它以提供技能的方式,帮助儿童有效解决问题,逐步提高自尊心和自信心,强化良好的自我意识,建立健康的生活方式,从而促进身心健康。

3. 预防健康危险行为

儿童的健康危险行为与心理社会因素关系密切。学校生活技能教育能帮助儿童掌握一些特殊技巧,如处理人际关系、解决纠纷、应对同伴压力、拒绝不良行为等,对于减少校园暴力、吸烟、酗酒、过早发生性行为等健康危险行为具有重要作用。

4. 预防传染病、慢性病与物质滥用

个人行为、社会压力、文化规范和学习关系都可能影响儿童的健康和生活方式。有越来越多的证据表明,学习生活技能可以在传染病和慢性病、物质滥用预防和管理中持续发挥重要作用。

认识儿童

儿童正处于对新鲜事物充满好奇，而又缺乏判断能力和控制能力的阶段。不少人的"第一支烟"都发生在儿童时期，经不起诱惑、不会拒绝他人、不会处理同伴压力是重要原因。因此，单纯地强调吸烟的危害，告诫学生不要吸烟，并不一定能取得良好的效果，教师还应该通过生活技能教育，以情境模拟的方式，帮助学生掌握抵制诱惑、拒绝他人和处理同伴压力的技能。

5. 促进儿童终身健康与成长

学校生活技能教育可以为儿童适应社会提供具体指导，还可以提高儿童综合素质水平，增强社会责任感和义务感，促进社会适应能力发展，为保护和促进成年期健康等方面做出积极贡献。

三、学校生活技能教育的内容

世界卫生组织发布的《学校生活技能教育》将生活技能概括为五对（十种）核心能力。而生活技能自提出以来不断发展，衍生和融入了新的概念。

（一）五对（十种）核心能力

世界卫生组织将生活技能概括为以下五对（十种）核心能力。

1. 自我认识能力—同理能力

自我认识能力是指能对自己的个性、特长和缺点做出客观评价，从而在正确认识自我的基础上，建立自信心，并与周围人保持和发展良好的人际关系的能力。自我认识也常常是开展有效交流、发展人际关系技能和同理能力的先决条件。

同理能力是指能从他人角度考虑问题，在与人交往过程中能设身处地为别人着想的能力。有同理能力的人不仅能对别人表现出充分的理解和同情，而且能主动帮助别人，通过协商有效解决问题。

2. 有效交流能力—人际关系维护能力

有效交流能力是指能恰当运用口头或身体语言（手势、姿势、表情、动作等），在所处的文化和情境下，准确表达自己的心情和观点的能力。通过有效交流能力的训练，学生能够表达自己的观点、愿望、需求以及害怕、担心、忧虑等，并学会在需要的时候寻求帮助。

具有人际关系维护能力的个体能以积极的方式与他人交往，建立和保持友谊；能与家人相互沟通，建立良好家庭关系；能使自己经常保持良好的心理状态，并获得社会支持；当然，在必要时，也能采用恰当的、使自己和别人都不受到严重伤害的方式，巧妙地断绝和他人的关系。

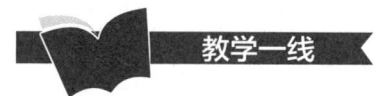

班长阳阳向班主任告状,说安排班级卫生值日的时候,总是有同学不听从安排,该他做的事都不好好做,还打扰别人做事,所以自己总是要花很多额外的时间才能完成班级卫生值日。班主任反复考虑后,决定教会阳阳解决问题的方法,而不是自己直接解决。

请你分析班主任这种做法的好处。

3. 调节情绪能力—缓解压力能力

具有调节情绪能力的个体能认识自己和他人的情绪,运用适当方法尽量把消极情绪逐渐调整为积极情绪,使之不对自己和他人的身心健康造成有害影响。通过处理情绪能力的训练,学生能够意识到情绪是如何影响行为的,对情绪能够做出适当的调解。

具有缓解压力能力的个体能正确认识自己面临的压力,通过改变环境或生活方式来减少压力;或者学会放松,使压力减轻到不对自身健康造成危害的程度。通过缓解压力能力的训练,学生能够认识生活中压力的来源,以及压力如何影响人们,并采取适当的行动减少和应对压力。

4. 创造性思维能力—批判性思维能力

具有创造性思维能力的个体思考问题时能抛开经验束缚,不因循守旧,而是积极探索其他可能的途径和方式,找到更多解决问题的方法和选择,以及明确这些方法和选择可能带来的后果。

批判性思维能力是指善于开拓思路,用批判的眼光分析信息和以往经验的能力。批判性思考能力的训练,有助于学生认识和评价影响态度、行为的因素,如价值观、同伴压力和传播媒介等,从而有利于健康行为的建立。

创造性思维能力和批判性思维能力相结合,有助于学生多角度、全面、灵活地考虑各种问题,做出合理决定。

5. 决策能力—问题解决能力

决策能力是指能通过权衡不同选择并考虑其不同后果,从而做出正确决定,即能够建设性地处理日常生活中关于做决定方面问题的能力。学生在面对健康问题时,通过评估不同选择的后果和影响,能够作出更有利于健康的决策。

问题解决能力是指能正确认识自己面临的主要问题,寻找解决该问题的方法,评估其利弊得失,最终选择适合的解决方式,并付诸实施的能力。

这五对(十种)核心能力并不是彼此独立的,而是互相促进、互相补充的,其关系可用图 10-2-1 表示。

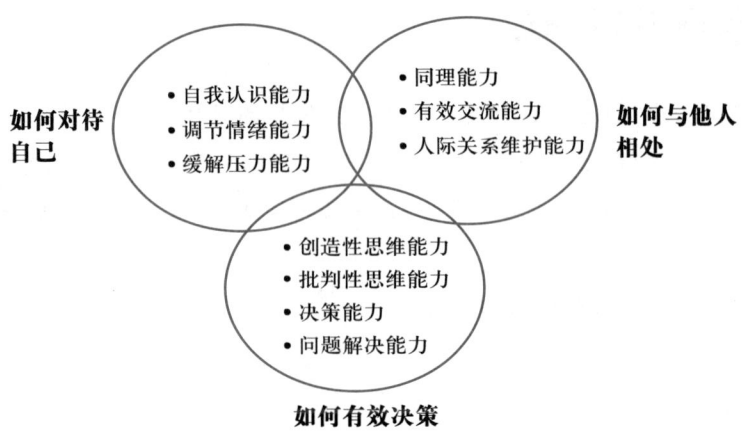

图 10-2-1　生活技能十项核心能力的关系

五对（十种）核心能力遵循"木桶定律"——生活技能强弱与否不取决于某一种最优势技能要素，而是取决于最弱势的技能要素。强化儿童个体最薄弱的技能要素，是提高个体整体生活技能的有效途径。

我国尚未全面开展青少年生活技能教育，但生活技能教育越来越受到学校卫生和教育工作者的关注。目前我国生活技能教育应主要集中在烟草控制、伤害预防、艾滋病预防和心理健康教育等领域。

（二）生活技能的发展

生活技能在提出后又衍生和融入了两种新的概念。

l. 可转移技能

联合国儿童基金会认为个体在学校、工作以及生活上的成功，需要四类技能：基础技能、数字技能、可转移技能和特定工作技能。其中，可转移技能作为关键桥梁，连接、加强和发展着其他技能。

可转移技能包括解决问题、沟通、谈判、同理心和管理情绪等技能。它能使儿童成为灵活的、适应性强的学习者和公民，具备应对个人学习、生活中各种挑战的能力，还能帮助受危机影响的儿童应对创伤和建立复原力。

2. 社会情感学习

社会情感学习是近 20 年来世界范围内提升基础教育质量和促进学生适应 21世纪学习、生活以及未来工作的重要教育理论、研究与教学实践活动，也是当下体现中国基础教育发展方式转变、促进教育内涵发展、提升学生全面发展质量的重要途径。

社会情感学习包括五个核心能力领域：自我意识、自我管理、社会意识、人际关系技巧和负责任的决策。其目的是帮助学生在学校和社会生活中获得发展所必需的对自我、对他人、对集体的认知与管理的意识、知识和技能，培养自信心和责任意识，建立积极的人际关系，形成良好的情感和道德品质，有效地面对成长过程中的挑战,促进其身心全面协调发展。

四、学校生活技能教育的原则

学校在开展生活技能教育时应注意以下原则:

1. 面向全体学生,而且越早开始教育效果越好

学校生活技能教育与学校其他教育的目标是一致的,旨在培养健康的、适应社会发展的有用之才,因此,该教育应面向全体学生。从本质上讲,技能的学习和掌握,应该以实践为基础,且技能需要在实际生活中不断应用和锻炼,学生较早地接受系统的生活技能教育,有助于其在不良行为习惯形成之前,在生活中练习和强化正向的技能,预防健康问题。

2. 坚持以学生为主体的原则,使学生积极参与到教学活动中

学生的发展从根本上说是一种自觉的和主动的过程。学生只有以主体的身份参加到教育过程中,才能达到掌握和应用所学知识和技能的目的。因此,无论是设置教学内容和方法,还是提供指导,学校都应从学生是主体的角度考虑。特别是生活技能教育的教学方式应该是活跃的、动态的,教师要调动学生的学习兴趣和积极性,鼓励学生参与教学,以达到良好的效果。

3. 理解和尊重学生,承认并接纳学生的个体差异

学校生活技能教育应充分体现以人为本的原则,尊重学生的人格和权利,承认他们具有与教师或其他成人在人格上的平等地位。教师应理解和经常鼓励学生,重视个体差异,创造条件,使学生的个性特点得到充分发挥。学生只有得到尊重和理解,才能学会自尊、自重和自信,而这正是心理健康的重要特征,也是学校生活技能教育的精髓所在。

4. 注重生活技能教育的教师培训工作

开展生活技能教育的教师既是学生的指导者,又是组织者和协调者。他们不仅要有良好的教学能力,还要有良好的组织协调能力;既要能调动学生的积极性,又要能有效管理课堂,使课堂不出现混乱场面。教师的热情投入以及个人的素质、个性、能力和工作积极性等都对生活技能教育产生重要影响。因此,学校必须注重对开展生活技能教育的教师进行培训,使他们能把握生活技能教育的核心,提高自己的教学水平。

5. 重视学校、家庭和社区相结合

任何成功的学校教育都需要有良好的社会环境、家庭教育的支持。同样,学生在课堂上学习技能,需要课后在家长的帮助下,或者在社区活动中不断实践、强化,才能很好地掌握。学校、家庭和社区的密切配合,是学校生活技能教育成功的保证。

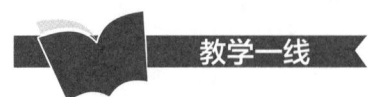

教学一线

1. 开展生活技能教育时，特别鼓励教师应用参与式教学方法。如头脑风暴法、小组讨论法、角色扮演、案例分析、辩论、客座演讲者、视听活动等。在实际健康教育教学中，教师可以综合使用多种方法。

2. 教学互动性越好，学生参与性越高，课程越生动，学生就越能将信息转化为知识，并且把它储存在记忆中。

3. 进行参与式教学，要注意促进双向式交流，创造师生平等、和谐互动的学习氛围，让学生有自由思考、运用自己智慧的时间和机会，师生通过活动达到认识共振、思维同步、情感共鸣。

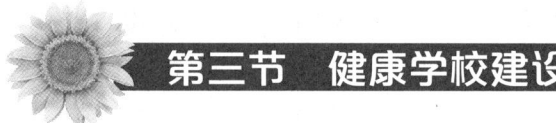

第三节　健康学校建设

学校健康促进项目在中国各地开展了长期的探索实践，积累了一定的经验。随着 2016 年颁布的《"健康中国 2030"规划纲要》的实施，以中小学校为重点的健康学校建设成为进一步健全中国社会文化发展背景下学校健康促进与健康教育体系的重要抓手，日益受到关注。

一、推进健康学校建设的时代必然性

党的十八届五中全会从维护全民健康和实现长远发展出发，提出"推进健康中国建设"新目标。2016 年 8 月，在全国卫生与健康大会上，习近平总书记提出新时期我国卫生与健康工作新方针："要坚持正确的卫生与健康工作方针，以基层为重点，以改革创新为动力，预防为主，中西医并重，将健康融入所有政策，人民共建共享。"同年 10 月 25 日，中共中央、国务院发布了《"健康中国 2030"规划纲要》，推进健康中国建设。2022 年 4 月，教育部办公厅印发《关于实施全国健康学校建设计划的通知》，就"十四五"期间如何建成健康学校进行了系统部署和政策安排，明确了健康学校建设的基本条件和目标任务。2022 年 10 月，党的二十大报告进一步指出，到 2035 年实现健康中国的总体目标。

开展健康学校建设，在学校开展健康教育和健康促进，是全面贯彻党的教育方针，落实立德树人根本任务，加强素质教育，全方位育人的重要举措，其宗旨也与我国培养德智体美劳全面发展的学生教育方针相吻合。健康学校建设践行健康第一的教育理念，聚焦于教育强国和健康中国建设，将健康素养融入德智体美劳各方面，将健康促进贯穿学校教育教学、管理服务全过程，将健康教育渗透学生学习实践生活诸

环节,努力完善学校的健康治理政策、学校健康管理制度和师生健康行为规范。

二、健康学校建设的目标任务

健康学校建设,以儿童青少年健康成长为目标,主动适应健康中国建设关于以人民健康为中心、把健康融入所有政策的基本要求。学校在推进健康教育中应更加注重:面向人人、服务全面发展、奠基终身健康、做到知行合一、实现共建共享;以健康促进为主线改进学校治理体系;深化学校教育改革,加快学校健康促进能力建设,逐步形成中国特色健康学校建设模式和青少年健康促进机制,系统提升学生综合素质、健康素养和健康水平。

根据 2022 年 4 月教育部办公厅印发的《关于实施全国健康学校建设计划的通知》精神,"十四五"期间我国要建成一批全国健康学校,大幅提高学校立德树人质量和健康促进水平。具体而言,有七个方面的目标任务(图 10-3-1)。

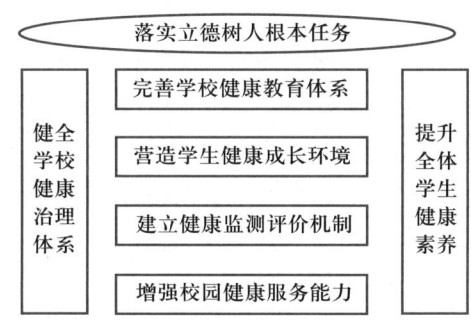

图 10-3-1　健康学校建设的目标任务

1. 落实立德树人根本任务

学校要树立健康第一的教育理念,以促进学生全面发展为目标,在德育、智育、体育、美育、劳动教育各领域创新发展,办出特色,为学生健康成长营造五育并举、五育融合、五育协调的育人环境,提升学生的健康素养和综合素质。

2. 健全学校健康治理体系

学校要以促进学生健康为主线,将促进学生健康作为学校办学基本任务,融入学校发展规划、重大改革和建设项目;创新体制机制模式,健全学校健康治理体系。全面落实国家"双减"政策和学生作业、考试、读物、手机、营养、睡眠、体质、心理健康、预防沉迷网络游戏等专项管理规定,营造有利于学生学习、生活和健康成长的政策环境。

3. 完善学校健康教育体系

学校要建立健全学校健康教育内容体系,提高健康教育质量;配齐配强体育教师、健康教育教师和卫生专业技术人员;健全以课堂教学为主渠道、以主题教育为重要载体、以日常教育为基础的学校健康教育推进新机制;在多种学科教学中渗透健康观念、知识和技能,形成"健康教育课程、课程健康教育"融合新格局;开展"互联网＋健康教育"，形成线上线下健康教育并举新机制。

4. 营造学生健康成长环境

学校要营造有利于学生健康的校园物质环境，高水平推进学校教育卫生设施、教学环境、设备等符合国家规范、标准，按实际需要设置符合卫生标准的食堂、卫生厕所、开水房、浴室等用房，生活服务设施设备齐全，按标准配备急救设备设施，并面向师生普及急救知识技能；营造和谐、友善、轻松、愉快的校园文化氛围，学校及其周边清洁、安全、安稳的学习与生活环境。

5. 建立健康监测评价机制

学校要建立学生健康监测预警机制和数据库，科学、规范、有效地管理、应用学生健康信息。动态监测、研判与干预学生视力、睡眠时间、体质、心理、营养发育等健康状况，开展疾病、环境、健康因素常态化监测，全面开展学生常见病、传染病、慢性病行为危险因素及健康影响因素监测、预防与干预评价。

6. 增强校园健康服务能力

学校要建立健全学校卫生健康服务体系，统筹建设规范化的校医院或卫生室（保健室）、心理咨询室、体育与健康教研室、健康教育体验室、健康教育校长（名师）工作室等学生健康促进场所，健全校园疾病预防体系；有效落实学校突发公共卫生事件管理制度，做到早发现、早报告、早隔离、早治疗；健全常态化疫情防控和突发应急处置结合新机制，全面提升学校应急管理能力。

7. 提升全体学生健康素养

学校要以提升学生健康水平为导向，教育引导学生树立健康观念、获取健康知识、掌握健康技能，养成良好卫生习惯，形成健康生活方式，尊崇健康文化风尚，走好健康成长之路。

全国健康学校
建设目标任务

三、创建健康学校的工作程序

如果学校有创建健康学校的主观愿望，可以与当地教育和卫生部门联系，特别是从当地教育、卫生部门或健康教育所（科）获得技术指导，按照一定的工作步骤开始创建工作。

（一）基本条件评估和申报

根据 2022 年 4 月教育部办公厅印发的《关于实施全国健康学校建设计划的通知》精神，学校要首先按照《全国健康学校建设基本条件》进行评估，了解学校的健康促进基本情况，填写申报书。健康学校建设的基本条件包括基础条件、治理能力、教育教学、健康促进和预期效益五个方面。

1. 基础条件

学校应是有一定规模的独立设置的全日制学校，且有三届以上毕业生。办学条件良好，教育教学、体育锻炼、管理服务场地场所、设施设备和仪器等符合国家规定标准，食堂、卫生厕所、浴室、开水房、手机保管装置等生活服务设施符合安全、清洁、无风

全国健康学校
建设基本条件

险要求。数字校园建设满足实际需要。近三年学校未发生集体食物中毒、饮用水污染事故、传染病暴发流行、致使学生残疾或死亡以及其他严重安全事故或重大舆情等事件。

2. 治理能力

落实立德树人根本任务,办学方向正确,科学制定并有效实施学校发展规划。学校治理体系健全,建立教学、预算、学籍、资产和风险管理等制度体系。领导班子及其成员忠诚干净担当。办学行为规范。

3. 教育教学

全面实施素质教育,校风、师风、学风、校园文化良好。上好体育与健康课,健康教育内容全面,教育教学质量高,特色突出。教师队伍基础较好,体育、健康教育、保健教师和校医数量充足,结构合理,素质优良。学生综合素质良好。

4. 健康促进

践行健康第一的教育理念,将健康纳入学校发展总体规划,使健康促进工作有人管、有经费、有制度、有成效。落实作业、考试、读物、手机、营养、睡眠、体质、心理健康,预防沉迷网络游戏等专项管理规定,确保学生学习、生活和身心健康。配有校医院或校医室(卫生室、保健室)、心理咨询室等,重视学生健康监测、疾病预防、干预治疗。开展新时代校园爱国卫生运动,推进无烟学校建设,有效开展疫情防控、食品安全、负面舆情等突发事件应急处置和保障机制建设。

5. 预期效益

以提升学生身心健康水平为突破口,建成更加完善的学校健康治理体系、健康教育体系、健康服务体系,大幅提升学生健康素养和综合素质,促进学生全面发展。以健康学校建设引领健康家庭、健康社区建设,为当地经济、社会、文化建设作出教育贡献。

(二)启动

一旦获准建设健康学校,在取得主管领导支持后,学校应启动健康学校的创建工作,建立由学校领导、学校相关管理部门负责人、学校卫生保健人员、社区卫生工作负责人、学校后勤人员、家长代表和学生代表组成的健康学校工作组。工作组负责健康学校的建设和维护,并确定工作组职责。工作组要指定一名校领导负责学校健康工作的组织和协调工作。工作组成员要接受健康学校创建方面的业务和管理培训。

学校应通过多种方式对全校教师和职工进行动员,使他们充分理解创建健康学校的意义、工作内容和要求,以形成共识与合力;也要向学校教职员工、家长和学生公布工作组的成员和职责。

(三)制订详尽的实施计划和方案

健康学校建设的工作内容多样,既有改善校园物质环境的内容,又有形成良好社会情感环境的内容。学校应基于对本校学生、教职员工的主要身心健康问题的了解，依托体检资料、问卷调查和专题小组讨论结果，根据健康问题的严重程度、可干预性，决定优先干预哪些健康问题，并将相应的工作内容纳入学校发展计划。

根据创建健康学校的要求，学校要确定详尽的工作计划、实施方案，特别是要提出明确的工作目标、主要的活动内容，明确时间安排以及监督评估的方法等；应该将实施计划告知全体教职工、学生和家长代表、社区相关的组织和机构，一方面鼓励他们参与方案的论证、献计献策，另一方面也有利于所有相关人员形成共识，积极地参与健康校园建设。

健康学校创建的重点内容可以是全面的健康促进活动，也可以是针对某一种特定的疾病或危险因子（比如，伤害预防、视力保护、健康膳食等）。在活动的实施过程中，学校要注意做好观察和记录，以便对创建过程和结果进行评估。

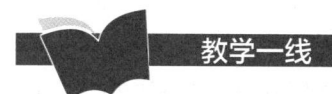

健康学校建设的典型活动有：

（1）结合主题宣传活动，开展多种形式的动员，并培训活动骨干、志愿者，形成人人参与的氛围，使人人树立"健康第一"的理念。

（2）创造有利于健康学校建设工作的校园氛围，栽种花草，在校园内设立"健康学校章程"和充满人性化的标语牌，使学校充满生机。

（3）举行多种形式的健康宣教活动，可以是由教师授课的健康教育课，也可以是由专家开设的讲座。但是要注重充分发挥学生的主观能动性，注重学生的参与性，使学生切实掌握个人健康生活技能。

（四）监测评估

学校对健康学校创建活动的开展过程、各阶段工作进展、项目实施的即时效果和近期效果以及潜在的中远期效果要进行适时的评价，以便针对下一步工作提出修整意见。监督评估的关键是选用合适且敏感的指标。为了便于评估健康学校建设的长期效果，学校要注意保存好学校卫生日常工作资料，如学生体检、常见病防控资料等。

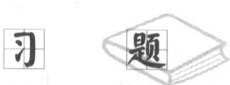

一、填空题

1. 学校健康教育是学校根据一定的社会要求、条件和规范，通过_____所进行的有目的、有计划、有评价和有针对性的_____。学校健康教育要把培养学生_____和_____，让学生自觉采纳并形成_____作为根本的出发点。

2. 生活技能是指一个人的_____。世界卫生组织将生活技能概括为五对（十种）能力，包括：_____、_____、_____、_____、_____。

3. 根据 2022 年 4 月中国教育部办公厅印发的《关于实施全国健康学校建设计划的通知》精神，我国健康学校建设的目标任务包括：_____、_____、_____、_____、_____、_____、_____。

二、选择题

1. 关于学校健康促进，下面哪种说法是错误的？（　　　）

A. 只要求学校的领导和老师参与。

B. 要求设置正式的或非正式的健康教育课程。

C. 要求创造安全、健康的学校环境和氛围。

D. 要求提供适宜的卫生服务。

E. 目的是促进学生和教职员工健康的完好状态。

2. 以下哪一项不属于学校生活技能教育的意义？（　　　）

A. 增强青少年的自我意识，促进心理健康。

B. 预防健康危险行为。

C. 促进儿童青少年终身健康与成长。

D. 让青少年学会洗衣、做饭等技能。

3. （多选）以下选项中，哪些是学校健康教育的目标？（　　　）

A. 提高学生的健康素养水平。

B. 改善学生对待个人和公共卫生的态度。

C. 培养学生的健康行为和自我保健能力。

D. 降低常见病的患病率及各种健康危险因素。

E. 预防各种心理障碍，促进心理健康发展。

三、简答题

1. 请简述学校健康促进、生活技能的概念。

2. 请简述学校生活技能教育原则。

3. 请简述《让每一所学校都成为健康促进学校：全球标准与指标》的主要内容。

四、案例分析题

某小学接到教育局通知，要开始申报和创建健康学校。教师们议论纷纷，认为现在家长对学校的教学质量要求比较高，如果创建健康学校、开展健康促进活动，肯定大家觉得是负担，不能成功。这种情况下，请你思考：应该采取哪些措施，才能使学校健康促进工作持续有效开展？

第十章
习题答案

第十一章

活力儿童：身体活动促进

身体活动是改善身体健康和精神健康的一种基本手段，对促进儿童健康的生长发育至关重要。第八次全国学生体质健康调研显示：虽然我国中小学生生长发育与身体素质呈现持续向好趋势，但是仍存在因身体活动不足等导致的各年龄段学生视力不良和近视率偏高、学生超重肥胖率上升、学生握力水平有所下降等问题。

- 内容结构图

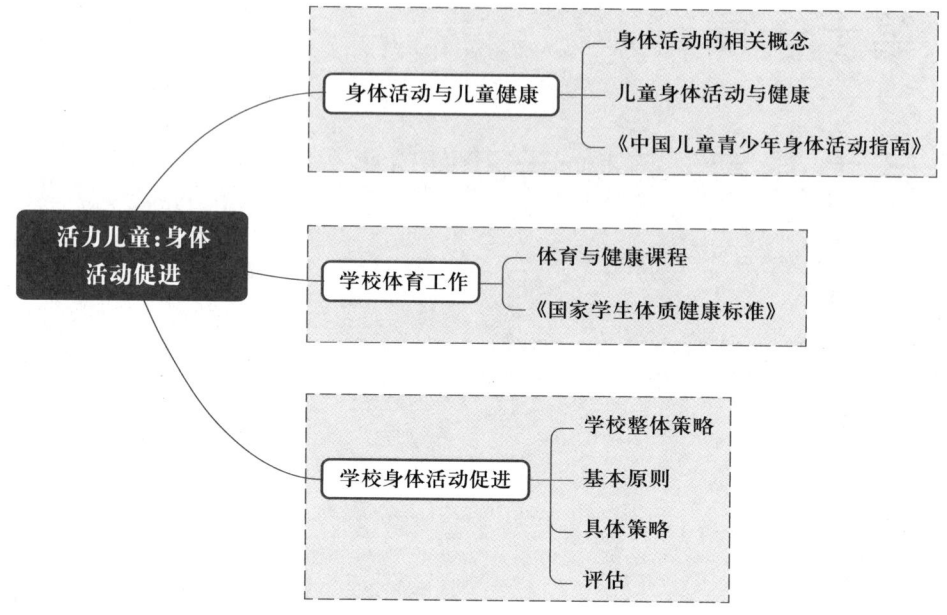

- 关键术语

  身体活动、静坐少动行为、《国家学生体质健康标准》

- 学习目标

  1. 掌握身体活动、静坐少动行为的概念，以及身体活动与健康的关系。

  2. 熟悉《义务教育体育与健康课程标准（2022年版）》内容结构、《国家学生体质健康标准（2014年修订）》的测试指标和意义。

第一节　身体活动与儿童健康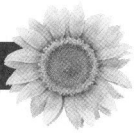

现阶段电子产品的广泛使用,改变了很多人的生活方式。越来越多儿童也以静态行为为主,包括课业学习、兴趣班、看电视、玩电子游戏、上网聊天等,儿童每天参加体育活动的兴趣降低,时间减少,这种情况在周末更加明显。成年人以静态为主的生活方式对儿童有着潜移默化的影响;高层建筑成为人们的居住常态,这使儿童的户外活动受到影响,目前城市适宜儿童活动的空间有限,农村儿童运动场所的规范性有待提高。

一、身体活动的相关概念

身体活动,又称体力活动,是指由骨骼肌收缩引起的,能使机体能量消耗增加的一切身体运动。如家庭中的身体活动、休闲娱乐性身体活动、参与各种项目的体育运动、为提高体质与健康水平的体育锻炼等。其中运动通常是有计划、有组织、有重复、有目的的。运动、运动训练、体育锻炼、体育运动经常互换使用,一般指以改善或保持体质、身体表现或健康为主要目的的身体活动。

评价身体活动主要包括以下几个方面——频率、持续时间、强度和活动形式等,进而评估身体活动的总量,必要时还可以评估能量消耗。

频率是指每周或每月进行活动的次数或天数;持续时间通常是指在特定活动中所花的时间(分钟或小时);强度是指在进行具体活动时的费力程度,通常用代谢当量(MET)来表示。MET 是以安静、坐位时的能量消耗为基础,表达各种活动时相对能量代谢水平的常用指标。1MET 相当于每分钟每千克体重消耗 3.5 毫升的氧气。儿童进行中、高强度的身体活动可降低疾病风险并促进健康。这里的中等强度是指能量消耗在 3~6METs 的强度,有益于维持心肺健康。大于 6METs 的活动为高强度的身体活动,可提高心肺耐力。在 1.5~3METs 的活动为低强度身体活动,如慢走等。身体活动总量通常用每周参加身体活动的分钟或小时数记录,并同时记录频率、持续时间和强度等信息,即按照一周中,某项活动的能量代谢当量值乘以该项活动进行的时间来计算,也可以结合年龄、性别、体重等信息计算出个体在身体活动中的能量消耗量(用 Kcal 表示)。全面的身体活动测量还应包括活动的类型和方式(如步行、做家务、慢跑等)。儿童每天参加中、高强度身体活动不足 1 小时,视为身体活动不足。

静坐少动行为,又称"久坐行为",指人体在清醒状态下,能量消耗水平低于1.5METs 的行为,具体表现为静坐、躺下,包括静坐状态下的工作、读书,以及看电脑、手机等。每天静坐少动的时间不低于 8 小时，或者超过觉醒状态时间的 55%，称为静坐少动行为模式。

静坐少动行为是慢性病的独立危险因素，对人体的代谢（胰岛素抵抗等）、体重指数、心血管和心理等会产生不利后果，随着静坐少动总时间的增加，过早死亡的风险也随之升高。

二、儿童身体活动与健康

规律的身体活动，包括体育运动在内，都能给儿童的身心健康带来有益影响。较高强度（如中、高强度）相比低强度身体活动，与儿童身心健康的关系更密切，对儿童的疾病预防和健康更具促进作用，但也不能忽视低强度和身体活动总量的潜在益处。

（一）身体活动与儿童体质

身体活动，尤其是中等以上强度的体育活动能促进儿童心肺功能发展。心肺功能是体质健康的核心要素，又称为心肺耐力、有氧能力等，可反映身体活动习惯、生活方式、疾病及遗传的共同效应，也是儿童能以充沛精力投入文化学习和日常活动的基础。此外，心肺功能水平对于高血压、糖尿病等慢性病风险具有预测作用，且与死亡风险具有较强相关性。活动类型主要为有氧运动，如跑步、骑自行车、爬楼梯、打篮球、快步走等，均能提高儿童心肺功能水平。较大强度的规律有氧运动（如每周 3~5 次，每次 30~60 分钟，持续 8 周以上），可明显降低超重或肥胖儿童体脂率和内脏脂肪量。儿童在常规身体活动的基础上增加额外的运动，尤其是中等及以上的强度体育活动对心肺功能以及肌肉力量均具有积极影响；有额外的运动（如体育课的课外运动，每周至少 3 小时）的儿童在随后几年能维持心肺耐力水平，相反未进行额外运动者的心肺耐力水平会降低。因此，保证每天至少 60 分钟的中、高强度的有氧运动对儿童心肺功能的发展至关重要。

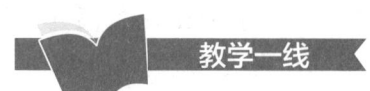

教学一线

2015 年，教育部开始在全国广泛开展体育特色学校建设。2019 年启动的第八次全国学生体质与健康调研结果显示，校园足球特色学校学生体质健康优良率为 29.2%，高于非校园足球特色学校的 22.3%。这说明政策措施对促进学生身体活动具有积极影响。

（二）身体活动与儿童大脑发展

体育锻炼能加快人体血液流动，增加脑血流量，进而增加脑的葡萄糖供给，供氧能力也显著提高，为儿童时期脑发育提供充足的物质保证。运动者在体育活动中要不断观察思考、准确判断和快速反应,以适应相应的变化。在一上午集中注意力学习文化课的过程中,穿插一定时间的户外体育锻炼,有助于消除脑疲劳,可为后续的学习提供更加充沛和高效的学习精力。2016年美国运动医学会明确提出,身体活动与学业能力之间存在积极的相关性。

(三)身体活动与儿童近视

户外活动或体育锻炼是儿童视力的保护因素,尤其是对年龄较小的儿童。例如,小学生每天放学后参与一节40分钟的户外活动课,其近视发生率会显著低于未进行户外活动的学生。经常参加户外活动或体育锻炼还可降低眼压,促进眼周血液循环,为视网膜供应充足的血液。此外,不同类型的运动项目对防控儿童近视的效果大不相同,球类运动(如乒乓球、羽毛球等)在防控近视中作用尤为显著,对儿童假性近视具有较好的改善作用。此外,儿童适时做一些针对性的眼部放松操,对其视力发展亦有积极影响。第八次全国学生体质与健康调研发现,每天安排2次以上眼保健操的学校学生近视风险低于其他学校。由此可知,体育锻炼、户外活动结合眼保健操对儿童的视力发展具有重要意义。

认识儿童

2019年,教育部联合国家卫健委核定了2018年各地儿童近视率,结果显示:全国儿童青少年总体近视率为53.6%,其中一年级儿童近视率为14.5%,小学生总体近视率为36.0%。到2019年,儿童青少年总体近视率下降为50.2%。到2020年,由于受到线上教学的影响,在2020年底,儿童青少年总体近视率又上升为52.7%。从2018年到2020年,一年级儿童的近视率为14%左右,三年基本持平。

(四)身体活动与儿童免疫功能

免疫是一种生理功能,此功能可以识别"自己"和"非己"成分,从而破坏或排斥进入人体内的"非己"抗原(如病菌等),以维持人体健康。

目前,人们具备"通过运动来提高免疫力"的意识。运动免疫学认为,科学合理的身体活动可以提高机体免疫功能,降低感染风险。但需要我们注意的是,强度过大的运动并不可取,长期从事大强度的运动训练会抑制机体免疫力。儿童群体一天中绝大多数时间都处于静坐学习状态,如果在课间或放学后突然从事高强度身体活动,心脏突然从安静状态转换至高强度的工作状态,不仅不能消除脑力疲劳,还会抑制机体免疫系统功能。因此,提高机体免疫力的身体活动要遵循适量原则,从一些低到中等强度的有氧活动开始,同时要遵循循序渐进原则,逐步提高运动的负荷量。身体活动(体育锻炼)要持之以恒,使机体新陈代谢能力长期处于旺盛的状态,以增强体质，提高机体免疫力。

（五）身体活动与心血管功能及代谢水平

体育锻炼可改善心脏供血，使心肌增厚，心脏收缩力增大，静态心率减慢，心功能储备提高。此外，运动时机体对物质及能量的利用增加，可促进脂肪燃烧供能，预防肥胖发生和血脂异常，减少脂类代谢产物在血管壁的沉积，提高血管弹性，有预防高血压及冠心病的作用。其作用机制可能为：身体活动可以降低全身和内脏脂肪量，进而改善不健康的代谢状态，降低因脂肪过多而继发的各种疾病的发病风险。部分研究发现，中、高强度的身体活动与心血管的积极变化相关。2020年世界卫生组织指出，儿童每天保持至少60分钟的中、高强度身体活动可帮助其降低心血管疾病与心脏代谢异常等风险，在一定范围内身体活动总量或强度越大，受益越多。

（六）身体活动与骨骼发育

衡量骨骼发育的指标包括骨矿物含量、骨密度、骨表面积、骨硬度、骨形状及韧性、骨膜周径等。骨负重的身体活动可提高骨矿物质含量及骨密度，特定的负重活动还可同时影响肌肉力量，且每周进行3次或以上的运动效果明显。相较于有支撑的运动（如自行车、游泳等），从事有地面反向作用力（ground-reaction force, GRF）的运动（如跑、跳）或高强度的关节应力身体负重活动（如举重）会对人体骨骼施加外力而产生增加骨矿物质含量的效果，进而有效降低骨质疏松的发病风险。坚持体育锻炼还可使关节韧带变得坚韧、关节更加灵活。适当的身体活动可刺激骨外层密质增厚，里层骨松质为适应外界刺激在结构功能上也会发生相应的改变，这可以在一定程度上使骨骼承受更大负荷，提高骨骼的弹性和韧性，以及预防骨折。适当的身体活动还可改善骨骼的血液循环，增强骨骼的物质代谢，推迟骨细胞的老化过程，进而促进骨骼健康。

总而言之，动态的、剧烈的，以及具有冲击力和负荷的运动，对骨骼发育有积极影响。

（七）身体活动与儿童心理健康

身体活动，尤其是体育锻炼有利于全面提高儿童的心理素质，促进个性发展。体育活动大多属于集体活动，特别是带有游戏和比赛性质的运动，需要儿童遵守规则，相互交流、合作，可培养团队精神和责任感，提高儿童社会适应能力。运动可调节情绪，有助于培养情绪稳定、性格开朗、自信、勇敢、自强的儿童。长期坚持体育锻炼不仅需要坚忍的意志，还需要自律，因此，体育锻炼有助于培养儿童的竞争意识、拼搏精神等心理素质。

体育锻炼之所以能够使人产生愉悦感，一方面是因为适当的运动可以激活中枢神经系统，刺激人体释放内啡肽，从而产生愉悦感；另一方面运动后个人能力得到提升，自我效能感增强，因而在消除心理障碍、治疗心理疾病等方面，身体活动也可起到一定的作用。

2014 年，上海针对 17 000 多名小学生开展的调查显示，中、高强度身体活动时间与儿童心理健康有独立正向相关关系。与每天参加 1～2 小时中、高强度身体活动的学生相比，活动时间低于 1 小时的学生心理问题发生率为前者的 1.37 倍。根据国际 26 项研究数据，增加课内外身体活动，可提高学习成绩，尤其是数学和阅读的技能。

（八）身体活动与远期健康效益

考虑到成年后的健康问题，应着重考虑儿童身体活动的远期健康效应。规律的身体活动有利于提高体质，进而能够预防成年后病因复杂的若干种疾病的发生；儿童时期养成的身体活动习惯对成年后生活方式有长远影响，进而对成年后的体质及健康状态产生影响。

儿童身体活动促进最初的目标是控制肥胖流行。近年来，由于越来越多的证据表明了身体活动对儿童健康、认知、学业等方面的积极作用，身体活动对健康的重要作用不局限于控制肥胖。研究证实：充足的身体活动对提高心肺健康水平、代谢功能、脑和精神健康（缓解焦虑与抑郁，提高自尊和身体自我概念），肌肉骨骼健康都具有保护作用。此外，几项观察及实验研究推测：如果在儿童时期就开始保持大运动量和中、高强度的身体活动，并延续至成人期，可以使机体维持一个良好的状况，减少器官终末端损伤，降低心血管疾病和 2 型糖尿病的发病率和死亡风险。因此，身体活动对儿童近期及远期健康、健康行为的形成及正常的发育（如动作技能和认知功能）至关重要。

三、《中国儿童青少年身体活动指南》

自 20 世纪 90 年代以来，大部分国家相继发布了"儿童青少年身体活动指南"。2018 年，国内首部《中国儿童青少年身体活动指南》（本部分简称《指南》）发布（图 11-1-1）。《指南》的主要目标人群为健康的 6～17 岁儿童青少年。《指南》推荐 6～17 岁儿童青少年每日应进行至少累计 1 小时的中、高强度身体活动，包括每周至少 3 天的高强度身体活动和增强肌肉力量、骨骼健康的抗阻活动。《指南》强调指出，即使达到了每天推荐的 1 小时的中、高强度身体活动量，如果每天仍有较长时间的久坐行为，依然会对健康产生不利影响。《指南》建议儿童青少年每日屏幕时间应限制在 2 小时内，并减少持续久坐行为，在课间休息时应进行适当的活动。

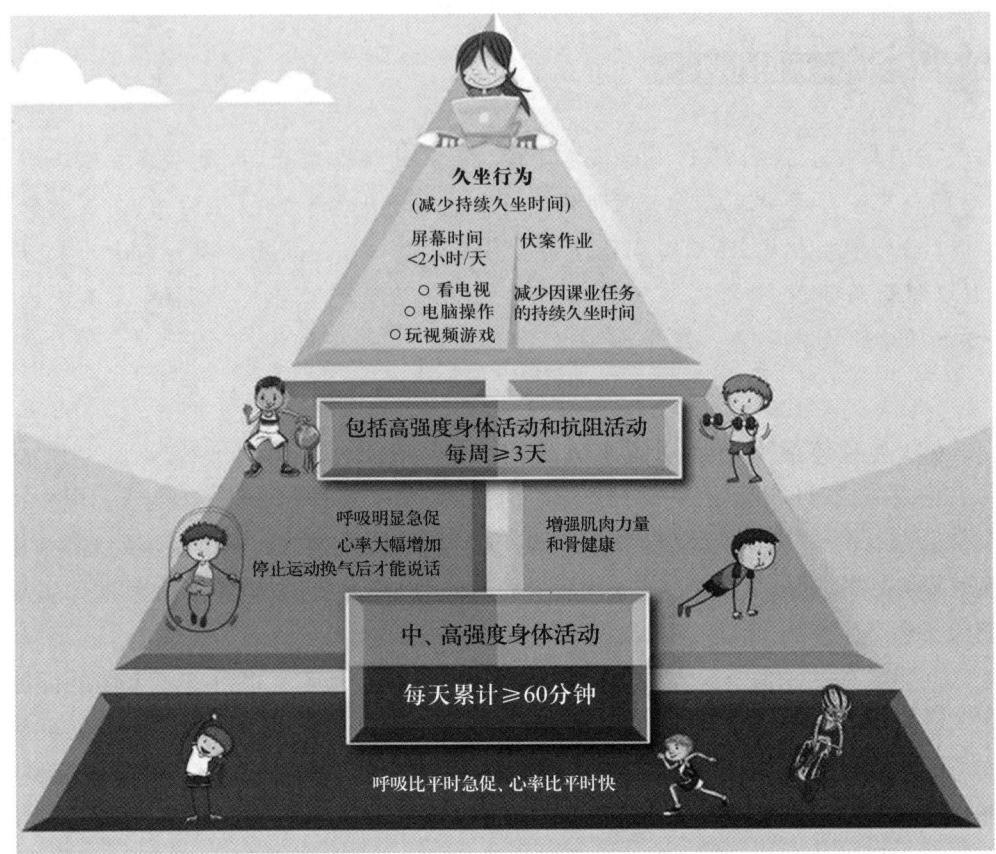

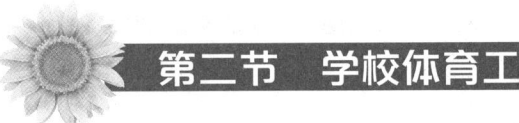

图 11-1-1 《中国儿童青少年身体活动指南》摘要图

第二节 学校体育工作

体育是学校教育的重要组成部分，是贯彻党的教育方针，实现儿童全面发展的重要途径，对于促进学生积极参与体育运动、养成健康生活方式、健全人格品质，提升国民综合素质，建设健康中国，实现中华民族伟大复兴具有重要的现实和长远意义。

为贯彻落实习近平总书记关于教育、体育的重要论述和全国教育大会精神，把学校体育工作摆在更加突出位置，构建德智体美劳全面培养的教育体系，中共中央办公厅、国务院办公厅印发了《关于全面加强和改进新时代学校体育工作的意见》，明确提出开齐开足上好体育课、加强体育课程和教材体系建设、推广中华传统体育项目、强化学校体育教学训练等要求。

一、体育与健康课程

2022年4月21日,教育部发布《义务教育体育与健康课程标准(2022年版)》。2022年秋季学期开始实施的新课程,课时占比最多的五科分别为:语文(20%~22%)、数学(13%~15%)、体育与健康(10%~11%)、艺术(9%~11%)、外语(6%~8%)。课程标准约每10年修订一次,预示着未来培养学生的基本方向。此次调整,全面提升了小学及初级中学体育课程权重,体现了九年义务教育对综合素质,尤其是对身体素质的重视。

(一)体育与健康课程内容

义务教育阶段体育与健康课程主要内容如图11-2-1。

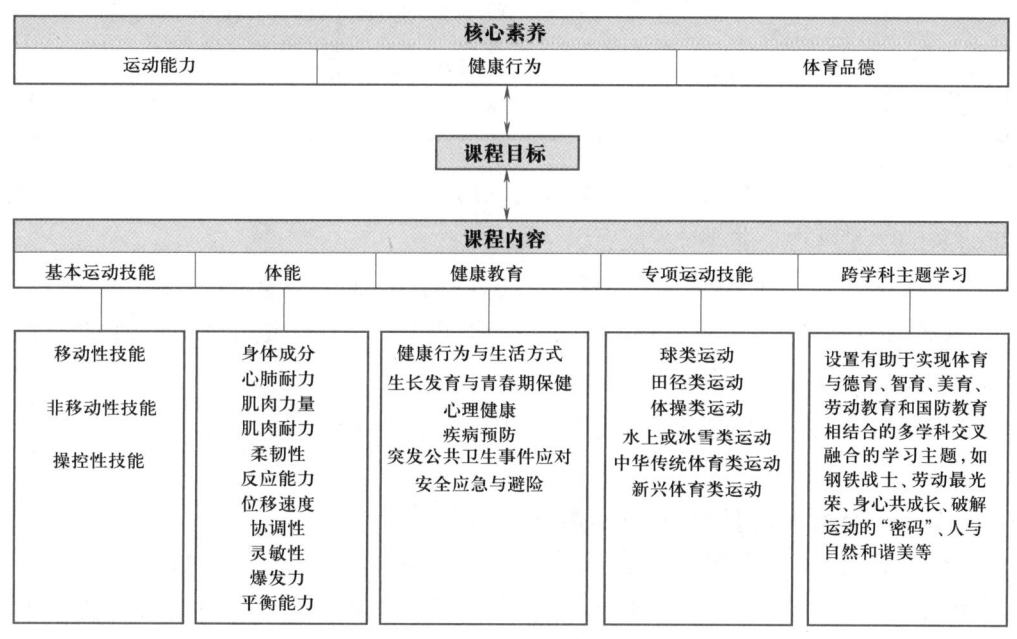

图11-2-1　体育与健康课程内容结构

(二)高质量体育与健康课的卫生要求

体育与健康课是学校身体活动促进的最基本组织形式,也是学生学习运动技能的关键途径。其中,体育课的要求如下:

(1)课程内容和负荷(运动量)适合学生年龄、性别和体力水平。

(2)结构合理,运动密度和生理负荷适宜。

(3)教学内容设计旨在增进健康、匀称发育和养成正确姿势。

(4)有适宜的运动场地和设施。

运动量是身体活动的核心指标,取决于课程强度、密度、时间因素的综合。除科学掌握运动量外,教师还应合理分配每节课各部分的内容、时间。通常一节课由开始、准备、基本、结束等四部分组成(表11-2-1)。

表 11-2-1 体育课的结构及其要求

结构	内容	目的	时间分配 / 分钟
开始部分	集合队伍，检查人数、服装，明确教学内容、任务	激发兴趣，启动学生大脑的兴奋性，使之进入运动状态	2～3
准备部分	基本动作练习，专项运动准备练习，以活动关节、肌肉等	唤起机体各器官系统对运动的适应性，为进入基本部分做准备	6～12
基本部分	训练教学的基本内容	按教学大纲要求掌握专门的体育基本知识和技能，增强体质，促进健康	20～30
结束部分	整理运动，放松练习及小结	使学生身体由剧烈运动状态逐渐恢复到安静状态	3～5

此外，合理安排每周、每日的体育课，以达到显著提高学生学习效率，并促进其他课程的学习目的。排课时应注意以下原则：

（1）学日第一节、最后一节尽量不安排，以免对其他作业能力产生消极影响。

（2）最理想的安排是上午的第二、三节。根据脑力活动镶嵌式原理，它对其他课程引起的疲劳有良好的消弭、调节作用。

（3）原则上两节体育课不能相连，以免造成学生过度疲劳。

二、《国家学生体质健康标准》

《国家学生体质健康标准》自 2007 年开始实施，之后不断修订。《国家学生体质健康标准（2014 年修订）》从身体形态、身体机能和身体素质等方面综合评定学生的体质健康水平，是促进学生体质健康发展、激励学生积极进行身体锻炼的教育手段，是国家学生发展核心素养体系和学业质量标准的重要组成部分。2022 年根据《国家学生体质健康标准（2014 年修订）》，中小学生测试总分达到优良的比例为 55.1%。

该标准将适用对象划分为以下组别：小学、初中、高中按每个年级为一组，其中小学为 6 组、初中为 3 组、高中为 3 组；大学一、二年级为一组，三、四年级为一组。

小学、初中、高中、大学各组别的测试指标均为必测指标。其中，身体形态类中的身高、体重，身体机能类中的肺活量，以及身体素质类中的 50 米跑、坐位体前屈为各年级学生共性指标。具体指标如表 11-2-2 所示。

表 11-2-2 《国家学生体质健康标准（2014 年修订）》单项指标与权重

测试对象	单项指标	权重 /%
小学一年级至大学四年级	体重指数（BMI）	15
	肺活量	15

续表

测试对象	单项指标	权重/%
小学一、二年级	50米跑	20
	坐位体前屈	30
	1分钟跳绳	20
小学三、四年级	50米跑	20
	坐位体前屈	20
	1分钟跳绳	20
	1分钟仰卧起坐	10
小学五、六年级	50米跑	20
	坐位体前屈	10
	1分钟跳绳	10
	1分钟仰卧起坐	20
	50米×8往返跑	10
初中、高中、大学各年级	50米跑	20
	坐位体前屈	10
	立定跳远	10
	引体向上（男）/1分钟仰卧起坐（女）	10
	1 000米跑（男）/800米跑（女）	20

　　该标准还指出,体测的学年总分由标准分与附加分之和构成,满分为120分。标准分由各单项指标得分与权重乘积之和组成,满分为100分;附加分根据实测成绩,对1分钟跳绳、引体向上、仰卧起坐等加分指标进行加分,满分为20分。

　　各组学生按总分评定等级,90分及以上为优秀,80分至89.9分为良好,60分至79.9分为及格,59.9分及以下为不及格。

　　每个学生每学年评定一次,学生毕业时的成绩和等级按毕业当年学年总分的50%与其他学年总分平均得分的50%之和进行评定。学生测试成绩评定达到良好及以上者,方可参加评优与评奖;成绩达到优秀者,方可获体育奖学分。对于测试成绩评定不及格的学生,在本学年度准予补测一次,补测仍不及格,则学年成绩评定为不及格。普通高中、中等职业学校和普通高等学校学生毕业时,测试成绩达不到50分者按结业或肄业处理。

第三节　学校身体活动促进

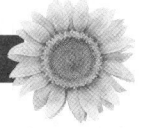

　　2016年4月,国务院办公厅发布了《关于强化学校体育促进学生身心健康全面

发展的意见》；2017 年 4 月，为提升中小学校体育工作水平和教育教学质量，促进学生身心健康、体魄强健，国务院教育督导委员会办公室印发了《中小学校体育工作督导评估办法》；2021 年，国务院颁布《关于进一步减轻义务教育阶段学生作业负担和校外培训负担的意见》（简称"双减"）政策，明确了中小学生学业减负的要求，以鼓励学生参与更多的身体活动。这些文件的颁布，都意味着《国家学生体质健康标准》的实施从单纯的结果评价转向身体活动促进的过程评价与保障。

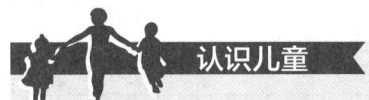

认识儿童

　　2020 年全民健身活动状况调查显示，7～18 岁儿童青少年每周参加 1 次及以上体育锻炼人数比例为 81.1%。儿童青少年经常参加体育锻炼人数比例为 55.9%。经常参加体育锻炼是指每周参加 3 次及以上体育锻炼，每次体育锻炼持续时间达到 30 分钟及以上，每次体育锻炼强度达到中等及以上。7～18 岁儿童青少年参加的运动项目主要是跑步（15.6%）、跳绳（11.2%）、羽毛球（10.3%）、健步走（9.9%）和乒乓球（6.6%）等。男生参加篮球的比例较高，女生参加跳绳、舞蹈和体操的比例较高。

　　学校是儿童学习与生活的主要场所之一。校内的体育教育、课间休息活动、大课间活动、校内运动会等均是促进身体活动的重要元素。因此，有效利用好这些时间，并进行结构式的组织与安排，将是儿童身体活动促进的重要策略。

一、学校整体策略

　　学校要帮助学生达到推荐的身体活动量，学生身体活动的机会应不局限于体育课，学校还应提供更多的身体活动机会；体育课和身体活动应成为学校核心课程，整个学校应形成有利于身体活动的氛围，使学生能最大限度地从身体活动中获益。

　　美国"综合性学校身体活动促进项目"（Comprehensive School Physical Activity Program, CSPAP），是基于社会生态学模型构建与实施的，主要关注健康环境的改善。该项目是在学生身体活动远低于推荐标准，超重肥胖成为公共健康问题的背景下提出的，学校整体策略可用图 11-3-1 来概括。

　　（1）上学前和放学后的身体活动。上学前和放学后，学校主要通过提供场馆、设备，为学生创造身体活动机会，包括各类校内活动、校际运动会、体育俱乐部、课前与课后身体活动练习项目、有身体活动的交通方式。重点是为学生提供多样的体育活动，并与家庭和社区进行联动。社区与学校提供场地设施、学校配备相应管理人员，以有效落实课外身体活动促进项目。

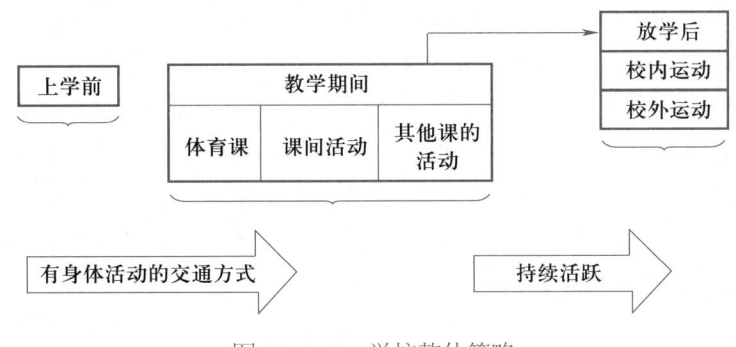

图 11-3-1 学校整体策略

（2）体育课。高质量的体育教育是学校全面增加学生身体活动水平的基础。高质量体育课需要做到：① 不同学生的身体活动需求得到满足；② 所有学生能体验到快乐；③ 学生在体育课的绝大部分时间里都是积极活跃的；④ 学生能学会自我管理；⑤ 学生能获得提高运动效率的技能；⑥ 注重终生身体活动的知识和技能；⑦ 提高学生的身体活动，增强体质；⑧ 增加学生参与中、高强度身体活动的机会，至少 50% 的课堂时间为中、高强度身体活动等。

（3）除体育课之外的教学期间的身体活动包括课间活动与其他课的活动。除体育课之外，学生应至少参与 60 分钟的额外身体活动。这些活动时间将分散在整个教学日，主要包括大课间休息和其他学科课程等。如 5 分钟深呼吸、原地踏步、原地做跳绳动作、围绕教室 2～3 圈走等形式。这些活动不仅可以改变久坐行为，还可以提高学生的专注力进而提高学习效率，还有助于学生提高已有运动技能。学生在教学期间使用的设施或器材应符合儿童年龄特征，教学期间的额外身体活动，能帮助学生运用体育课上获得的知识和技能，并享受身体活动的乐趣。

学校还应促进教职员工的健康状况与身体活动，培养其形成健康的行为生活习惯。这有助于形成榜样效应，进而提高学生参与身体活动的积极性，营造运动的氛围。

学校应充分调动家庭和社区的积极性，学校和社区可以组织适合家庭的体育活动，家庭成员还可以在课后活动中担任体育活动志愿者。社区还可以定期与学校合作创建身体活动项目。

二、学校身体活动促进的基本原则

l. 从培养锻炼兴趣开始，逐步使学生建立习惯

通过介绍体育的特点和功能，学生产生积极参与的心理倾向，在自觉基础上逐步养成锻炼习惯。习惯养成的标志是：能在锻炼时间、次数、负荷上达到锻炼要求；能身体力行，长期坚持；能针对具体动作反复练习，从不会到会再到熟练，形成动力定型。

2. 循序渐进

根据体格发育和体能水平，从运动量和动作难度等角度，制订由若干阶段（相互衔接）组成的、可连续进行的训练计划。循序渐进的具体表现是：

（1）运动量适宜。开始锻炼时出现疲劳，休息后能迅速恢复就是正常的表现。若持续出现运动后精力不济，浑身困乏甚至疼痛，运动协调性下降等现象，是运动量过大，肌肉疲劳的信号，也是引发运动性损伤的重要原因。

（2）动作难度和复杂性适宜。突然承受过大负荷，易发生过度疲劳；突然从事高难度动作，易发生运动创伤。

3. 全面锻炼

促进各项身体素质全面发展，如加强伸肌和屈肌等的锻炼。小学生发展运动素质应注重全面性，避免过早开始专项训练。专项训练应建立在身体素质全面发展的基础上，不科学的早期专项训练无异于"拔苗助长"，不仅无法持续提高专项技能，对学生的身心健康也将产生不利影响。

4. 重视准备和整理活动

准备活动，指运动前的热身，如慢跑、徒手操等。准备活动可提高中枢神经系统兴奋性，增加肌肉毛细血管开放的数量，提高肌肉力量和灵活性，发挥关节、韧带等的保护作用。通过热身，运动量逐渐增加，全身进入最佳的运动状态。运动后，应有3~5分钟的整理活动，以慢跑、行走、放松体操、深呼吸等方式进行，逐渐减少运动量直至恢复到平静状态。

5. 运动与休息交替

训练时间过长，可造成机体超负荷运转、运动损伤；休息时间太长，又会使已调动起来的活动水平下降，再开始运动时惰性增大，影响正常运动水平的发挥。年龄越小的学生，越应注意运动与休息的适当轮换。

三、学校身体活动促进的具体策略

除了借鉴国外身体活动促进的经验之外，以下身体活动促进的策略契合我国的国情、校情、学情。

1. 全面实施《国家学生体质健康标准》，强化学校体育教学模式

健康素质是评价学生全面健康发展的重要指标。现阶段，我国实施《国家学生体质健康标准》测试报告书制度、公告制度和新生入学体质健康测试制度。《国家学生体质健康标准（2014年修订）》进一步强调了全面推行学生体质健康标准与加强学校体育工作的重要性。此外，学校体育教育要逐步完善"健康知识＋基本运动技能＋专项运动技能"的教学模式，做到"教会""勤练""常赛"。教会，即遵循体育教育规律，采用循序渐进、因材施教、分层教学的方式，教会学生健康与安全知识、基本运动技能、专项运动技能、体能锻炼方法，为学生健康人生奠基，为运动竞赛护航。勤练，即把握运动技能形成规律，将一半以上的体育课时间用于学生练习。教师应

合理安排练习密度,科学定位运动强度,开展好大课间、课外活动和家庭体育锻炼,弥补课上练习之不足。常赛,即依据儿童期学生争强好胜、乐于表现等心理特点,充分满足学生运动需求。经常开展比赛活动,做到教学比赛课课有,运动竞赛常常在。

2. 广泛建立并开展结构化的"阳光体育运动"

鼓励学生走向操场、走进大自然、走到阳光下,形成儿童体育锻炼的热潮。学校应根据学生的年龄、性别和体质状况,积极探索适应儿童特点的体育教学与活动形式,指导学生开展有计划、有目的、有规律的体育锻炼,努力改善学生的身体形态和机能,提高运动能力,达到国家体质健康的标准。例如,落实足球、篮球等运动项目进校园等举措,以丰富体育运动内容,激发儿童运动兴趣。

3. 切实减轻学生过重的课业负担,增加体育活动时间

依托"双减"政策,切实纠正学校片面追求升学率的倾向,减轻学生过重的课业负担;深入推进基础教育课程改革,提高课堂教学的质量和效率,使学生有更多的时间参加体育锻炼,确保学生每天校内锻炼1小时,校外锻炼1小时;学校要认真执行2022年新课程标准,保质保量地上好体育课。

4. 举办多层次、多形式的学生体育运动会

学校每年要召开春、秋季运动会(如田径、球类、舞蹈比赛),因地制宜地经常开展以班级为单位的学生体育活动和竞赛,做到人人有体育项目、班班有体育活动、校校有体育特色。注重发展学生的体育运动兴趣和特长,是保障儿童形成终身体育运动习惯的基础。

5. 加强体育设施建设

各级政府要认真落实《公共文化体育设施条例》,统筹协调、因地制宜,加强学校体育设施特别是体育场地建设。城市和社区的建设规划要充分考虑儿童体育锻炼设施的需要,为他们提供基本的设施和条件。公共体育场馆和运动设施应免费或优惠向周边学校和学生开放,学校体育场馆在课余和节假日应向学生开放。2016年9月,我国发布了《小学体育器材设施配备标准》,规范了小学学校体育设施要求。

6. 加强体育安全管理,指导儿童科学锻炼

学校要对体育教师进行安全知识和技能培训,加强学生安全意识教育;同时,加强体育场馆、设施的维护管理,确保安全运行。所有学校都要建立校园意外伤害事件的应急管理机制,针对儿童的特点,做好应急预案,防止发生群体性安全事件。建立和完善儿童意外伤害保险制度,推行由政府购买意外伤害校方责任险的办法。要加强体育科学研究,积极开发适应儿童特点的锻炼项目和健身方法,加强社会体育指导员队伍建设,为儿童体育锻炼提供科学指导。

四、学校身体活动促进的评估

《国家学生体质健康标准》不仅是评价学生体质健康的方式,同时可作为学校

身体活动促进计划实施成效的反馈。体质达标率，速度、力量等各项指标的达标等级（如优秀、良好）情况反映了儿童参与体育运动的情况。

习　　题

一、填空题

1. 身体活动，又称_____，是指由_____引起的，能使机体_____增加的一切身体运动。

2.《中国儿童青少年身体活动指南》推荐 6～17 岁儿童青少年每日应进行至少累计_____的中、高强度身体活动。

3.《国家学生体质健康标准（2014 年修订）》中规定各年级学生共性指标包括身体形态类中的_____、_____，身体机能类中的_____，以及身体素质类中的_____、_____。

二、选择题

1. 身体活动测量主要包括哪些方面？（　　　）

A. 频率　　　　　　　　　　B. 持续时间

C. 活动形式　　　　　　　　D. 强度

E. 以上都是

2. MET 是以（　　　）时的能量消耗为基础，表达各种活动时相对能量代谢水平的常用指标。

A. 有氧运动　　　　　　　　B. 睡觉

C. 安静、坐位　　　　　　　D. 慢走

3. 儿童每天中、高强度身体活动（　　　）视为身体活动不足。

A. 1 小时　　　　　　　　　B. 1.5 小时

C. 2 小时　　　　　　　　　D. 2.5 小时

第十一章
习题答案

三、简答题

1. 请简述儿童身体活动对健康有哪些影响。

2. 请绘制体育与健康课程内容结构图。

第十二章

学科中的生命安全与健康教育

生命安全与健康教育进中小学课程是当下落实立德树人根本任务,培养担当民族复兴大任时代新人的重要举措。将生命安全与健康教育全面融入中小学课程教材,覆盖各学段、各学科,是实现生命安全与健康教育系列化、常态化、长效化的重要举措,对培养德智体美劳全面发展的社会主义建设者和接班人具有重要意义。

- 内容结构图

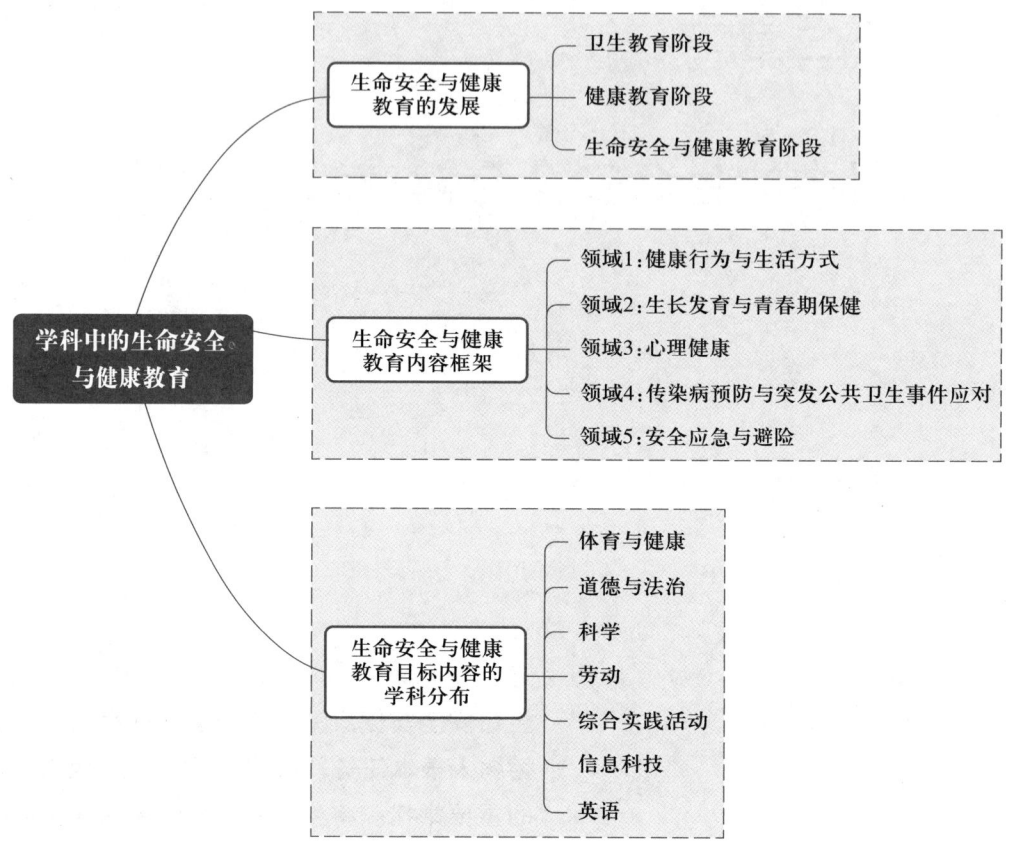

- 关键术语

生命安全与健康教育、《生命安全与健康教育进中小学课程教材指南》的内容
框架

- 学习目标

1. 了解我国生命安全与健康教育发展历程,知道现阶段生命安全与健康教育
的教育内容、教学时间和教学形式。

2. 了解《生命安全与健康教育进中小学课程教材指南》的内容框架。

3. 了解生命安全与健康教育在主要学科的要点和一、二级目标内容。

第一节 生命安全与健康教育的发展

　　新中国成立以后,我国就学校生命安全与健康教育颁布了一系列政策文件。结合相关文件及实际工作的开展,我国学校生命安全与健康教育可以划分为卫生教育、健康教育、生命安全与健康教育三个发展阶段(图12-1-1)。从卫生教育、健康教育发展到生命安全与健康教育阶段,我国相关政策、教育内容及教育方式也在不断完善。

　　《生命安全与健康教育进中小学课程教材指南》于2021年10月印发,是当前在各学段、各学科中加强生命安全与健康教育应当遵循的重要文件,开启了我国学校生命安全与健康教育的新阶段。

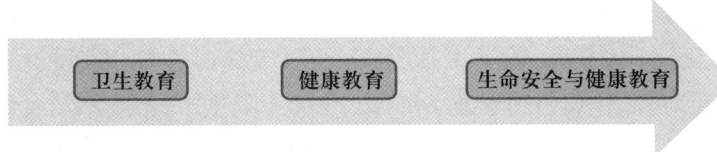

图12-1-1 三个发展阶段

一、卫生教育阶段

　　新中国成立之后至1989年,生命安全与健康教育的相关工作在政策文件和实际工作中均称为"卫生教育"或相似名称,教育内容以培养学生卫生习惯、预防疾病为主,教学时间没有明确,教学形式以渗透为主,几乎没有专门的课程。

　　1950年,鉴于新中国成立以来学生健康状况不良的实际情况,毛主席作出了"健康第一,学习第二"的指示。这为发展学校生命安全与健康教育事业奠定了重要基础。

　　1951年,中央人民政府政务院制定《关于改善各级学校学生健康状况的决定》。由此,各地中小学校逐步开始了以培养学生良好卫生习惯、预防传染病、加强学生体格锻炼为重点内容的卫生教育工作。

　　1963年,教育部印发《全日制小学暂行工作条例(草案)》和《全日制中学暂行工作条例(草案)》,并分别在"生活保健"和"体育卫生与生活管理"部分对中小学生健康工作作出要求。中小学阶段是学生身心发育成长的重要时期,必须加强体育卫生工作,教育学生养成良好的生活习惯,锻炼身体、合理作息、讲究卫生的习惯;要努力改善环境卫生,加强疾病防治工作;有条件的学校应建立定期体格检查制度;要采取积极措施保护学生的视力;要指定女教师管理女生的生活,对女生进行妇女卫生常识教育;要加强安全教育,要定期进行安全检查,采取必要的措施,预防失火、触电、食物中毒、溺水、煤气中毒以及在劳动、体育活动中的事故等。

1964 年，教育部、国家体委和卫生部制定的《关于中小学学生健康状况和改进学校体育、卫生工作的报告》进一步明确：中小学校必须面向广大学生，广泛地开展适当体育活动，以促进学生正常发育和身体机能的发展，增强体质；改进学校的卫生保健工作，认真贯彻预防为主的工作方针，对近视眼、肺结核、蛔虫等常见疾病，要采取具体措施，有计划有步骤地开展防治工作；中小学要通过晨（午）间卫生检查和有关课程讲授必要的生理卫生常识；根据不同季节、不同年级、不同性别定期组织卫生讲座和卫生活动；要和家长密切配合，培养学生良好的卫生习惯；学校应该把学生的卫生习惯作为操行成绩的一个方面；等等。

1979 年，全国学校体育、卫生工作经验交流会议研究了学校体育卫生工作拨乱反正、恢复发展的重大问题，确立了学校体育卫生工作在整个教育中的重要地位。当年年末，教育部、卫生部联合颁布《中、小学卫生工作暂行规定（草案）》，该草案对学校卫生宣传教育、疾病预防、教学卫生、环境与生活卫生、学校卫生的组织管理、人员配备与队伍建设等进行了规定。该草案还要求：上好生理卫生课，加强青春期教育；积极开展卫生宣传教育，使学生养成"五要"（要定时作息、要睡前刷牙、要勤换衣服勤洗澡、要勤剪指甲、要勤理发）和"六不"（不喝生水、不吃不洁食物、不吸烟、不用公共毛巾和茶杯、不乱扔果皮纸屑、不随地吐痰）的个人卫生习惯；要把学生的个人卫生和健康状况作为评选"三好"学生条件之一。

1986 年，国家教育委员会转发《关于开展中小学卫生教育问题座谈会纪要》，要求各地根据实际情况，有计划地开展中小学卫生教育试点工作，除在中学开设生理卫生课之外，要采取有关课程相互渗透的办法开展卫生教育，如：在体育课、小学自然课中增加卫生教育的内容与比重，在晨检、午检、班会及课外活动中进行卫生教育等；还强调师范院校应增加卫生教育相关课程内容，使未来的教师懂得一定的卫生教育常识，以便工作后对学生进行卫生教育。

二、健康教育阶段

1990—2011 年，生命安全与健康教育的相关工作在政策文件和实际工作中均称"健康教育"。随着国家经济社会的发展、素质教育的全面推进，"健康第一"的理念深入人心，把健康作为学生全面发展的基础越来越为人们所重视，健康教育工作进入了规范化、制度化管理的新时期。教育内容不断充实，科学性不断提升；教学时间逐渐有了明确规定，从在活动课中占 0.5 课时，发展为体育与健康课的必修内容，占 18 课时（1 学分）；在教学形式上，从专门课程到融合在不同学科当中，再到在主要载体课程中落实；健康教育在教学评价中得到了重视。以下几个文件对促进健康教育的发展起到了关键作用。

1990 年，国家教育委员会与卫生部共同颁布《学校卫生工作条例》（本部分以下简称《条例》）。这是新中国成立以来，国家制定的关于学校卫生工作最全面的行政法规。《条例》规定学校卫生工作的主要任务是：监测学生健康状况；对学生进行健康教育，培养学生良好的卫生习惯；改善学校卫生环境和教学卫生条件；加强对传染病、学生常见病的预防和治疗。学校健康教育作为学校卫生工作的主要任务之一，首次被明确纳入了国家行政法规。《条例》第十三条明确规定："学校应当把健康教育纳入教学计划。普通中小学必须开设健康教育课"，"学校应当开展学生健康咨询活动"。

1992年，卫生部、国家教育委员会和全国爱国卫生运动委员会联合颁布了《中小学生健康教育基本要求（试行）》和中小学生健康教育大纲，结合我国国情，提出了中小学健康教育的目标、要求、适用范围与基本内容。其中，健康教育的内容按小学、中学两个学段划分，主要涉及人体生理发育、个人卫生习惯、青春期生理卫生、合理营养、环境卫生、体育锻炼、心理卫生、常见疾病预防、安全与意外伤害预防等。

我国实行新工时制后，每周由6个工作日改为5个工作日。国家教育委员会于1994年颁布《实行新工时制对全日制小学、初级中学课程（教学）计划进行调整的意见》，在调整各学科课程课时的基础上，明确规定：为了促进学生身心全面发展，开展健康教育，在活动类课程"科技文体活动"中的体育活动安排一般不应少于该项活动时数的一半，其中每周要有0.5课时用于健康教育。在中小学课程（教学）计划的指导性文件中对健康教育课时作出明确的安排，使得学校健康教育有了时间保证，真正纳入了全日制小学、初中的课程计划。为了科学评价和促进学校健康教育的发展，国家教育委员会先后印发了《学校健康教育评价方案（试行）》、普通中小学和中等职业学校落实《学校体育工作条例》和《学校卫生工作条例》检查评估细则。

1999年，第三次全国教育工作会议召开。为深化教育改革，全面推进素质教育，促进各级各类教育发展，实施科教兴国战略作出全面部署，中共中央、国务院印发了《关于全面深化教育改革全面推进素质教育的决定》，明确提出"健康体魄是青少年为祖国和人民服务的基本前提，是中华民族旺盛生命力的体现。学校教育要树立健康第一的指导思想"。2000年，国家卫生和计划生育委员会颁布了《中、小学生健康教育规范》，极大地促进了各方面对学校健康教育的重视。

2003年，按照《普通高中体育与健康课程标准（实验）》，体育与健康课被指定为向高中学生开展健康教育的主要载体课程。在高中阶段，健康教育为必修内容，被列为体育与健康课规定的七大系列之一，应上满18课时。

2007年，中共中央、国务院印发《关于加强青少年体育增强青少年体质的意见》，明确要求：全面实施《国家学生体质健康标准》，把健康素质作为评价学生全面健康发展的重要指标；广泛开展"全国亿万学生阳光体育运动"，鼓励学生走向操场、走进大自然、走到阳光下，形成青少年体育锻炼的热潮；切实减轻学生过重的课业负担；确保学生每天锻炼一小时；帮助青少年掌握科学用眼知识和方法，降低青少年近视率；确保青少年休息睡眠时间，加强对卫生、保健、营养等方面的指导和保障；等等。

2008年，针对青少年健康存在的突出问题以及新时期对学校健康教育的需求，教育部颁布《中小学健康教育指导纲要》。该纲要遵循学校健康教育实施的基本理念,坚持健康知识传授与健康技能传授并重,健康知识传授与健康意识、健康行为形成相统一,螺旋式递进、适时适度,将达到"知信行"统一的健康教育目标作为基本原则(图 12-1-2),明确提出了中国学校健康教育的指导思想、目标、基本原则、具体目标和基本内容、实施途径及保障机制。

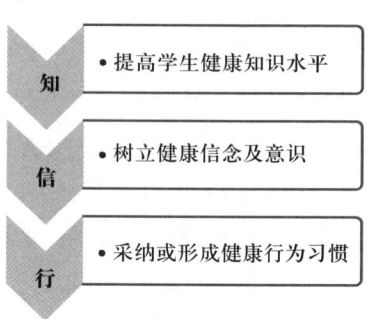

图 12-1-2 "知信行"统一的健康教育目标

2011 年,教育部颁布《义务教育体育与健康课程标准(2011 年版)》,在教学建议部分明确提出"重视健康教育""每学年保证开展一定时数的健康教育内容教学"。

这一阶段,为加强学校健康教育,教育部还印发了《中小学生预防艾滋病专题教育大纲》《学校预防控制血吸虫病健康教育基本要求》《中小学学生近视眼防控工作方案》《中小学心理健康教育指导纲要》《关于进一步加强学校控烟工作的意见》等一系列健康教育专题政策文件,从不同角度指导并推进学校健康教育,促进学生身心健康全面发展。

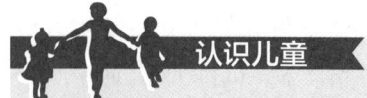

经过多部门的努力,我国学生健康素养和健康水平得到进一步提升。2022年中小学生平均每天的锻炼时间超过 1 小时,国家学生体质健康测试优良率达33%。

三、生命安全与健康教育阶段

2016 年《"健康中国 2030"规划纲要》发布,这是在国家层面制定的健康领域中长期战略计划,是今后推进健康中国建设的行动纲领。《"健康中国 2030"规划纲要》指出:"把健康教育作为所有教育阶段素质教育的重要内容。"

2021 年 8 月,教育部、国家发改委、财政部、国家卫健委、市场监管总局五部门联合印发《关于全面加强和改进新时代学校卫生与健康教育工作的意见》(本部分以下简称《意见》),这是自 1990 年颁布《学校卫生工作条例》之后,30 多年来学校卫生与健康教育工作最重要的纲领性政策文件。《意见》指出,要"坚持健康第一的教育理念,把全面提升学生健康素养纳入高质量教育体系,作为学校教育重要目标和评价标准","中小学校每学期应在体育与健康课程总课时中安排 4 个健康教育课时",并要不断"拓展健康教育渠道"。

为贯彻习近平总书记关于教育、卫生与健康的重要指示,落实《"健康中国2030"规划纲要》和《意见》精神,落实立德树人根本任务,坚持"健康第一"指导思想,加大学校健康教育力度,教育部组织研制并于 2021 年 10 月印发《生命安全与健康教育进中小学课程教材指南》(本部分以下简称《指南》),生命安全与健康教育进入新阶段。在这个阶段,生命安全与健康教育的内容和形式得到系统研究与改善。

《生命安全与健康教育进中小学课程教材指南》

在系统梳理、研究以往成果的基础上,《指南》全面考虑了儿童青少年在生长发育过程中所面临的新威胁、新挑战。例如,在新媒体海量信息环境下,对未成年人的屏蔽与保护不足;静态生活方式时间延长、体力活动减少带来肥胖和超重增加、身体耐力下降;视屏时间过长,视力下降;成年期慢性病相关健康危险因素进一步增加;传染性非典型性肺炎、新型冠状病毒感染等新发传染病暴发,凸显出新的健康威胁;等等。同时,进一步明晰了生命安全与健康教育的教育目标、主要内容、载体形式,总体考虑和设计中小学课程教材所涉及的健康教育相关内容,使各学科、各年级之间的纵横衔接得到进一步加强,构建了分学段、一体化的健康教育内容体系。

以上学校生命安全与健康教育工作发展的三个阶段可简要总结为表 12-1-1。

表 12-1-1 学校生命安全与健康教育工作发展的三个阶段

发展阶段	教育内容	教学时间	教学形式
卫生教育阶段	以培养学生卫生习惯、预防疾病为主	不明确	渗透为主
健康教育阶段	卫生教育,健康教育	从在活动课中占 0.5 课时,发展为在体育与健康中占 18 课时	从专门课程到融合在不同学科当中,再到在主要载体课程中落实
生命安全与健康教育阶段	系统研制:生命安全教育、健康教育、卫生教育	每学期在体育与健康课程总课时中安排 4 个健康教育课时,同时在相关课程中按照课程安排落实	以体育与健康为主,道德与法治、生物学、科学等多门课程共同承担,系统落实

第二节 生命安全与健康教育内容框架

《生命安全与健康教育进中小学课程教材指南》规定的生命安全与健康教育内容涵盖健康行为与生活方式、生长发育与青春期保健、心理健康、传染病预防与突发公共卫生事件应对、安全应急与避险 5 个领域,涉及 30 个核心要点(图 12-2-1)。

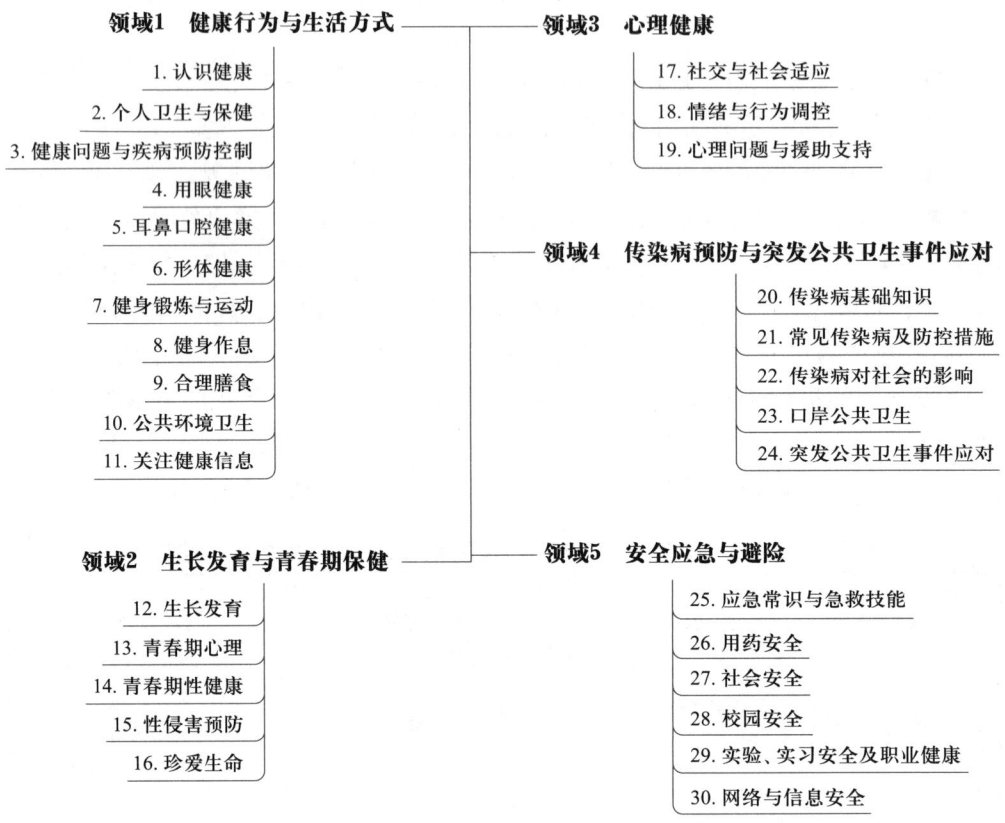

图 12-2-1　生命安全与健康教育领域及核心要点

(一)领域 1:健康行为与生活方式

很多疾病往往是由长期不良生活方式所导致的。在健康相关的社会环境因素中,"健康行为与生活方式"的可塑性最强。学校应教育学生从小认识日常行为和生活方式对健康的影响,学会正确理解健康信息,自觉采纳健康行为,注意养成良好生活习惯,形成健康的生活方式。

(二)领域 2:生长发育与青春期保健

青春期是旺盛的生长发育期,是个体从童年向成年逐渐过渡的重要时期,也是预防成年期疾病(慢性病,如糖尿病、高血压、恶性肿瘤)的关键时期。针对这一时期的身心发展规律和变化特点,不断调整行为方式和生活习惯,适应自身以及学习和生活环境变化,对健康成长和维护终身健康至关重要。学校应教育学生了解生长发育和青春期保健的基本知识与技能,学会自我保护,减少健康风险行为及其危害。

（三）领域 3：心理健康

个体心理健康关乎家庭幸福和社会和谐。儿童青少年时期是培育积极心理品质的关键时期，学校应引导学生学习心理健康知识，增强社会适应能力，保持积极心理状态，了解并掌握解决心理问题的主要方法和途径，增强主动寻求帮助的意识，主动化解困扰，增强抗挫折能力，提升幸福感。

（四）领域 4：传染病预防与突发公共卫生事件应对

儿童青少年往往是传统传染病和新发传染病的易感人群。在学校集体生活方式下，学生相互接触频繁，罹患传染病的风险较大，易引发突发公共卫生事件。学校应引导学生掌握传染病防控知识和技能，了解我国公共卫生体系及突发公共卫生事件应对机制，树立公共卫生意识，提高传染病预防能力。

（五）领域 5：安全应急与避险

伤害、暴力威胁等是影响儿童青少年生命安全及健康的主要因素。其中，溺水和道路交通伤害是常见的导致学生意外受伤和死亡的重要原因，校园欺凌和涉及学生的网络电信诈骗等时有发生。学校应引导学生增强安全防护意识，学会预防和规避危险，掌握应急常识和急救技能，提升信息素养，增强网络信息的辨别意识和能力。

上述 5 个领域相对独立，自成体系，又相互影响，其内在逻辑如图 12-2-2 所示。

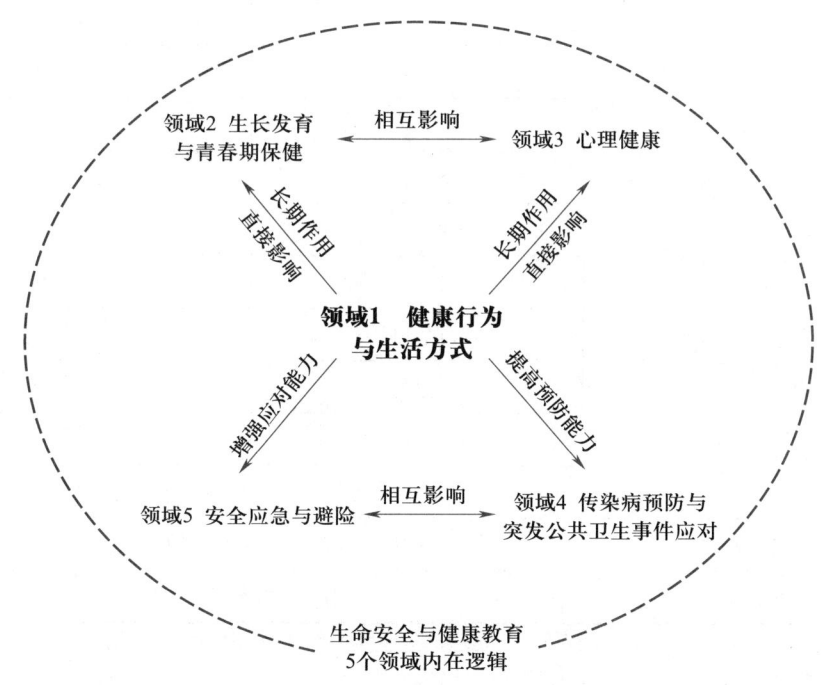

图 12-2-2 生命安全与健康教育 5 个领域内在逻辑

第三节　生命安全与健康教育目标内容的学科分布

微课：中小学
教师进行生命
安全与健康教
育的建议

《生命安全与健康教育进中小学课程教材指南》提出，生命安全与健康教育
在组织实施中要坚持核心素养导向，结合学科特点，以体育与健康学科落实为主，
有机融入其他相关学科，明确各学科各学段生命安全与健康教育进课程、教材的
具体目标内容等。《义务教育体育与健康课程标准（2022 年版）》在"课程内容"
部分规定健康教育贯穿整个义务教育阶段，并规定："健康教育由体育与健康、道
德与法治、生物学、科学等多门课程共同承担，体育与健康是落实健康教育的主要
课程。"

 教学一线

小学阶段设置的课程类别与科目如表 12-3-1 所示。

表 12-3-1　小学阶段课程设置

类别	科目	年级
国家课程	道德与法治*	一至六年级
	语文	一至六年级
	数学	一至六年级
	外语*	三至六年级
	科学*	一至六年级
	信息科技*	三至六年级
	体育与健康*	一至六年级
	艺术	一至六年级
	劳动*	一至六年级
	综合实践活动*	一至六年级
地方课程	由省级教育行政部门规划设置	
校本课程	由学校按规定设置	

说明：本表依据《义务教育课程方案（2022 年版）》按"六三"学制安排，"五四"学制可参考确定。
* 代表该学科是承担生命安全与健康教育的主要学科。

《生命安全与
健康教育进中
小学课程教材
目标内容及学
科覆盖建议》

在小学阶段，根据学生身心发展特点、学习规律以及各学科的特点与任务要求，
生命安全与健康教育专题在主要学科中的目标内容应依据《生命安全与健康教育进

中小学课程教材目标内容及学科覆盖建议》设计。

一、体育与健康

自 2017 年起,《普通高中体育与健康课程标准(2017 年版)》将"健康行为"列为体育与健康学科的三大核心素养之一。《义务教育体育与健康课程标准(2022 年版)》将这一点在义务教育阶段再次明确,并将这一学科核心素养具体表述为:"健康行为是指学生增进身心健康和积极适应外部环境的综合表现。健康行为包括体育锻炼意识与习惯、健康知识与技能的掌握和运用、情绪调控、环境适应四个维度,主要体现在养成良好的锻炼、饮食、用眼、作息和卫生习惯,树立安全意识,控制体重,远离不良嗜好,预防运动损伤和疾病,消除运动疲劳,保持良好心态,适应自然和社会环境等。"

小学阶段,体育与健康课程主要承担着(表 12-3-2)所示的生命安全与健康教育具体目标内容的落实。

表 12-3-2　体育与健康课程目标内容覆盖建议

领域	要点	一级目标内容	二级目标内容
健康行为与生活方式	1.1 认识健康	了解健康及其影响因素	(1)理解健康的概念
			(2)能够列举各种健康影响因素
			(3)认同生活习惯直接影响身心健康
		了解健康与疾病的基本知识	(1)了解人体主要器官和系统
			(2)理解疾病的概念以及健康与疾病的关系
			(3)知道细菌、病毒能导致急性、慢性传染病
		养成健康生活方式	(1)知道合理膳食,饮食有节
			(3)保持心理健康
			(4)坚持科学锻炼
	1.2 个人卫生与保健	拒绝吸烟,抵制二手烟	(1)知道吸烟有害健康
			(2)不主动吸烟,不尝试第一口烟
			(3)避免被动吸烟(二手烟、三手烟)
			(4)能够帮助家庭成员戒烟
		认识酒精,拒绝饮酒	(1)了解酒精对生长发育和健康的危害
			(2)能够拒绝饮酒
		了解并坚持体检	(1)了解体检的意义

续表

领域	要点	一级目标内容	二级目标内容
健康行为与生活方式	1.2 个人卫生与保健	了解并坚持体检	（2）养成定期体检的习惯
			（3）能够向家庭成员讲解定期体检的益处
	1.4 用眼健康	保护眼睛，预防眼外伤	（1）在与同伴游戏时注意保护眼睛
			（2）在体育活动中注意保护眼睛
	1.6 形体健康	知道维护骨骼健康的方法	（1）课内外学习时，能够保持坐姿端正
			（2）行走时，能够保持直立、挺胸、身姿挺拔
			（3）知道饮食对骨骼健康的影响
		理解吃动平衡的概念，保持健康体重	（1）理解吃动平衡的概念
			（2）理解健康体重、超重与肥胖、消瘦与生长迟缓的概念
			（3）了解健康问题与体重的关系
			（4）了解保持健康体重的方法
	1.7 健身锻炼与运动	认同科学锻炼促进健康	（1）了解体育锻炼对生长发育和身心健康的意义
			（2）了解体育课和体育竞赛的注意事项
		识别游戏活动中的安全与危险	（1）能够积极参加课间户外游戏活动
			（2）学会常见的户外游戏，能够与同伴安全地游戏
			（3）掌握基本的危险处理方法和紧急情况的应对方法

二、道德与法治

道德与法治课程以发展学生的核心素养为导向，以"成长中的我"为原点，依据"我与自身""我与自然""我与家庭""我与他人""我与社会""我与国家和人类文明"的逻辑，以螺旋式上升的方式组织和呈现教育主题，有机融入国家安全教育、生命安全与健康教育等相关主题。道德与法治课程主要承担着（表12-3-3）所示的生命安全与健康教育具体目标内容的落实。

表 12-3-3　道德与法治课程目标内容覆盖建议

领域	要点	一级目标内容	二级目标内容
健康行为与生活方式	1.1　认识健康	养成健康生活方式	（2）养成良好作息习惯
	1.2　个人卫生与保健	培养个人卫生习惯	（1）讲究仪表卫生，注意物品清洁
			（2）知道并能做到勤洗手、勤洗澡、勤刷牙、勤剪指甲、勤换衣
			（3）不咬手指，不随地吐痰，不随地大小便，文明如厕，自觉维护厕所卫生
			（4）知道咳嗽、打喷嚏时要遮掩口鼻
			（5）知道感冒或患呼吸道疾病时要戴口罩
		认识毒品，杜绝毒品	（1）能够列举毒品的常见种类（含新型毒品）
			（2）了解毒品对身体和心理的主要危害
			（3）学习预防毒品知识，增强杜绝毒品的意识
	1.8　健康作息	认同规律作息是有益健康的基本行为方式	（3）学会制订学习计划并按计划完成学习任务
			（4）能够协调课内外学习安排，坚持运动，及时就寝，保证充足睡眠
	1.10　公共环境卫生	保护环境卫生	（1）坚持文明如厕
			（2）不乱丢垃圾
生长发育与青春期保健	2.4　性侵害预防	学会自我保护，远离性侵害	（1）了解身体隐私部位，了解人与人相处的边界
			（2）了解儿童性骚扰和性侵害的特点
			（3）能够识别容易发生性骚扰和性侵害的情境
			（4）学会自我保护和寻求帮助
	2.5　珍爱生命	理解生命的意义和价值，珍爱生命	（1）知道生命只有一次，懂得感恩父母
			（2）了解生命权的有关知识
			（3）懂得生命的价值至高无上，坚持追求有意义的生活
心理健康	3.1　社交与社会适应	了解自己，悦纳自己	（1）了解自己的优缺点
			（2）能够改正自己明显的错误行为
			（3）学会悦纳自己

续表

领域	要点	一级目标内容	二级目标内容
心理健康	3.1 社交与社会适应	熟悉校园环境	了解并熟悉校园内外的不同环境和不同群体
		养成礼貌友好的交往品质	（1）乐于与老师、同学交往
			（2）在日常生活中坚持使用礼貌用语
			（3）在交往过程中保持谦让、友善，珍视友情
		提高自主参与各种活动的能力	（1）能够正确认识自己的爱好与特长
			（2）学会自主参与各种活动
		包容他人，培养集体意识和团队精神	（1）了解同学的特点
			（2）理解每个人都是独特的，学会包容和宽容
			（3）掌握良好的人际交往技能，养成合群且独立的健康人格
			（4）树立集体荣誉感
	3.2 情绪与行为调控	树立纪律意识与规则意识	（1）熟悉并遵守学校、班级及其他日常学习生活环境中的基本规则
			（2）了解学生的角色，适应小学环境
		初步感受学习知识的乐趣，养成自主学习的习惯	（1）体会学到新知识的喜悦
			（2）感受学习过程中的快乐
			（3）养成自主学习的习惯，提高学习兴趣
		能够正确对待学习中的问题，培养处理厌学等负面情绪的能力	（1）提高自我效能感和自我价值感
			（2）学会对学习中出现的问题正确归因
		树立时间管理意识，正确安排学习活动	（2）树理想，立长志，养成专注学习的习惯
			（3）制订学习计划，设定行为边界，自觉抵制干扰
			（4）提高抵制干扰的能力，学会自我鼓励，增强信心
		了解网络成瘾、沉迷电子游戏等的危害	（1）了解使用电子设备的利弊，能够科学合理使用电子设备，严格控制上网时间
			（2）认同适当的体力游戏和有节制的益智游戏有益身心

续表

领域	要点	一级目标内容	二级目标内容
心理健康	3.3 心理问题与援助支持	学会与家长、老师沟通	（1）理解家长、老师的角色
			（2）知道日常生活中遇到问题时应求助家长、老师
			（3）认同心理的成长将持续终身
			（4）出现心理不适时，愿意主动倾诉
			（5）知道出现长时间心理困扰时，应主动寻求专业支持与帮助
传染病预防与突发公共卫生事件应对	4.3 传染病对社会的影响	能够认识分析传染病的影响	从个人、家庭、社区生活角度分析传染病的影响
	4.4 口岸公共卫生	了解口岸的申报制度与意义	了解口岸关于发热与感染人员的申报制度与意义
	4.5 突发公共卫生事件应对	了解突发公共卫生事件，及相关的社会管控措施和个人行为要求	（1）了解突发公共卫生事件的概念和分级标准
			（2）了解不同级别突发公共卫生事件的社会管控措施和个人行为要求
			（3）了解并服从政府在疫情期间提出的临时性防控要求，如及时上报健康信息、遵守学校及其他公共场所制度、做好个人防护等
			（4）知道疫情中每个人的责任，并乐于贡献自己的力量
		树立公共卫生意识	自觉抵制不良生活习惯和行为，养成文明的卫生意识和良好的卫生公德
安全应急与避险	5.1 应急常识与急救技能	掌握自我保护、求助、避险与逃生的基本技能	（1）能够遵守交通法规，安全出行
			（2）了解地震、大风、强降雨、洪水等灾害的危害，掌握基本避灾、避险与逃生方法
		遇到紧急情况，能够拨打急救电话和报警电话	（3）遇到违法犯罪等紧急情况时，能够及时拨打报警电话110
		遇到突发事件时，能够服从专业人员指挥	遇到突发事件（如自然灾害、事故灾难、突发公共卫生事件和社会安全事件）时，能够服从专业人员指挥
	5.3 社会安全	初步树立社会安全意识	（1）了解社会安全类突发事件的类型和危害
			（2）遵守集体活动的安全规定
			（3）拒绝参与影响和危害社会安全的活动

续表

领域	要点	一级目标内容	二级目标内容
安全应急与避险	5.3 社会安全	树立安全自律意识	（1）自觉远离未成年人不宜进入的场所
			（2）自觉遵守人际交往的基本规则和公共场所安全规范
		提高自我保护技能，树立防拐意识	（1）知道保护隐私的重要性
			（2）能够识别陌生环境，并谨慎和陌生人交谈、交往
	5.4 校园安全	识别校园欺凌和校园暴力，及时求助	（1）遭遇校园欺凌和校园暴力，要勇于表达感受，及时和家长、老师等沟通
			（2）发现暴力伤害现象时，能够及时向家长或老师报告，必要时可拨打 110 报警电话
	5.6 网络与信息安全	能够通过网络获取重大事件的准确信息	（1）了解正规网站
			（2）知道权威媒体

三、科学

科学课程帮助学生从整体上认识自然世界，理解科学、技术、社会与环境的关系，以帮助学生了解物质科学、生命科学、地球与宇宙科学、技术与工程等领域的一些常见基础知识，并初步形成基本的科学观念为基础，以科学思维能力、科学探究和实践能力、科学态度与社会责任的培养为重点，促进学生学习能力、创新能力的发展，逐步树立正确的世界观、人生观和价值观。科学课程承担着（表 12-3-4）所示的生命安全与健康教育具体目标内容的落实。

表 12-3-4 科学课程目标内容覆盖建议

领域	要点	一级目标内容	二级目标内容
健康行为与生活方式	1.3 健康问题与疾病预防控制	预防健康问题和疾病	（1）了解生活方式与慢性病的关系
			（2）定期监测体重，预防超重
			（3）了解肠道蠕虫感染发生的原因和预防控制措施
			（4）了解哮喘的分类、病因及影响因素，能够预防哮喘
	1.4 用眼健康	学会眼部放松方法	（1）知道保护眼睛的重要性
			（2）学会正确的眼部放松方法
		养成爱护眼睛的习惯，预防近视	（1）能够定时放松眼睛，适当望远休息，松弛眼部肌肉
			（2）能够保持正确的读写姿势，保证"一拳一尺一寸"，预防眼疲劳

续表

领域	要点	一级目标内容	二级目标内容
健康行为与生活方式	1.4　用眼健康	学会监测自己的视力	（1）养成定期检查视力的习惯，并坚持到正规医院眼科检查
			（2）能够识别视力异常情况，并及时就医
			（3）了解眼镜佩戴的基本常识
	1.5　耳鼻口腔健康	了解科学用耳的方法	（1）树立保护听力的意识，避免长时间暴露在噪声环境里，减少使用耳机
			（2）学会在噪声环境里保护听力的办法
		保持鼻腔卫生	学会清洁鼻腔的方法，不用力擤鼻子
		保持口腔卫生	（1）知道早晚要刷牙，学会正确刷牙
			（2）了解换牙的生理现象及应对措施、注意事项
			（3）养成饭后漱口或刷牙的习惯，每次刷牙不少于 2 分钟，能够主动预防龋齿
			（4）学会使用牙线，预防牙周病
			（5）发生龋齿或牙周病时，能够及时提醒家长陪同就医
	1.8　健康作息	认同规律作息是有益健康的基本行为方式	（1）知道充足睡眠的益处
			（2）养成规律的作息习惯
			（3）学会制订学习计划并按计划完成学习任务
			（4）能够协调课内外学习安排，坚持运动，及时就寝，保证充足睡眠
	1.9　合理膳食	了解平衡膳食的概念，培养健康饮食行为	（1）能够识别食物种类，珍惜食物
			（2）了解一日三餐的营养要求
			（3）根据膳食指南，能够分析一日三餐搭配是否合理
			（4）了解偏食、挑食、暴饮暴食等不良饮食行为的特点及对健康的影响，能够坚持饮食多样化
			（5）了解基本的餐桌礼仪
		合理饮用饮料	（1）养成喝白开水的习惯，坚持足量饮水
			（2）能够识别饮料的种类和成分
			（3）了解功能饮料、能量饮料对儿童身体健康可能造成的危害

续表

领域	要点	一级目标内容	二级目标内容
健康行为与生活方式	1.9　合理膳食	注意饮食卫生	（1）知道瓜果蔬菜需要清洗干净才能烹调或入口食用
			（2）少吃肥肉、烟熏和腌制肉制品
		学会阅读食品的营养标签,掌握科学选购方法	（1）能够选择质量合格的安全食品,识别并且不食用"三无产品"
			（2）树立预防食物过敏和食物中毒的意识
			（3）学会阅读食品营养标签,科学认识食品添加剂
			（4）养成选购食品时阅读食品营养标签的习惯,能够根据自己的营养需求购买食品
	1.10　公共环境卫生	了解影响健康的环境因素	（1）了解大气、水体、土壤污染对健康的影响
			（2）了解噪声污染对健康的影响
		了解并实施垃圾分类	（1）了解有害垃圾、可回收物、厨余垃圾、其他垃圾的分类方法
			（2）学会分类投放垃圾
	1.11　关注健康信息	能够关注并记录自身健康状况	（1）了解体温、脉搏、体重和血压的测量意义和方法
			（2）能够关注并定期记录体温、脉搏、体重和血压
生长发育与青春期保健	2.1　生长发育	初步了解生命知识	（1）了解生命孕育的过程
			（2）了解身体各部位、各器官的名称及其主要功能
		了解生长发育	（1）理解生长突增的概念
			（2）知道生长突增是进入青春期的标志
			（3）能够通过规律睡眠、合理营养、适当运动等促进生长发育
		了解人体生长发育所需营养及营养的消化吸收	（1）了解母乳是婴儿最理想、最安全的天然食物,科学喂养有利于促进儿童健康,为其一生发展奠定良好基础
			（2）了解营养的作用,认同并能坚持饮食多样化
			（3）认同适当运动有利于营养的消化吸收
	2.2　青春期心理	初步具备正确的性别观	（1）了解男女在生理上的差异

续表

领域	要点	一级目标内容	二级目标内容
生长发育与青春期保健	2.2　青春期心理	初步具备正确的性别观	（2）欣赏男孩、女孩各自的特点，认同男女平等以及自己的性别
			（3）学会做自尊、自信的男生或女生
	2.3　青春期性健康	认识青春期及其特征	（1）理解青春期、性别、第一性征、第二性征等概念
		学会青春期保健	（1）女生能够理解月经的形成过程和月经周期的概念，做好经期卫生保健，识别并正确应对经期不适症状，知道如何与母亲或监护人交流月经相关事宜
			（3）知道寻求专业途径解决青春期的困惑
	2.5　珍爱生命	理解生命的意义和价值，珍爱生命	（1）知道生命只有一次，懂得感恩父母
			（2）了解生命权的有关知识
			（3）懂得生命的价值至高无上，坚持追求有意义的生活
心理健康	3.3　心理问题与援助支持	学会与家长、老师沟通	（1）理解家长、老师的角色
			（2）知道日常生活中遇到问题时应求助家长、老师
			（3）认同心理的成长将持续终身
			（4）出现心理不适时，愿意主动倾诉
			（5）知道出现长时间心理困扰时，应主动寻求专业支持与帮助
传染病预防与突发公共卫生事件应对	4.1　传染病基础知识	了解病原微生物基本知识	（1）知道常见的传染病
			（2）了解常见传染病的病因和症状
			（3）知道常见传染病的传播途径
			（4）了解常见病原微生物可以生存的环境
		了解预防传染病的基本方法	（1）不喝生水，不吃变质食物
			（2）坚持使用公筷，不与他人共用餐具、杯具以及毛巾等个人生活用品
		初步掌握个人防疫防护技能	（1）知道安全社交距离，并能保持安全社交距离
			（2）理解手卫生的重要性，会正确洗手
			（3）学会正确佩戴口罩
			（4）认同日常感冒也要佩戴口罩

续表

领域	要点	一级目标内容	二级目标内容
传染病预防与突发公共卫生事件应对	4.1 传染病基础知识	了解免疫规划的作用	（1）了解接种疫苗的注意事项
			（2）能够积极配合预防接种
		学会请病假	（1）能够清楚描述自己的症状、发病时间和检查结果
			（2）了解请病假的程序
	4.2 常见传染病及防控措施	了解呼吸道传染病和消化道传染病的预防措施	（1）了解流行性感冒、水痘、猩红热、流行性腮腺炎、结核病、传染性非典型肺炎、新型冠状病毒感染等呼吸道传染病的预防措施
			（2）了解手足口病、感染性腹泻、甲型肝炎等消化道传染病的预防措施
			（3）能够列举相关的个人防护方法和学校、社区防控措施
	4.3 传染病对社会的影响	能够认识分析传染病的影响	能够以新型冠状病毒感染疫情为例，从个人、家庭、社区生活角度分析传染病的影响
	4.4 口岸公共卫生	了解口岸的申报制度与意义	了解口岸关于发热与感染人员的申报制度与意义
	4.5 突发公共卫生事件应对	了解突发公共卫生事件，及相关的社会管控措施和个人行为要求	（1）了解突发公共卫生事件的概念和分级标准
			（2）了解不同级别突发公共卫生事件的社会管控措施和个人行为要求
			（3）了解并服从政府在疫情期间提出的临时性防控要求，如及时上报健康信息、遵守学校及其他公共场所制度、做好个人防护等
			（4）知道疫情中每个人的责任，并乐于贡献自己的力量
安全应急与避险	5.1 应急常识与急救技能	掌握自我保护、求助、避险与逃生的基本技能	（1）能够遵守交通法规，安全出行
			（2）了解地震、大风、强降雨、洪水等灾害的危害，掌握基本避灾、避险与逃生方法
			（3）了解火灾预防措施，掌握基本的消防安全知识与疏散逃生方法
			（4）掌握避免触电和雷击的方法
			（5）了解水域安全常识，不得在没有成人带领时私自游泳或结伴到非游泳水域玩耍

续表

领域	要点	一级目标内容	二级目标内容
安全应急与避险	5.1 应急常识与急救技能	掌握自我保护、求助、避险与逃生的基本技能	（6）掌握被昆虫蜇伤、被常见动物咬伤或抓伤后的基本处理方法
			（7）了解中暑和冻伤的症状，掌握基本的处理方法
		认识常见的危险标志，远离危险源，并能劝阻他人接近危险源	（1）认识常见的高压、易燃、易爆、剧毒、放射、生物安全等危险标志
			（2）远离高压、易燃、易爆、剧毒、放射、生物危害等危险源，并能劝阻他人接近危险源
		遇到紧急情况，能够拨打急救电话和报警电话	（1）遇到意外伤病时，能够及时拨打急救电话120
			（2）知道发生火灾时，能够及时拨打119
		遇到突发事件时，能够服从专业人员指挥	遇到突发事件（如自然灾害、事故灾难、突发公共卫生事件和社会安全事件）时，能够服从专业人员指挥
	5.5 实验、实习安全及职业健康	了解并遵守实验安全的基本规则	（1）了解实验室等劳动场所的基本安全守则
			（2）树立"实验安全，人人有责"的意识，并遵守实验安全的基本规则
		初步掌握有害气体的安全应急措施	（1）了解一氧化碳、甲醛、氮氧化合物等常见有害气体的危害
			（2）初步掌握常见有害气体的预防措施，能够识别有害气体的泄漏，并初步掌握中毒后的安全应急措施
			（3）警惕空气中的有害气体，能够将所学知识、技能应用于日常生活和学习中

四、劳动

劳动课程以丰富开放的劳动项目为载体，重点是有目的、有计划地组织学生参加日常生活劳动、生产劳动和服务性劳动，让学生动手实践、出力流汗，接受锻炼，磨炼意志，引导学生树立正确的劳动价值观，崇尚劳动、尊重劳动，增强对劳动人民的感情，发展创新意识，提升实践能力和社会责任感，成为懂劳动、会劳动、爱劳动的时代新人。劳动课程格外重视安全保障体系建设，强化学生劳动安全意识的培养，注重劳动课程实施当中工具、材料、流程及场所的安全保障，制订劳动实践活动风险防控预案并建立应急与事故处理机制，确保劳动课程安全有序实施。劳动课程主要承担着（表12-3-5）所示的生命安全与健康教育具体目标内容的落实。

表 12-3-5　劳动课程目标内容覆盖建议

领域	要点	一级目标内容	二级目标内容
健康行为与生活方式	1.9 合理膳食	了解平衡膳食的概念,培养健康饮食行为	（1）能够识别食物种类,珍惜食物
			（4）了解偏食、挑食、暴饮暴食等不良饮食行为的特点及对健康的影响,能够坚持饮食多样化
			（5）了解基本的餐桌礼仪
		注意饮食卫生	（1）知道瓜果蔬菜需要清洗干净才能烹调或入口食用
		学会阅读食品的营养标签,掌握科学选购方法	（3）学会阅读食品营养标签,科学认识食品添加剂
			（4）养成选购食品时阅读食品营养标签的习惯,能够根据自己的营养需求购买食品
	1.10 公共环境卫生	了解并实施垃圾分类	（1）了解有害垃圾、可回收物、厨余垃圾、其他垃圾的分类方法
			（2）学会分类投放垃圾
生长发育与青春期保健	2.1 生长发育	了解生长发育	（3）能够通过规律睡眠、合理营养、适当运动等促进生长发育
		了解人体生长发育所需营养及营养的消化吸收	（2）了解营养的作用,认同并能坚持饮食多样化
			（3）认同适当运动有利于营养的消化吸收
	2.4 性侵害预防	学会自我保护,远离性侵害	（4）学会自我保护和寻求帮助
心理健康	3.1 社交与社会适应	熟悉校园环境	了解并熟悉校园内外的不同环境和不同群体
传染病预防与突发公共卫生事件应对	4.1 传染病基础知识	了解病原微生物基本知识	（1）知道常见的传染病
			（2）了解常见传染病的病因和症状
			（3）知道常见传染病的传播途径
			（4）了解常见病原微生物可以生存的环境
		了解预防传染病的基本方法	（1）不喝生水,不吃变质食物
			（2）坚持使用公筷,不与他人共用餐具、杯具以及毛巾等个人生活用品
		初步掌握个人防疫防护技能	（1）知道安全社交距离,并能保持安全社交距离
			（2）理解手卫生的重要性,会正确洗手

续表

领域	要点	一级目标内容	二级目标内容
传染病预防与突发公共卫生事件应对	4.1 传染病基础知识	初步掌握个人防疫防护技能	（3）学会正确佩戴口罩
			（4）认同日常感冒也要佩戴口罩
		了解免疫规划的作用	（1）了解接种疫苗的注意事项
			（2）能够积极配合预防接种
安全应急与避险	5.1 应急常识与急救技能	掌握自我保护、求助、避险与逃生的基本技能	（6）掌握被昆虫蜇伤、被常见动物咬伤或抓伤后的基本处理方法
			（7）了解中暑和冻伤的症状，掌握基本的处理方法
		认识常见的危险标志，远离危险源，并能劝阻他人接近危险源	（1）认识常见的高压、易燃、易爆、剧毒、放射、生物安全等危险标志
			（2）远离高压、易燃、易爆、剧毒、放射、生物危害等危险源，并能劝阻他人接近危险源
		常见外伤预防及自我处理	预防割伤、刺伤、擦伤、挫伤的发生，掌握伤后的自我处理方法
		预防和正确处理烧烫伤	（1）掌握预防烧烫伤的方法
			（2）掌握烧烫伤发生后的急救原则：冲、脱、泡、盖、送
		掌握急救基础知识	（1）知道受伤出血时，应及时止血
			（2）知道骨折后需要固定，不可强行搬动
			（3）掌握患者搬运原则：考虑轻重和周围环境再进行处理
			（4）初步了解心肺复苏知识与技能
	5.5 实验、实习安全及职业健康	了解并遵守实验安全的基本规则	（1）了解实验室等劳动场所的基本安全守则
			（2）树立"实验安全，人人有责"的意识，并遵守实验安全的基本规则
		初步掌握有害气体的安全应急措施	（1）了解一氧化碳、甲醛、氮氧化合物等常见有害气体的危害
			（2）初步掌握常见有害气体的预防措施，能够识别有害气体的泄漏，并初步掌握中毒后的安全应急措施
			（3）警惕空气中的有害气体，能够将所学知识、技能应用于日常生活和学习中

五、综合实践活动

综合实践活动是国家义务教育和普通高中课程方案规定的必修课程,与学科课程并列设置,是基础教育课程体系的重要组成部分。该课程由地方统筹管理和指导,具体内容以学校开发为主,自小学一年级至高中三年级全面实施,侧重跨学科研究性学习和社会实践。课程总目标为:学生能从个体生活、社会生活及与大自然的接触中获得丰富的实践经验,形成并逐步提升对自然、社会和自我之内在联系的整体认识,具有价值体认、责任担当、问题解决、创意物化等方面的意识和能力。综合实践活动主要承担着(表12-3-6)所示的生命安全与健康教育具体目标内容的落实。

表 12-3-6   综合实践活动目标内容覆盖建议

领域	要点	一级目标内容	二级目标内容
健康行为与生活方式	1.9 合理膳食	学会阅读食品的营养标签,掌握科学选购方法	(1)能够选择质量合格的安全食品,识别并且不食用"三无产品"
			(2)树立预防食物过敏和食物中毒的意识
			(3)学会阅读食品营养标签,科学认识食品添加剂
			(4)养成选购食品时阅读食品营养标签的习惯,能够根据自己的营养需求购买食品
生长发育与青春期保健	2.4 性侵害预防	学会自我保护,远离性侵害	(4)学会自我保护和寻求帮助
心理健康	3.1 社交与社会适应	熟悉校园环境	了解并熟悉校园内外的不同环境和不同群体
	3.2 情绪与行为调控	树立纪律意识与规则意识	(1)熟悉并遵守学校、班级及其他日常学习生活环境中的基本规则
			(2)了解学生的角色,适应小学环境
	3.3 心理问题与援助支持	学会与家长、老师沟通	(1)理解家长、老师的角色
			(2)知道日常生活中遇到问题时应求助家长、老师
			(3)认同心理的成长将持续终身
			(4)出现心理不适时,愿意主动倾诉
			(5)知道出现长时间心理困扰时,应主动寻求专业支持与帮助

续表

领域	要点	一级目标内容	二级目标内容
传染病预防与突发公共卫生事件应对	4.2　常见传染病及防控措施	了解呼吸道传染病和消化道传染病的预防措施	（1）了解流行性感冒、水痘、猩红热、流行性腮腺炎、结核病、传染性非典型肺炎、新型冠状病毒感染等呼吸道传染病的预防措施
			（2）了解手足口病、感染性腹泻、甲型肝炎等消化道传染病的预防措施
			（3）能够列举相关的个人防护方法和学校、社区防控措施
安全应急与避险	5.1　应急常识与急救技能	掌握自我保护、求助、避险与逃生的基本技能	（3）了解火灾预防措施,掌握基本的消防安全知识与疏散逃生方法
			（6）掌握被昆虫蜇伤、被常见动物咬伤或抓伤后的基本处理方法
			（7）了解中暑和冻伤的症状,掌握基本的处理方法
		认识常见的危险标志,远离危险源,并能劝阻他人接近危险源	（1）认识常见的高压、易燃、易爆、剧毒、放射、生物安全等危险标志
			（2）远离高压、易燃、易爆、剧毒、放射、生物危害等危险源,并能劝阻他人接近危险源
		常见外伤预防及自我处理	预防割伤、刺伤、擦伤、挫伤的发生,掌握伤后的自我处理方法
		掌握急救基础知识	（1）知道受伤出血时,应及时止血
			（2）知道骨折后需要固定,不可强行搬动
			（3）掌握患者搬运原则:考虑轻重和周围环境再进行处理
			（4）初步了解心肺复苏知识与技能
		遇到紧急情况,能够拨打急救电话和报警电话	（1）遇到意外伤病时,能够及时拨打急救电话120
			（2）知道发生火灾时,能够及时拨打119
			（3）遇到违法犯罪等紧急情况时,能够及时拨打报警电话110
	5.3　社会安全	初步树立社会安全意识	（2）遵守集体活动的安全规定
		树立安全自律意识	（1）自觉远离未成年人不宜进入的场所
			（2）自觉遵守人际交往的基本规则和公共场所安全规范

续表

领域	要点	一级目标内容	二级目标内容
安全应急与避险	5.3 社会安全	提高自我保护技能，树立防拐意识	（1）知道保护隐私的重要性
			（2）能够识别陌生环境，并谨慎和陌生人交谈、交往
	5.4 校园安全	识别校园欺凌和校园暴力，及时求助	（1）遭遇校园欺凌和校园暴力，要勇于表达感受，及时和家长、老师等沟通
			（2）发现暴力伤害现象时，能够及时向家长或老师报告，必要时可拨打110报警电话
	5.5 实验、实习安全及职业健康	了解并遵守实验安全的基本规则	（1）了解实验室等劳动场所的基本安全守则
			（2）树立"实验安全，人人有责"的意识，并遵守实验安全的基本规则
		初步掌握有害气体的安全应急措施	（1）了解一氧化碳、甲醛、氮氧化合物等常见有害气体的危害
			（2）初步掌握常见有害气体的预防措施，能够识别有害气体的泄漏，并初步掌握中毒后的安全应急措施
			（3）警惕空气中的有害气体，能够将所学知识、技能应用于日常生活和学习中

六、信息科技

信息科技课程帮助学生学会数字时代的知识积累与创新方法，引导学生在使用信息科技解决问题的过程中遵守道德规范和科技伦理，培育学生正确的世界观、人生观、价值观，促进学生在数字世界与现实世界健康成长。信息科技课程要培养的核心素养包括：信息意识、计算思维、数字化学习与创新、信息社会责任。信息社会责任是指个体在信息社会中的文化修养、道德规范和行为自律等方面应承担的责任。信息科技课程承担着（表12-3-7）所示的生命安全与健康教育具体目标内容的落实。

表 12-3-7 信息科技课程目标内容覆盖建议

领域	核心要点	一级目标内容	二级目标内容
心理健康	3.2 情绪与行为调控	了解网络成瘾、沉迷电子游戏等的危害	（1）了解使用电子设备的利弊，能够科学合理使用电子设备，严格控制上网时间
			（2）认同适当的体力游戏和有节制的益智游戏有益身心

续表

领域	核心要点	一级目标内容	二级目标内容
安全应急与避险	5.1 应急常识与急救技能	遇到紧急情况,能够拨打急救电话和报警电话	(1) 遇到意外伤病时,能够及时拨打急救电话 120
			(2) 知道发生火灾时,能够及时拨打 119
			(3) 遇到违法犯罪等紧急情况时,能够及时拨打报警电话 110
		遇到突发事件时,能够服从专业人员指挥	遇到突发事件(如自然灾害、事故灾难、突发公共卫生事件和社会安全事件)时,能够服从专业人员指挥
	5.3 社会安全	初步树立社会安全意识	(1) 了解社会安全类突发事件的类型和危害
			(3) 拒绝参与影响和危害社会安全的活动
	5.6 网络与信息安全	能够通过网络获取重大事件的准确信息	(1) 了解正规网站
			(2) 知道权威媒体

七、英语

学习和运用英语有助于学生了解不同文化,比较文化异同,汲取文化精华,逐步形成跨文化沟通与交流的意识和能力,学会客观、理性看待世界,树立国际视野,涵养家国情怀,坚定文化自信。英语课程重视以主题为引领选择和组织课程内容,紧密联系现实生活,体现时代特征,反映社会新发展、科技新成果,聚焦人与自我、人与社会和人与自然等三大主题范畴。内容的组织以主题为引领,以不同类型的语篇为依托,融入语言知识、文化知识、语言技能和学习策略等学习需求。英语课程主要承担着(表 12-3-8)所示的生命安全与健康教育具体目标内容的落实。

表 12-3-8　英语课程目标内容覆盖建议

领域	核心要点	一级目标内容	二级目标内容
安全应急与避险	5.1 应急常识与急救技能	树立时间管理意识,正确安排学习活动	了解电子设备和网络的学习功能及娱乐功能
		掌握自我保护、求助、避险与逃生的基本技能	(1) 能够遵守交通法规,安全出行
			(2) 了解地震、大风、强降雨、洪水等灾害的危害,掌握基本避灾、避险与逃生方法
			(3) 了解火灾预防措施,掌握基本的消防安全知识与疏散逃生方法
			(4) 掌握避免触电和雷击的方法
			(5) 了解水域安全常识,不得在没有成人带领时私自游泳或结伴到非游泳水域玩耍

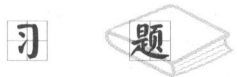

习　题

一、填空题

1. 现阶段,我国中小学生命安全与健康教育内容涉及的 5 个关键领域分别是:健康行为与生活方式、_____、心理健康、_____、_____。

2. 我国中小学生命安全与健康教育内容涉及的 5 个关键领域的关系是,既_____,又相互影响。

二、选择题(多选)

1. 现阶段,在我国可以用来开展生命安全与健康教育的学段包括(　　)。

A. 小学　　　　　B. 初中　　　　　C. 高中　　　　　D. 大学

2. 现阶段,在小学阶段的实际教学中可以用来开展生命安全与健康教育的时段是(　　)。

A. 班会　　　　　　　　　　　B. 体育与健康课

C. 道德与法治课　　　　　　　D. 综合实践活动

三、简答题

1. 请简述生命安全与健康教育的发展历程。

2. 在小学阶段,除体育与健康课外,生命安全与健康教育还由哪些课程共同落实?

四、案例分析题

张老师是五年级某班的班主任。寒假结束,新学期开学后,班里一名学生患上流行性腮腺炎。学校一度为此很紧张。好在,经过治疗,患病学生恢复了健康,并且没有传染给其他人。班级也在持续 21 天整体隔离、进行每日消杀之后恢复了正常秩序。作为班主任,张老师认为这件事是一个良好的教育契机。恢复正常教学后的第一周的周二赶上了下雨,学生无法到操场上体育课。于是张老师就用体育课时间将近期发生的事件进行了总结,向学生宣传了预防流行性腮腺炎的重要性和具体方法,对患病学生进行了鼓励,对遵守隔离制度、坚持进行消杀的学生进行了表扬。张老师的做法是否正确? 为了使生命安全与健康教育的效果更加突出,请你从具体的教学方式上对张老师再提一些建议。

第十二章
习题答案

主要参考文献

［1］陶芳标. 儿童少年卫生学［M］. 8 版. 北京：人民卫生出版社，2017.

［2］张芯，余小鸣. 学校健康教育实践与理论［M］. 北京：北京大学医学出版社，2011.

［3］中国疾病预防控制中心营养与健康所，中国营养学会. 中国儿童青少年零食指南［M］. 北京：人民卫生出版社，2018.

［4］冷方南，凌耀星. 儿童多动症临床治疗学［M］. 北京：人民军医出版社，2010.

［5］美国精神医学学会. 精神障碍诊断与统计手册：第 5 版［M］. 张道龙，等译. 北京：北京大学出版社，2016.

［6］金星明，静进. 发育与行为儿科学［M］. 北京：人民卫生出版社，2014.

［7］中华人民共和国教育部. 中小学心理健康教育指导纲要：2012 年修订［M］. 北京：北京师范大学出版社，2013.

［8］教育部体育卫生与艺术教育司. 第八次全国学生体质与健康调研结果发布［J］. 中国学校卫生，2021，42（9）：1281–1282.

［9］袁翔，尹小俭，张婷，等. 中国日本儿童青少年身高体重发育状况比较［J］. 中国学校卫生，2019，40（11）：1611–1615.

［10］姚海舟，朱广荣，张芯，等. 中国 16 省中小学校校医配备现状分析［J］. 中国学校卫生，2018，39（10）：1455–1458.

［11］陶芳标. 厘清学校卫生职能　深化学校卫生服务［J］. 中国学校卫生，2015，36（1）：1–5.

［12］胡佩瑾，季成叶. 全国学生体质健康调研［J］. 中华预防医学杂志，2005，39（6）：1.

［13］宋俊辰，李红娟，王政淞. 时间使用流行病学在身体活动研究领域的应用［J］. 体育科学，2020，40（1）：79–88.

［14］张婷，李红娟. 成分数据分析方法在身体活动与健康研究领域的应用展望［J］. 体育科学，2020，40（9）：74–82

［15］李红娟，张柳. 儿童青少年身体活动与体质健康的关系及促进建议［J］. 人民教育，2020（10）：36–41.

［16］李红娟. 美国青少年体质研究趋势：体质测定到体力活动促进［J］. 北京体育大学学报，2015，38（8）：65–71.

［17］蔡玉军，李凯，陈思同，等. 青少年身体活动促进模型：理论架构、实践应用与展望［J］. 武汉体育学院学报，2019，53（3）：89–94.

［18］DONNELLY J E, LAMBOURNE K. The association between school-based physical activity, including physical education, and academic performance: a systematic review of the literature［J］. Preventive Medicine, 2011, 52（Supply 1）：

36–42.

[19] DONNELLY J E, GREENE J L, GIBSON C A, et al. Physical activity across the curriculum（PAAC）: a randomized controlled trial to promote physical activity and diminish overweight and obesity in elementary school children [J]. Preventive Medicine, 2009, 49（4）: 336–341.

[20] BIDDLE S, ASARE M. Physical activity and mental health in children and adolescents: a review of reviews [J]. British Journal of Sports Medicine, 2011, 45（11）: 886–895.

[21] WASSENAAR T M, WILBY W, HEIDI J B, et al. A critical evaluation of systematic reviews assessing the effect of chronic physical activity on academic achievement, cognition and the brain in children and adolescents: a systematic review [J]. The International Journal of Behavioral Nutrition and Physical Activity, 2020, 17（1）: 79.

[22] BULL F C, AL–ANSARI S S, BIDDLE S, et al. World Health Organization 2020 guidelines on physical activity and sedentary behaviour [J]. British Journal of Sports Medicine, 2020, 54（24）: 1451–1462.

读者意见反馈

为收集对教材的意见建议，进一步完善教材编写并做好服务工作，读者可将对本教材的意见建议通过如下渠道反馈至我社。

咨询电话　400-810-0598
反馈邮箱　gjdzfwb@pub.hep.cn
通信地址　北京市朝阳区惠新东街 4 号富盛大厦 1 座
　　　　　高等教育出版社总编辑办公室
邮政编码　100029

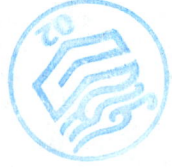